眼科診療
ビジュアルラーニング **2**

眼炎症

シリーズ総編集 **大鹿哲郎** 筑波大学
大橋裕一 愛媛大学
編集 **園田康平** 九州大学

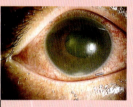
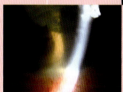
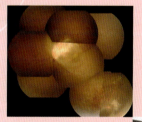
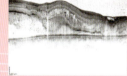

中山書店

シリーズ刊行にあたって

　学術知識の入手ルートはインターネットやDVD，さまざまな電子媒体などと多様化しているが，一覧性のよさと使い勝手において，書籍の価値はまだまだ揺るがない．きちんと編集された学術書であれば，内容の正確性と信頼度は折り紙つきである．学問をじっくりと咀嚼して吸収するという目的にも，書籍という形態が最もよくマッチしている．

　2010年11月に刊行を開始した『専門医のための眼科診療クオリファイ』は，増え続ける眼科学の最新知識を整理し，日本眼科学会専門医認定試験の過去問題とリンクさせることによって，情報を深く掘り下げて提示した．このシリーズは幸いにも好評を得，2016年5月までに全30巻を刊行し，多くの眼科専門分野をカバーすることができた．しかしながら，シリーズが続き巻数を重ねるほど，読者が知りたい情報がどの巻にあるのか探すのが難しくなるという側面，またテーマが細分化することで記述が詳しくなりすぎるという面もあった．

　そこで今回，このシリーズをサブスペシャリティ別に再編し，関連分野を統合整理した形でのあらたなシリーズ『眼科診療ビジュアルラーニング』を企画した．各巻を"1. 基礎編"，"2. 診断編"，"3. 診療編"に分けて構成し，前二者においては長い解説を避けて，短時間で把握できるように図表を中心にレイアウトした．図表の多くを『専門医のための眼科診療クオリファイ』から引用転載しており，出典元の解説を合わせて読むことで，より理解を深めることが可能である．"3. 診療編"では，よくあるコモンな疾患について，その分野の第一人者が現場で手と頭をどのように動かして診療を組み立てているのかを誌面で再現している．診療ガイドラインに沿った診療で解決する症例もあれば，その範囲を超えて専門家ならではの知識と経験を駆使する場面もある．実際の臨床の場での多様性を反映した構成となっていよう．また，各巻を編集される先生には，練達の臨床家が蓄えた結晶化した知識を，"*Editor's note*"として要所要所に加えていただいた．読者の理解の幅が広がることを確信している．

　忙しい先生がたの座右に置かれ，必要な際にすぐ当たっていただけるレファレンスとして，また時間のある時にはじっくりとケーススタディをしていただく症例集として，本シリーズが活用されれば，編者の喜びとしてそれに優るものはない．

大鹿　哲郎
大橋　裕一

序

　生体現象を直視できる臓器が眼である．"眼をみて全身を知る，だから眼科は面白い"と私は思う．内科をはじめとする全身科は，たとえば血液検査値・心電図波形・フィルムに写った所見などを使って診断と治療評価を行っている．これらはすべて，病気によって上下する"間接的マーカー値"あるいは"間接的画像"であり，いわば間接的に病変をみて判断を行っているともいえる．一方，われわれ眼科医が細隙灯顕微鏡，検眼鏡を通して覗く前眼部・後眼部・視神経の眼所見は生体現象そのもので，見えているのは嘘偽りのない人体の営みである．眼科医は全身科医が目にすることのない全身生体現象を顕微鏡レベルでみることのできる特権をもっている．その貴重なスキルをもって全身科に情報をフィードバックすることは，眼科医自身が思うよりもずっと患者病態把握に重要なのである．本シリーズは，眼科のそうした強みを再確認することに役立つと信じている．

　ぶどう膜炎は全身疾患である．"眼をみて全身を知る醍醐味"を最も感じやすいフィールドだと思う．ぶどう膜は血管膜であるので，豊富な血流にのってさまざまな病原体や炎症細胞や癌細胞が眼にやってくる．多種多様な原因によって誘導されるぶどう膜炎診断は難しいといわれるが，千里の道も一歩から，まずは基本的な診察のしかたをマスターすることが重要である．そのうえで患者の背景病歴や病変進行速度などから大まかな鑑別診断を思い描き，最後は自分のみた眼所見を信じるしかない．検査値は，その見立てを補佐するに過ぎない．

　ぶどう膜炎に関する画像情報は，これまでの中山書店の出版物のなかに質のよいものが数多く寄せられてきた．本書はそれをフルに活用して"1. 基礎編"と"2. 診断編"ができあがっている．私の個人的経験や思い込みの数々を"Editor's note"という形で挿入しているので，参考にしていただければと思う．また"3. 診療編"では新進気鋭のぶどう膜炎専門家に，フレッシュな視点で貴重な難症例をお寄せいただいた．難症例ではあるものの，基本的事項の積み重ねによって診断に至るわけであるから，著者の思考過程を反芻するように紐解いていただければ，症例現場の臨場感とともに心に残り，似たような症例がきても落ち着いて対処ができると思う．

　本書をまずは通読したうえで診療の傍らに置き，時々見返していただければ編者としてこのうえのない喜びである．

2017 年 12 月

九州大学大学院医学研究院眼科学／教授
園田　康平

眼科診療ビジュアルラーニング ❷ 眼炎症

目次

1 基礎編

解剖と構造
- ぶどう膜 …………………………………………… 2
- 虹彩と隅角 ………………………………………… 3
- 毛様体 ……………………………………………… 8
- 脈絡膜 ……………………………………………… 13
- 血管と血流 ………………………………………… 17

発生と加齢変化 ……………………………………… 24
眼炎症の治療薬と副作用 ……………………………… 28

2 診断編

所見，症状
- 角結膜所見 ………………………………………… 36
- 前房・虹彩・隅角所見 …………………………… 41
- 硝子体混濁と網膜病変 …………………………… 50
- 脈絡膜剥離，脈絡膜肥厚 ………………………… 70

細眼炎症の原因疾患とその頻度 ……………………… 76
主な疾患とその所見／感染性（外因性）ぶどう膜炎
- ウイルス性虹彩毛様体炎 ………………………… 79
- サイトメガロウイルス網膜炎 …………………… 83
- 急性網膜壊死と進行性網膜外層壊死 …………… 86
- 細菌性眼内炎 ……………………………………… 92
- 真菌性眼内炎 ……………………………………… 96
- 眼トキソプラズマ症 ……………………………… 98

"1. 基礎編"，"2. 診断編" の内容は，本巻編集の先生に校正いただきました．
ほかの書籍から引用転載した図表は，それぞれに出典元を記載しています．
凡例　❶：専門医のための眼科診療クオリファイ　1. 屈折異常と眼鏡矯正．東京：中山書店；2010．
小社既刊シリーズ『専門医のための眼科診療クオリファイ』の巻構成を，"1. 基礎編" の前に掲載しています．

主な疾患とその所見／内因性ぶどう膜炎

- サルコイドーシス ……………………………………………………… 100
- Vogt-小柳-原田病 ……………………………………………………… 110
- Behçet 病 ………………………………………………………………… 120
- Posner-Schlossman 症候群 …………………………………………… 128
- Fuchs 虹彩異色性虹彩毛様体炎 ……………………………………… 130
- 急性前部ぶどう膜炎 …………………………………………………… 132
- 小児のぶどう膜炎 ……………………………………………………… 136

主な疾患とその所見

- 仮面症候群 ……………………………………………………………… 141
- 術後眼内炎 ……………………………………………………………… 147
- インターフェロン網膜症 ……………………………………………… 152
- ぶどう膜炎による続発緑内障 ………………………………………… 153
- 外傷性眼内炎 …………………………………………………………… 156
- 強膜炎 …………………………………………………………………… 160
- 眼窩炎症性疾患 ………………………………………………………… 162

3 診療編

突発性の炎症／Behçet 病 ……………………………………………… 岩橋千春　172
　繰り返す突発性の炎症に対してインフリキシマブを導入した Behçet 病の症例

突発性の炎症／急性前部ぶどう膜炎 …………………………………… 眞下　永　176
　ステロイド内服治療を要した急性前部ぶどう膜炎の症例

突発性の炎症／転移性細菌性・真菌性眼内炎 ………………… 岩田大樹，南場研一　179
　大動脈瘤の服薬治療中に眼内炎がみられた症例

突発性の炎症／Posner-Schlossman 症候群 ………………………… 神野英生　182
　片眼に繰り返す高眼圧と隅角の色素減少を認めた症例

突発性の炎症／急性網膜壊死 …………………………………………… 柳井亮二　186
　急激に網膜壊死病変が拡大した症例

突発性の炎症／猫ひっかき病 ………………………………… 溝渕朋佳，福田　憲　191
　猫ひっかき病による視神経網膜炎の症例

反復性の炎症／サルコイドーシス ……………………………………… 金子　優　195
　顔面の皮疹からサルコイドーシス組織診断群の診断に至った症例

反復性の炎症／遷延型原田病 ………………………………… 水内一臣，南場研一　198
　ステロイド漸減のたびに炎症の再燃がみられる Vogt-小柳-原田病の症例

反復性の炎症／Fuchs 虹彩異色性虹彩毛様体炎 …… 中村友子，岡田アナベルあやめ 204
慢性の硝子体混濁に対して硝子体手術を行った Fuchs 虹彩異色性虹彩毛様体炎の症例

反復性の炎症／仮面症候群 …… 田中理恵 207
トリアムシノロン Tenon 嚢下注射が奏効せず，硝子体生検で眼内悪性リンパ腫と診断された症例

反復性の炎症／白血病眼内浸潤 …… 川口龍史 212
急激な視力低下で中枢神経再発が発見された急性リンパ性白血病の症例

反復性の炎症／HTLV-1 関連ぶどう膜炎 …… 長谷川英一 216
ステロイド治療で消退と再燃を繰り返す HTLV-1 関連ぶどう膜炎の症例

反復性の炎症／結核 …… 橋田徳康 220
ぶどう膜炎症状が先行した結核性ぶどう膜炎の症例

薬物治療中にみられた炎症／サイトメガロウイルス網膜炎 …… 八代成子 224
悪性リンパ腫に対する自家末梢血幹細胞移植前の化学療法中に発症した HIV 関連サイトメガロウイルス網膜炎の症例

薬物治療中にみられた炎症／薬剤性ぶどう膜炎 …… 臼井嘉彦 228
抗 programmed cell death 1 抗体（ニボルマブ）投与中に生じた薬剤性ぶどう膜炎の症例

術後にみられた炎症／急性術後眼内炎 …… 小林崇俊，池田恒彦 232
白内障手術後 1 週間目にみられた眼内炎の症例

術後にみられた炎症／遅発性術後眼内炎 …… 楠原仙太郎 236
線維柱帯切除術後に遅発性眼内炎が生じた症例

術後にみられた炎症／水晶体起因性眼内炎 …… 内　翔平 241
肉芽腫性の炎症像を呈した典型的な術後水晶体起因性眼内炎

Editor's note …… 園田康平

1. 他部位からの炎症の入り口 “ぶどう膜炎” …… 2
2. 成分による脈絡膜の解析 …… 13
3. カベオラとは？ …… 23
4. “固まり病変” で OK！ …… 37
5. “固まり病変” はなぜできる？ …… 40
6. サラサラか？　ベタベタか？ …… 44
7. 網膜血管炎をみるポイント …… 59
8. 実は奥深い脈絡膜肥厚 …… 75
9. 流行についていこう！ …… 77
10. ウイルスなら “片眼性・固まり型炎症” …… 82
11. サイトメガロウイルス網膜炎いまむかし …… 84
12. 同じウイルスによる違う病態 …… 91
13. 予後の悪い細菌性眼内炎 …… 93
14. 比較的多いカンジダによる眼内炎 …… 97
15. 先天性か後天性か？　見分けにくい眼トキソプラズマ症 …… 99
16. サルコイドーシス治療を始める前にちょっと待って！ …… 101
17. やはり OCT は便利 …… 114
18. 非発作時でも油断ならず …… 122
19. TNFα 阻害薬投与は必要最低限に …… 127
20. Fuchs 虹彩異色性虹彩毛様体炎の原因はウイルス？ …… 131

㉑ 急性前部ぶどう膜炎では黄斑浮腫にも注意して …… 135　㉒ 小児のぶどう膜炎治療のいま ………………………… 136
㉓ 仮面症候群治療のこれから ………………………… 146　㉔ 術後眼内炎はグラム陰性菌を念頭に ………………… 151
㉕ 少なくなったインターフェロン網膜症 ……………… 152　㉖ 切っても切れないぶどう膜炎と緑内障の関係 ……… 153
㉗ 強膜炎では網膜剥離にも注意 ………………………………………………………………………………… 160

索引 …… 245

編集者と執筆者の紹介

シリーズ総編集	大鹿　哲郎	筑波大学医学医療系眼科	
	大橋　裕一	愛媛大学	
編集	園田　康平	九州大学大学院医学研究院眼科学	
執筆者 (執筆順)	園田　康平	九州大学大学院医学研究院眼科学	
	岩橋　千春	住友別子病院眼科	
	眞下　永	JCHO 大阪病院眼科	
	岩田　大樹	北海道大学大学院医学研究院眼科学教室	
	南場　研一	北海道大学大学院医学研究院眼科学教室	
	神野　英生	東京慈恵会医科大学眼科学講座	
	柳井　亮二	山口大学大学院医学系研究科眼科学	
	溝渕　朋佳	高知大学医学部眼科学講座	
	福田　憲	高知大学医学部眼科学講座	
	金子　優	山形大学医学部眼科学教室	
	水内　一臣	北海道大学大学院医学研究院眼科学教室	
	中村　友子	富山大学大学院医学薬学研究部眼科学講座	
	岡田アナベルあやめ	杏林大学医学部眼科学教室	
	田中　理恵	東京大学医学部附属病院眼科	
	川口　龍史	都立駒込病院眼科	
	長谷川英一	九州大学大学院医学研究院眼科学	
	橋田　徳康	大阪大学大学院医学系研究科眼科学・眼免疫再生医学講座	
	八代　成子	国立国際医療研究センター眼科	
	臼井　嘉彦	東京医科大学臨床医学系眼科学分野	
	小林　崇俊	大阪医科大学眼科学教室	
	池田　恒彦	大阪医科大学眼科学教室	
	楠原仙太郎	神戸大学医学部附属病院眼科	
	内　翔平	山口大学大学院医学系研究科眼科学	

中山書店『専門医のための眼科診療クオリファイ』 巻構成

シリーズ総編集：大鹿哲郎（筑波大学），大橋裕一（愛媛大学）

本巻記載の記号	巻数	巻タイトル	編集	初版刊行
1	1	屈折異常と眼鏡矯正	大鹿哲郎（筑波大学）	2010 年 11 月
2	2	結膜炎オールラウンド	大橋裕一（愛媛大学）	2010 年 11 月
3	3	緑内障診断ガイド	相原　一（東京大学）	2011 年 2 月
4	4	加齢黄斑変性：診断と治療の最先端	瓶井資弘（愛知医科大学）	2011 年 4 月
5	5	全身疾患と眼	村田敏規（信州大学）	2011 年 6 月
6	6	コンタクトレンズ自由自在	大橋裕一（愛媛大学）	2011 年 7 月
7	7	視神経疾患のすべて	中馬秀樹（宮崎大学）	2011 年 8 月
8	8	網膜血管障害	白神史雄（岡山大学）	2011 年 10 月
9	9	子どもの眼と疾患	仁科幸子（国立成育医療研究センター）	2012 年 2 月
10	10	眼付属器疾患とその病理	野田実香（慶應義塾大学）	2012 年 2 月
11	11	緑内障薬物治療ガイド	相原　一（東京大学）	2012 年 4 月
12	12	角膜内皮障害 to the Rescue	大橋裕一（愛媛大学）	2012 年 7 月
13	13	ぶどう膜炎を斬る！	園田康平（九州大学）	2012 年 8 月
14	14	網膜機能検査 A to Z	近藤峰生（三重大学）	2012 年 9 月
15	15	メディカルオフサルモロジー 眼薬物治療のすべて	村田敏規（信州大学）	2012 年 12 月
16	16	糖尿病眼合併症の新展開	白神史雄（岡山大学）	2013 年 2 月
17	17	裂孔原性網膜剝離—How to treat	瓶井資弘（愛知医科大学）	2013 年 6 月
18	18	眼底 OCT のすべて	飯田知弘（東京女子医科大学）	2013 年 8 月
19	19	ドライアイ　スペシャリストへの道	横井則彦（京都府立医科大学）	2013 年 11 月
20	20	眼内レンズの使いかた	大鹿哲郎（筑波大学）	2014 年 1 月
21	21	眼救急疾患スクランブル	坂本泰二（九州大学）	2014 年 4 月
22	22	弱視・斜視診療のスタンダード	不二門　尚（大阪大学）	2014 年 6 月
23	23	眼科診療と関連法規	村田敏規（信州大学）， 鳥山佑一（信州大学）	2015 年 8 月
24	24	前眼部の画像診断	前田直之（大阪大学）	2014 年 10 月
25	25	角膜混濁のすべて	井上幸次（鳥取大学）	2014 年 11 月
26	26	ロービジョンケアの実際	山本修一（千葉大学）	2015 年 2 月
27	27	視野検査とその評価	松本長太（近畿大学）	2015 年 7 月
28	28	近視の病態とマネジメント	大野京子（東京医科歯科大学）	2016 年 3 月
29	29	眼形成手術	嘉鳥信忠（聖隷浜松病院，大浜第一病院）， 渡辺彰英（京都府立医科大学）	2016 年 4 月
30	30	眼の発生と解剖・機能	大鹿哲郎（筑波大学）	2016 年 5 月

1
基礎編

解剖と構造
ぶどう膜

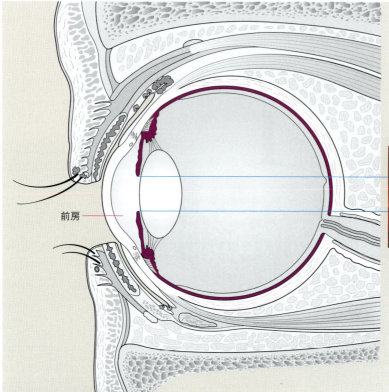

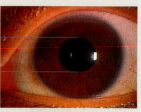

(丸山和一:Posner-Schlossman 症候群. [13] p.230, 図 1b.)

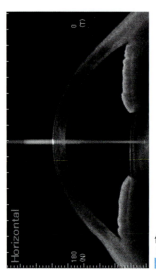

健常眼の前眼部 OCT 写真.
(有村尚悟ら:急性緑内障発作. [21] p.334, 図 3a.)

図1　ぶどう膜（■）

ぶどう膜は虹彩・毛様体・脈絡膜の総称である．昔の解剖学者が，強膜をていねいに剝がしたちょうどその裏側に濃紫色の組織が出てきたことから"ぶどう膜"と命名したといわれている．ぶどう膜は，全体を通してみると，確かにつながった1枚の"被膜"となっている．眼球内での占有体積はわずかであるが，コンパクトな部分に豊富な量の血液が流れている．この"血流が多い，血管密度が高い"という性格から，膠原病・自己免疫疾患，感染症，癌などさまざまな要因でぶどう膜を介して眼内炎症が惹起される．ひと口に"ぶどう膜炎"といっても，単にぶどう膜の炎症のみを指すのではなく，実際はほぼ眼球全体の炎症の総称ともいえる．その意味で，広く眼全体の炎症状態を代表する呼び名として，ぶどう膜炎のことを"内眼炎"と呼ぶこともある．

> **Editor's note** ❶
> **他部位からの炎症の入り口"ぶどう膜"**
> ぶどう膜は血管膜である．豊富な血流とともに全身のあらゆる炎症性変化が眼にもたらされる入り口となる．（園田康平）

解剖と構造
虹彩と隅角

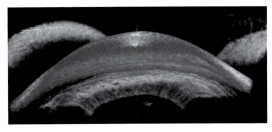

a. AS-OCT 3D化ゴニオメトリー. 3D画像合成による隅角底を直視できるイメージングである. 角膜, 虹彩, 隅角の位置関係がとてもわかりやすく立体的に観察できる.
（鄭　暁東：前眼部OCT. [12] p.69. 図5.）

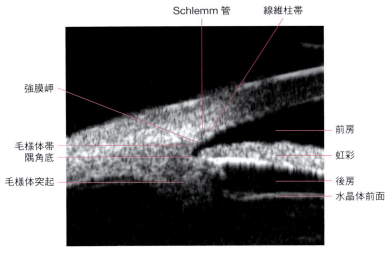

b. 超音波生体顕微鏡 (UBM) による隅角画像（健常隅角）. UBMでは, その名にあるように顕微鏡のようなクオリティーをもって, 従来では観察不可能であった虹彩裏面や毛様体の様子が手にとるように描出され, 原発閉塞隅角緑内障の病態の理解に大きな進歩と変革をもたらした.
（栗本康夫：閉塞隅角緑内障の画像診断. [24] p.300. 図2.）

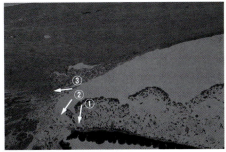

c. 健常眼の隅角組織写真. 強い力が作用した場合に, その方向によって, ①虹彩離断, ②隅角離開, ③毛様体解離が起こる.
（久保田敏昭ら：ぶどう膜/虹彩離断, 隅角離開. [21] p.184. 図1.）

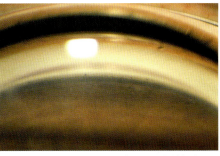

d. 健常眼の隅角鏡写真. 健常眼の隅角鏡検査では, 角膜周辺と虹彩根部が接する部位に線維柱帯が認められる. 角膜のDescemet膜の最終端部に相当する部位は, 淡い線状の色素沈着を伴ったSchwalbe線である. 線維柱帯は, Schwalbe線から虹彩根部の深い陥凹部までに網目状の組織として存在する. 線維柱帯はほぼ透明であるので, 線維柱帯を通してその奥にある組織が透見され, 隅角陥凹には, 毛様体の先端部である毛様体帯が黒く帯状にみられる. Schlemm管は線維柱帯のほぼ中央部の強膜側に存在する. Schlemm管と毛様体帯との境界部には強膜岬が細い白色の帯としてみられる.
（久保田敏昭ら：ぶどう膜/虹彩離断, 隅角離開. [21] p.184. 図2.）

図1　隅角

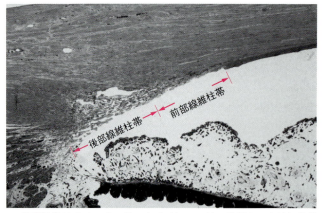

a. 線維柱帯は Schwalbe 線から Schlemm 管の前端までを前部線維柱帯, Schlemm 管の前端から隅角底までを後部線維柱帯に分けられる. 房水流出路としての機能は後部線維柱帯にある.
(久保田敏昭：隅角. 30) p.195. 図 1.)

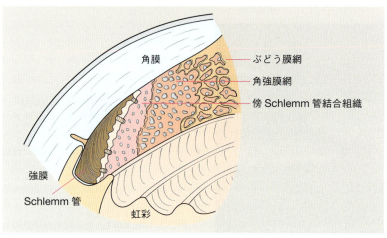

b. 線維柱帯の解剖. 前房側からぶどう膜網, 角強膜網, 傍 Schlemm 管結合組織の三つから構成される.
(後沢　誠：房水. 30) p.214. 図 3.)

図 2　線維柱帯

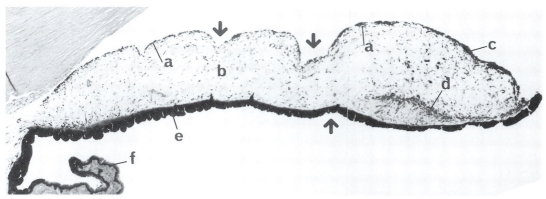

a. 虹彩の光顕像．散瞳のため，虹彩の前後面に陥凹（矢印）が形成されている．前境界層（a）は不連続の薄い細胞層であり，細胞数の少ない間質（b）と区別できる．瞳孔縁に近い前境界層には虹彩巻縮輪（c）がある．瞳孔縁から間質深層には瞳孔括約筋（d）がみられる．色素に富んだ虹彩上皮（e）は毛様体上皮（f）に連続している（×60）．
（松田英彦：解剖，発生．臼井正彦ら編．眼科学大系4Aぶどう膜．東京：中山書店；1994．p.5．図1．）

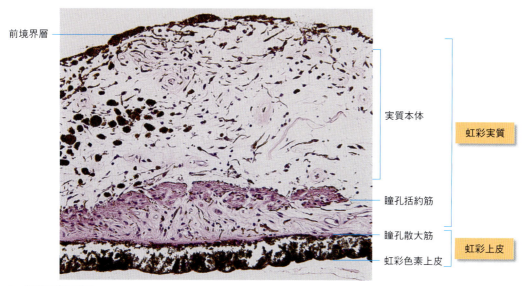

b. 虹彩の病理所見
（虹彩実質）
前境界層：前面で前房水と接し，単層の扁平な線維芽細胞が放射状に突起を伸ばし，互いに隣接の細胞からの突起と絡み合って網状構造をとっている．ただ，細胞間結合はみられない．前境界層では線維芽細胞間に間隙が開いているため，前房水は自由に通過して実質内に侵入することができる．
実質本体：虹彩の大部分を占めている血管に富む疎性結合織である．細胞成分としてはメラノサイトおよび線維芽細胞，大食細胞（macrophage），マスト細胞（mast cell），リンパ球（lymphocyte），塊状細胞（clump cell）などの支持細胞が散在性に，時に小さな塊状としてみられる．また，血管と神経線維成分も含んでおり，血管は大虹彩動脈からなる．虹彩の毛細血管には窓構造（fenestra）がなく，隣り合う内皮細胞間には tight junction が認められ，この血管が網膜血管と同様にバリア機構を有している．
瞳孔括約筋：小虹彩輪の実質中に同心円状の帯としてみられる．形態学的には平滑筋細胞間にはしばしば gap junction がみられるが，生理学的にもほかの平滑筋同様，電気的に細胞同士がつながっている．瞳孔括約筋の収縮は縮瞳を引き起こす．
（虹彩上皮）
前上皮細胞層：虹彩色素上皮の前面に位置する薄い膜様の平滑筋である瞳孔散大筋は，筋線維が前上皮細胞の突起そのものとなっている．瞳孔散大筋は虹彩巻縮輪周囲から虹彩根に向かって放射状に配列している．瞳孔散大筋の収縮は散瞳を引き起こす．前上皮細胞は，虹彩根部で毛様体色素上皮層に移行する．
後上皮細胞層：色素上皮である後上皮細胞が，基底側を後房に向けて1層に並んだものである．前上皮細胞とは先端前面同士で向かい合っている．基底側の細胞膜には多数の陥入（basal infolding）がみられる．
（馬詰朗比古ら：虹彩．30 p.160．図1．）

図3　虹彩

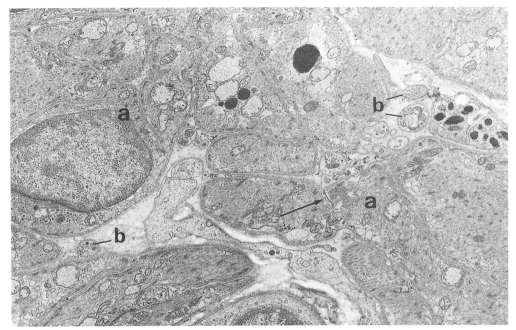

c. 瞳孔括約筋の横断面の電顕像．筋細胞（a）は基底膜をもっているが，密着結合（矢印）で結合している部もある．数個の筋細胞が集合して，群を形成している．基底膜外には間質があり，その中に多数の神経終末（b）がみられる（×10,000）．
（松田英彦：解剖，発生．臼井正彦ら編．眼科学大系 4A ぶどう膜．東京：中山書店；1994．p.6．図3．）

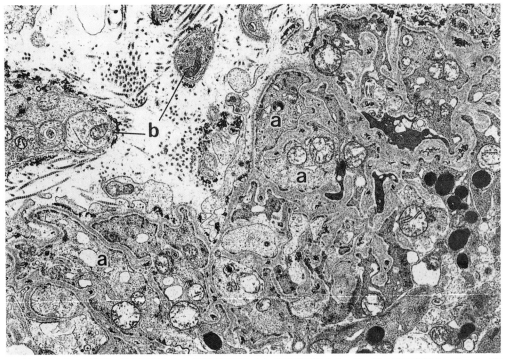

d. 瞳孔散大筋の電顕像．筋原線維を含んだ筋細胞突起（a）が複雑に絡み合って，散大筋層を形成している．突起には基底膜がみられる．散大筋層に近い間質には多数の神経終末（b）がみられる（×12,600）．
（松田英彦：解剖，発生．臼井正彦ら編．眼科学大系 4A ぶどう膜．東京：中山書店；1994．p.7．図6．）

（図3のつづき）

Subnote

虹彩にみられる疾患

先天異常		先天性無虹彩症		変性疾患	ICE 症候群		原発性虹彩萎縮
		虹彩コロボーマ					Cogan-Reese 症候群
		瞳孔膜遺残					Chandler 症候群
	虹彩異色	先天性 Horner 症候群		腫瘍	虹彩の良性腫瘍		虹彩母斑
		Waardenburg 症候群					虹彩嚢腫
炎症性疾患（虹彩毛様体炎を生じるもの）	非感染性	Behçet 病	非肉芽腫性ぶどう膜炎				Lisch 結節（結節性硬化症, von Recklinghausen 病）
		Posner-Schlossman 症候群			虹彩の悪性腫瘍		虹彩悪性黒色腫
		急性前部ぶどう膜炎					虹彩転移性腫瘍
		中間部ぶどう膜炎			虹彩の外傷		虹彩離断
		糖尿病性ぶどう膜炎					外傷性虹彩炎
		Vogt-小柳-原田病	肉芽腫性ぶどう膜炎				外傷性散瞳
		交感性眼炎					虹彩脱出
		サルコイドーシス					
	感染性	HSV 虹彩毛様体炎					
		VZV 虹彩毛様体炎					
		サイトメガロウイルス虹彩毛様体炎					
		Fuchs 虹彩異色性虹彩毛様体炎（近年, 風疹ウイルスとの関係が指摘されている）					
		細菌性眼内炎					
		真菌性眼内炎					
		急性網膜壊死					

ICE 症候群：iridocorneal endothelial syndrome
HSV：herpes simplex virus
VZV：varicella-zoster virus

（馬詰朗比古ら：虹彩. 30 p.162. 表 1.）

解剖と構造
毛様体

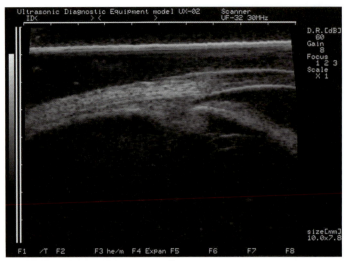

a. 健常者における毛様体のUBM画像
（岡本芳史：毛様体. [30] p.187. 図3.）

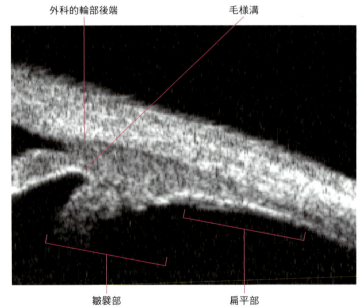

b. 毛様体付近の解剖
（写真提供：杉浦眼科　杉浦　毅先生.）
（井上　康：眼内レンズ強膜縫着術. [20] p.226. 図1.）

図1　毛様体の位置とかたち

毛様体はぶどう膜（虹彩，毛様体，脈絡膜）の一部に分類され，虹彩と脈絡膜の中間に位置する環状，堤防状の組織である．

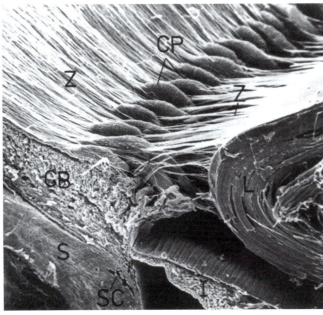

c. 毛様体と毛様小帯（サル，×50）
Z： zonule（毛様小帯）
CB： ciliary body（毛様体），ciliary muscle（毛様体筋）
CP： ciliary process（毛様体突起）
L： lens（水晶体）
I： iris（虹彩）
S： sclera（強膜）
SC： Schlemm canal（Schlemm 管）
（Rohen W：Scanning electron microscopic studies of the zonular apparatus in human and monkey eyes. Invest Ophthalmol Vis Sci 1979；18：133-144.）
（岡本芳史：毛様体．30 p.188．図 5.）

d. 超音波生体顕微鏡（UBM）で測定した健常者の毛様体長と毛様体厚（mm，n＝96，平均±標準偏差）

	鼻側	耳側	上方	下方	平均
毛様体長	5.51±0.82	5.58±0.80	5.59±0.95	5.47±0.86	5.54±0.66
毛様体厚	1.26±0.21	1.24±0.21	1.30±0.23	1.23±0.22	1.26±0.16

（岡本芳史：毛様体．30 p.188．表 1.）

（図1のつづき）

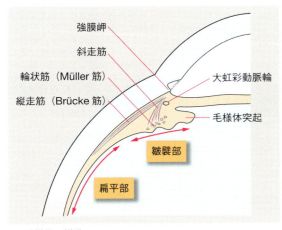

a. 毛様体の構造
（岡本芳史：毛様体．30 p.188．図 4.）

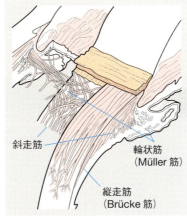

b. 毛様体筋の走行
（Hogan M, et al：History of the Human Eye. An Atlas and Textbook. Philadelphia：WB Saunders；1971. p.305.
大鹿哲郎編：眼科学．東京：文光堂；2011. p.291.）
（岡本芳史：毛様体．30 p.189．図 6.）

図2　毛様体筋の構造と機能

毛様体筋は平滑筋線維からなり，輪状筋（Müller 筋），縦走筋（Brücke 筋），斜走筋の三つが，前方で強膜岬に付着しており，後方では扁平部から Bruch 膜に続いている．これらは強膜側から順に，縦走筋（Brücke 筋），斜走筋，輪状筋（Müller 筋）と配列しているが明確に三つに分かれているわけではなく，走行が異なる筋線維が 3 次元的に折り重なっているという構造をとっている．これらの筋肉が調節や隅角線維柱帯の流出抵抗に関与している．毛様体筋は動眼神経に由来する副交感神経の節後線維によって支配されている．その神経線維は短毛様体神経を経て筋に達する．

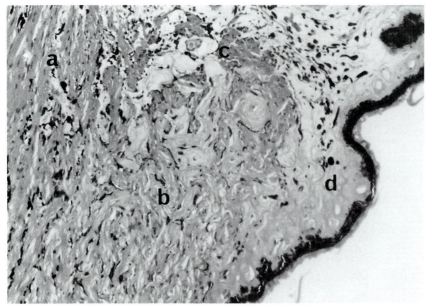

c. 毛様体扁平部の光顕像．毛様体筋は強膜側の経線状筋（a），下内方の放射状筋（b）と虹彩根部に近い部がある輪状筋（c）に分けられ，間質（d）は乏しい（×300）．
（松田英彦：解剖，発生．臼井正彦ら編．眼科学大系 4A ぶどう膜．東京：中山書店；1994．p.10．図 10．）

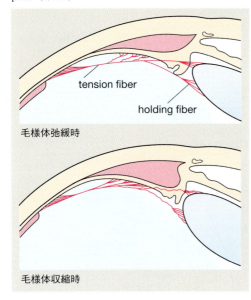

d. 調節にかかわる毛様体の役割．毛様体筋の働きによって毛様小帯（Zinn 小帯）が弛緩して水晶体が厚さを増し，主に前面曲率の変化によって屈折率を変化させる（Helmholtz の弛緩学説）．毛様小帯は水晶体嚢から起こり毛様体扁平部内部に至る holding fiber と，毛様体扁平部内面で分岐して毛様小帯の張力を担う tension fiber からなる．これらによって毛様体の収縮を毛様小帯の張力に変換する構造となっている．毛様体筋の収縮により毛様体筋全体が若干前方移動するとともに内周が縮まり，holding fiber が弛緩して水晶体は毛様小帯からの牽引から解放され膨化する．
（Rohen JW, et al：Der konstruktive Bau des Zonulaapparates beim Menschen und dessen funktionelle Bedeutung. v Graefe' Arch Ophthalmol 1969；178：1.
髙木峰夫：発生，解剖，神経支配と機能およびその検査法．調節．瞳孔，調節，涙分泌系．自律神経系．加瀬 学ら編．眼科学大系 7 神経眼科．東京：中山書店；1995．p.592．図 1．)
（岡本芳史：毛様体．30 p.190．図 7．）

（図 2 のつづき）

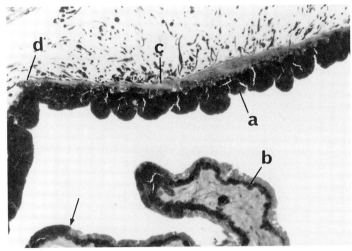

a. 虹彩毛様体部と毛様体突起の光顕像.
虹彩色素上皮（a）は胞体内に色素が充満して，黒く見える．この上皮層は毛様体の無色素上皮（b）に連続し，矢印のところで色素が消失している．瞳孔散大筋（c）は色素が少なく，虹彩根部（d）で終わっている（×300）．
（松田英彦：解剖，発生．臼井正彦ら編．眼科学大系 4A ぶどう膜．東京：中山書店；1994. p.7. 図 5.）

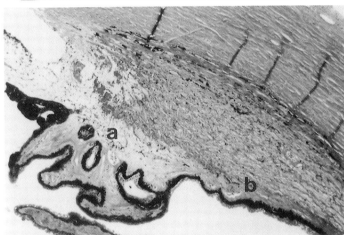

b. 毛様体の子午線断面の光顕像．毛様体ひだ部（a）には毛様体突起と間質がみられ，毛様体扁平部（b）には厚い筋層がみられる（×50）．
（松田英彦：解剖，発生．臼井正彦ら編．眼科学大系 4A ぶどう膜．東京：中山書店；1994. p.8. 図 7.）

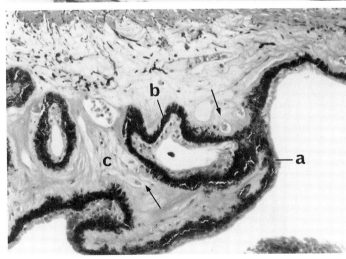

c. 毛様体突起の光顕像．2層で構成される毛様体上皮（a, b）で，色素上皮（b）は色素が多く，黒く見える．突起部には間質（c）が厚く，その中に血管（矢印）が豊富に存在する（×300）．
（松田英彦：解剖，発生．臼井正彦ら編．眼科学大系 4A ぶどう膜．東京：中山書店；1994. p.9. 図 9.）

図 3　毛様体の微細構造

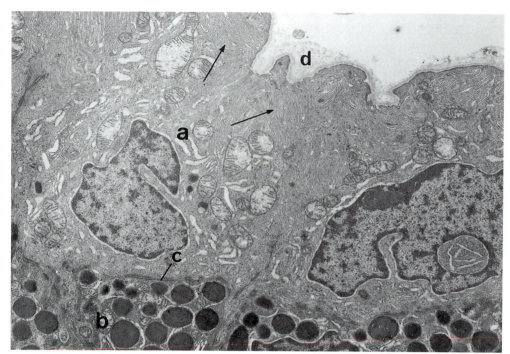

a. 毛様体突起上皮層の電顕像．毛様体上皮は無色素上皮（a）と色素上皮（b）の2層で構成され，これらの細胞間にはデスモソーム（c）がみられる．後房に面した無色素上皮細胞の底部には発達した細胞突起が折り重なっている（矢印）．基底膜（d）は厚く，中に空胞もみられる（×6,600）.
（松田英彦：解剖，発生．臼井正彦ら編．眼科学大系 4A ぶどう膜．東京：中山書店；1994．p.9．図 8.）

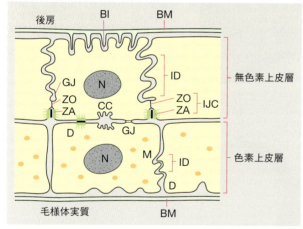

BM：基底膜
CC：ciliary channel
D： 接着斑
GJ：ギャップ結合
ZO：閉鎖帯
ZA：接着帯
IJC：細胞間接合装置
M： メラニン顆粒
N： 核
ID： 細胞間嵌入
BI： 基底陥入

b. 毛様体上皮の構造．房水は毛様体実質と後房の境界をなしている毛様体上皮層から産生され，産生量は約 2.80 μL/分であり，前房容積は 160〜200 μL であるため約 60〜70 分程度で置換される計算である．上皮層は外層（実質側）の色素上皮層と内層（後房側）の無色素上皮層で構成され，それぞれ単層つまり2層構造となっている．色素上皮層は細胞体内にメラニン顆粒がみられる．一方，無色素上皮層にはメラニン顆粒がみられない．
（本田孔士編：眼科診療プラクティス 17 眼科診療に必要な生理学．東京：文光堂；1995．p.45.）
（岡本芳史：毛様体．30 p.190．図 8.）

図 4　毛様体上皮の微細構造と機能

解剖と構造
脈絡膜

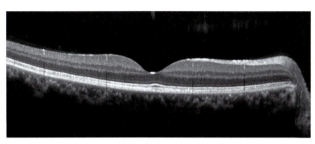

a.

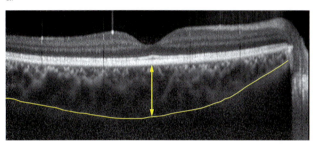

b.

図1　OCTによる脈絡膜の観察

a. 健常眼のOCTによる通常撮影．網膜は詳細に描出されているが，脈絡膜ははっきりしない．
b. 健常眼の脈絡膜に焦点位置をずらしたOCTによる撮影（Spectralis® OCT の EDI モード）．脈絡膜が全層にわたって描出されている．中心窩下脈絡膜厚は 438μm．

EDI：enhanced depth imaging

（丸子一朗：生体眼で脈絡膜はどこまで観察できますか？ ㉚ p.347. 図1,2．）

Editor's note ❷

成分による脈絡膜の解析
高侵達OCTの発展により，脈絡膜の断層像が解析対象に加わってきた．単に厚さだけでなく，内部の画像解析により血管成分と水成分に分けて解析でき，診断に有用である．（園田康平）

Subnote

IS/OS と COST
近年，視細胞内節外節に見える高反射ラインが正確にはどの解剖学的な構造を反映しているかが議論の対象となっている．Spaide と Curcio は網膜の組織学的文献を精査し視細胞のスケールモデルを作成し，Spectralis® のBスキャン画像と比較した[1]．その結果によると，IS/OSラインは視細胞内節のellipsoidに相当し，COSTラインは錐体細胞外節終端の sheath（＝cone sheath＝contact cylinder）に相当することを示した．2014年に"Ophthalmology"に掲載された"The IN・OCT Consensus"ではそれぞれ ellipsoid zone (EZ)，interdigitation zone (IZ)と呼ぶことが提唱されている[2]．
（文献）
1) Spaide RF, et al：Anatomical correlates to the bands seen in the outer retina by optical coherence tomography：literature review and model. Retina 2011；31：1609-1619.
2) Staurenghi G, et al：Proposed lexicon for anatomic landmarks in normal posterior segment spectral-domain optical coherence tomography：the IN・OCT consensus. International Nomenclature for Optical Coherence Tomography (IN・OCT) Panel. Ophthalmology 2014；121：1572-1578.

ellipsoid zone
視細胞内節の ellipsoid zone にはミトコンドリアが多く存在し，OCTで高反射のバンドとなる．

interdigitation zone
錐体細胞外節先端はRPE（網膜色素上皮）の先端突起に内包され，OCTで高反射のバンドを形成する．

（大音壮太郎：OCT画像と網膜組織の対応．㉚ p.279-280．）

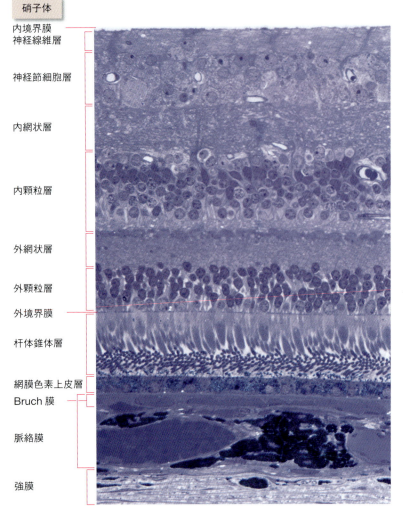

図 2　ヒト網膜の層構造
硝子体，網膜全層，網膜色素上皮層，脈絡膜，強膜の位置関係を示す．
（久冨智朗：網膜．[30] p.265. 図 1.）

Subnote

脈絡膜の解剖

脈絡膜は網膜と強膜の間に位置する，厚さ0.1〜0.3mmほどの血管の豊富な組織である．網膜側からBruch膜，脈絡膜毛細血管板，実質，上脈絡膜に分けられる．Bruch膜は網膜側より，網膜色素上皮の基底膜，内膠原線維層，弾性線維板，外膠原線維層，脈絡膜毛細血管板の基底膜という五つの層から構成される．Bruch膜は弾性を有することで眼球の形状を保つのに役立つ．さらに網膜と脈絡膜の接着と物質の代謝にかかわるといわれる．すなわち，Bruch膜は血液網膜関門を構成する一つの因子となりうる．さらに加齢性変化や鈍的外傷などによりBruch膜が変性・断裂すると脈絡膜新生血管が網膜に進展することからわかるように，Bruch膜は網膜への血管侵入を防いでいる．

（加治優一：脈絡膜．[30] p.342.）

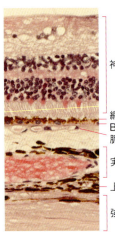

図 3　脈絡膜の組織図（H-E染色）

脈絡膜はBruch膜，脈絡膜毛細血管板，実質，上脈絡膜に分けることができる．網膜血管と比較して血管密度が高く血管径が太いことがわかる．
（加治優一：脈絡膜．[30] p.342. 図 1.）

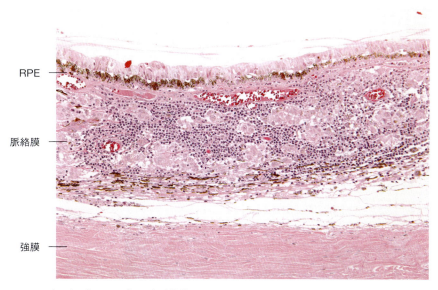

図4 起交感眼の病理組織像（ヘマトキシリン-エオジン〈H-E〉染色）
交感性眼炎の治療目的に摘出された．脈絡膜にリンパ球の浸潤と類上皮細胞肉芽腫がみられる．
RPE：retinal pigment epithelium（網膜色素上皮）
（後藤　浩：病理検査．13 p.91．図1．）

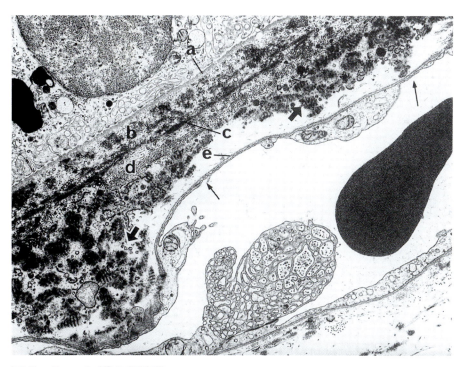

図5　Bruch膜の電顕像

Bruch膜は網膜色素上皮の基底膜（a），内膠原線維層（b），弾性線維層（c），外膠原線維層（d），脈絡膜毛細血管板の基底膜（e）で構成されている．高齢者では内外の膠原線維層に種々の物質（太矢印）が沈着する．血管内皮には窓形成（細矢印）がみられる（×12,000）．
（松田英彦：解剖，発生．臼井正彦ら編．眼科学大系　4A　ぶどう膜．東京：中山書店；1994．p.12．図13．）

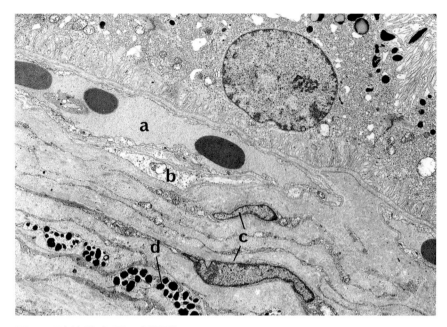

図6　脈絡膜内層の電顕像

脈絡膜毛細血管板（a）は内径が広く，数個の赤血球が楽に通過できる．周辺細胞（b）は間質側にある．間質には線維芽細胞（c），メラノサイト（d）が層を形成している（×6,600）．
（松田英彦：解剖，発生．臼井正彦ら編．眼科学大系 4A ぶどう膜．東京：中山書店；1994．p.13．図14．）

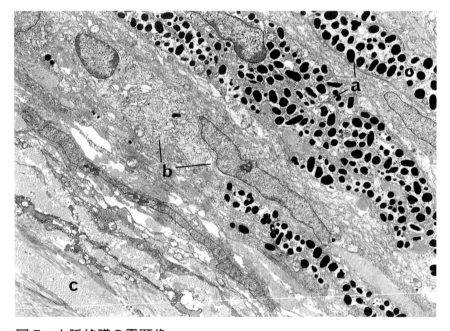

図7　上脈絡膜の電顕像

上脈絡膜にはメラノサイト（a）や線維芽細胞（b）が多く，層を形成している．強膜（c）との境界は不鮮明で，太いコラーゲン線維の見える部が強膜である（×7,000）
（松田英彦：解剖，発生．臼井正彦ら編．眼科学大系 4A ぶどう膜．東京：中山書店；1994．p.13．図15．）

解剖と構造
血管と血流

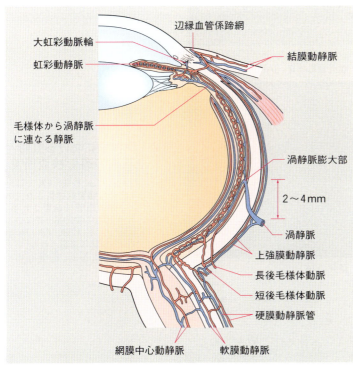

> **Subnote**
>
> **毛様体の血流**
> 長後毛様体動脈と前毛様体動脈によって供給され，前毛様体静脈と脈絡膜静脈へ流出していく．
>
> (岡本芳史：毛様体．30 p.189．)

a．眼内血管の走行．渦静脈は膨大部から強膜内を後方へ2〜4mm斜めに走行し，眼外へ出る．
(岡野 正：眼底レーザー光凝固と網脈絡膜の解剖．眼科診療プラクティス5 眼科手術に必要な局所解剖．東京：文光堂；1993．p.190．)
(小澤摩記ら：渦静脈損傷．17 p.316．図2．)

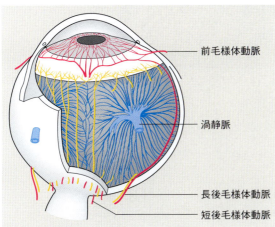

b．脈絡膜の血管系．脈絡膜は3種類の動脈系（短後毛様体動脈，長後毛様体動脈，前毛様体動脈）と1種類の静脈系（渦静脈）により循環される．
(加治優一：脈絡膜．30 p.343．図3．)

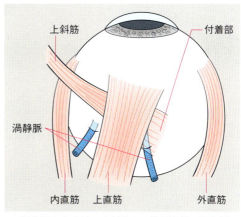

c．渦静脈と上直筋，上斜筋との位置関係．耳上側の渦静脈は，幅の広い上斜筋付着部の下に隠れている．
(西村哲哉：エクソプラント法渦静脈の扱い方．眼科診療プラクティス69 裂孔原性網膜剝離．東京：文光堂；2001．p.51．)
(小澤摩記ら：渦静脈損傷．17 p.315．図1．)

図1 眼内血管の位置と走行

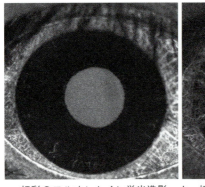
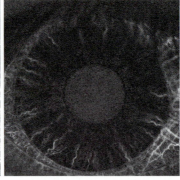

a. 虹彩のフルオレセイン蛍光造影検査（FA）

b. 虹彩のインドシアニングリーン蛍光造影検査（IA）

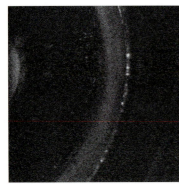
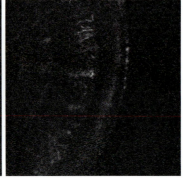

c. 隅角のFA

d. 隅角のIA

図2 健常眼における虹彩と隅角の造影検査所見

a, b. 造影剤注入34秒後．FAでは一部の虹彩の血管は造影され，IAでは虹彩の血管は造影される．FA・IAともに蛍光漏出はない．

c, d. 造影剤注入41秒後．FA・IAとも隅角の血管は造影されない．

（石橋真吾：病態と診断．16 p.197．図4．）

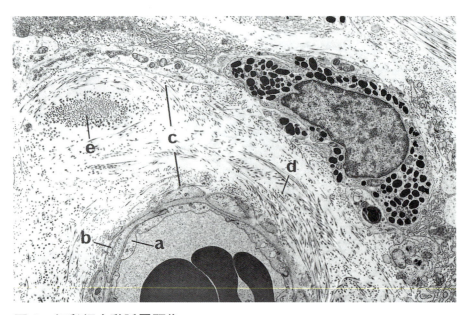

図3 虹彩細小動脈電顕像

血管内皮細胞（a）と筋層（b）があり，その外側を厚い外膜（c）が包んでいる．外膜の膠原線維は筋層の近くは輪状に（d），離れたところでは血管の走行と平行に（e）走っている（×6,600）．

（松田英彦：解剖，発生．臼井正彦ら編．眼科学大系 4A ぶどう膜．東京：中山書店；1994．p.6．図4．）

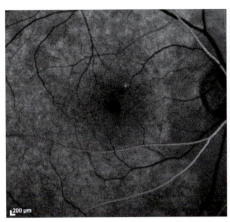

a. FA：脈絡膜造影期（13秒）．脈絡膜毛細血管板が急速に造影され，斑状の過蛍光を呈している．

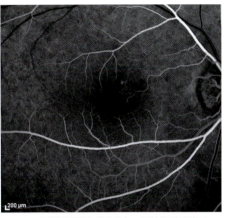

b. FA：網膜動脈期（15秒）．視神経乳頭部の網膜中心動脈から分岐する，網膜主幹動脈が造影されている．

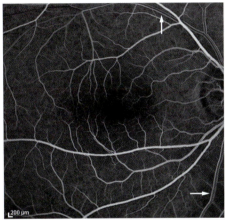

c. FA：網膜動静脈期（17秒）．網膜静脈に色素が流入され，層流（laminar flow，矢印）がみられる．

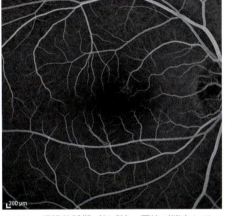

d. FA：網膜静脈期（24秒）．層流が消失しており，網膜動脈と静脈が均一に造影されている．

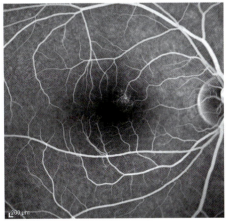

e. FA：造影後期（15分）．網膜血管の蛍光が減弱している．

図4 造影による眼底血管の観察

（佐藤　拓：蛍光眼底造影〈FA, IA〉．14　p.228．図3〜7．p.230．図8〜10．）

20   1. 基礎編

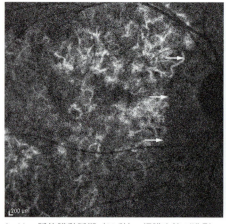

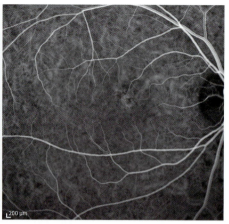

f. IA：脈絡膜動脈期（11秒）．網膜血管が造影される前に脈絡膜動脈が造影されている．分水嶺がみられる（矢印）．

g. IA：脈絡膜静脈期（22秒）．脈絡膜静脈が造影され，脈絡膜動脈が目立たなくなる．

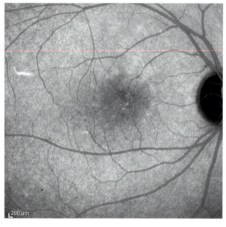

h. IA：脈絡膜間質期（15分）．均一な脈絡膜背景蛍光がみられる．脈絡膜血管や網膜血管がシルエットとなり観察される．

（図4のつづき）

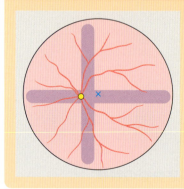

Subnote

脈絡膜循環の分水嶺（■）
分水嶺とは終動脈・静脈の分布領域の境界部を指す．毛様体動脈の分水嶺は縦の影，渦静脈の分水嶺は縦横の影（十文字）で表される．
(Hayreh S : *In vivo* choroidal circulation and its watershed zones. Eye 1990 ; 4 : 273.)
○ 視神経乳頭部
× 中心窩

（森　樹郎：血流障害．臼井正彦ら編．眼科学大系 4A ぶどう膜．差し替え版 1998→1999．東京：中山書店；1998．p.40-2．図2．）

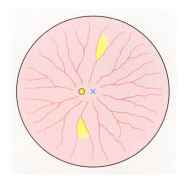

図5　脈絡膜血管閉塞にみられる三角形障害

短後毛様体動脈は放射状に走行し，その血液供給領域は頂点を後極側，底辺を前方に向ける三角形をなす．三角症候群はこのような解剖学的特徴に基づいて生じる．
（森　樹郎：血流障害．臼井正彦ら編．眼科学大系 4A　ぶどう膜．差し替え版 1998→1999．東京：中山書店；1998．p.40．図1．）

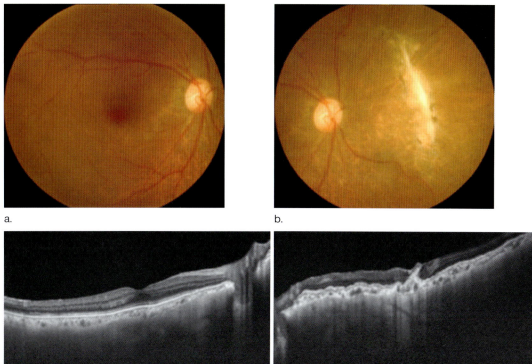

図6　外傷性脈絡膜破裂および三角症候群

51歳，男性．約半年前に交通事故で顔面を打撲した．
a. 右眼後極部カラー眼底写真．黄斑部には特に異常はみられない．
b. 右眼視神経乳頭鼻側カラー眼底写真．垂直方向に白色組織とその周囲の網膜色素上皮萎縮が観察できる．
c. 右眼後極部のOCT．特に異常は指摘されない．
d. 右眼視神経乳頭鼻側のOCT．脈絡膜破裂部位では，網膜そのものの途絶と同部位に高反射帯が観察される．広範囲に網膜色素上皮ラインの不整がみられる．
（丸子一朗：外傷性網膜病変のOCT所見について教えてください．㉑　p.243．図4．）

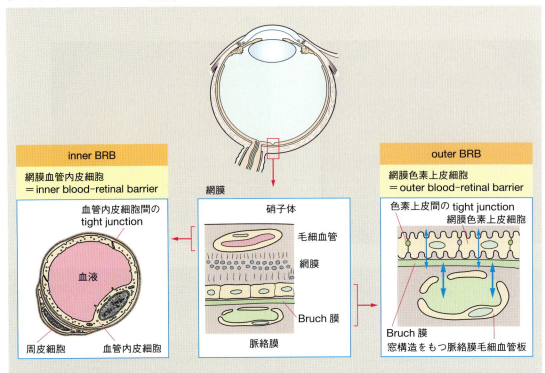

a. 血液眼関門（BOB）の構成
（戸田良太郎ら：血液網膜関門．30 p.328．表1．）

b. inner BRB と outer BRB の構造的特徴．毛細血管内皮細胞と上皮細胞の2種類のバリア機構が存在し，inner BRB は，毛細血管内皮細胞同士が密着結合することでバリア機構を形成し，outer BRB は，網膜色素上皮細胞間における tight junction（TJ）が，脈絡膜毛細血管板から漏出してきた血液成分の網膜側への流入を阻止している．
BRB：blood-retinal barrier（血液網膜関門）
（戸田良太郎ら：血液網膜関門．30 p.329．図1．）

内側血液網膜関門（inner BRB）	外側血液網膜関門（outer BRB）
糖尿病網膜症	中心性漿液性脈絡網膜症
網膜動脈瘤	網膜色素上皮剝離
網膜静脈閉塞症	網膜下新生血管
高血圧網膜症	網膜脈絡膜炎症性疾患
ぶどう膜炎	急性後部多発性斑状色素上皮症（APMPPE）

c. 血液網膜関門の障害による疾患
APMPPE：acute posterior multifocal placoid pigment epitheliopathy
（戸田良太郎ら：血液網膜関門．30 p.332．表2．）

図7 血液網膜関門

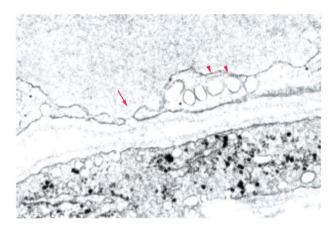

図8 ヒト糖尿病眼における血管透過性の電子顕微鏡写真

血管内皮細胞間の細胞間接合が離開している（矢印）．また，内皮細胞の細胞質にカベオラの増加が認められる（矢頭）．
（宮崎勝徳：糖尿病網膜症／病態と病理．16 p.13．図3．）

> **Editor's note ③**
> カベオラとは？
> 細胞膜に存在する直径50〜100 nmのくぼみのこと．カベオリンを骨格として形成され，脂質のとり込みに関与する．（園田康平）

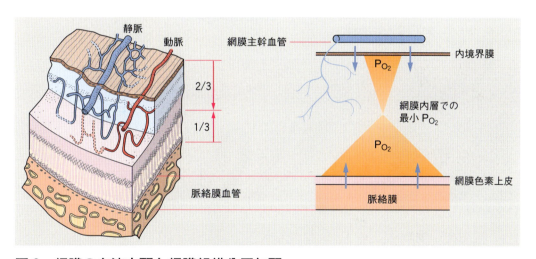

図9 網膜の血流支配と網膜組織分圧勾配

網膜内層2/3は網膜血管系，外層1/3は脈絡膜血管系によって支配されており，移行部で最も組織酸素分圧が低くなる．
（長岡泰司：網膜の血管と血流．30 p.321．図3．）

発生と加齢変化

表1 眼組織の発生起源 （青字はぶどう膜およびその関連組織）

神経外胚葉 (neuroectoderm)	網膜（神経網膜，網膜色素上皮） 虹彩上皮，毛様体上皮 瞳孔括約筋，瞳孔散大筋 硝子体（第1次，第2次，第3次） 視神経（神経線維，神経膠細胞）	神経堤細胞 (neural crest cells)	角膜実質，角膜内皮，強膜 虹彩実質，毛様体実質，毛様体筋， 脈絡膜 隅角線維柱帯 硝子体（第1次，第2次） ぶどう膜，皮膚のメラノサイト 視神経鞘（髄膜），眼窩骨壁
体表外胚葉 (surface ectoderm)	水晶体 角膜上皮，結膜上皮，眼瞼表皮 涙腺，涙囊，鼻涙管 睫毛，マイボーム腺	間葉 (mesoderm)	血管 外眼筋，眼輪筋，眼瞼挙筋，瞼板筋 眼瞼，眼窩の脂肪，結合組織

（丸尾敏夫ら編：眼科学．東京：文光堂；2002．）
（久冨智朗：網膜．30 p.263．表1．）

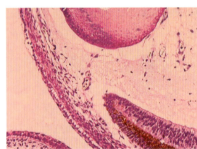 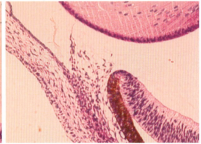

a. 6週の眼杯前縁　　　　　　　　b. 8週

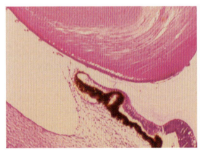 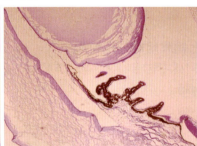

c. 12週　　　　　　　　　　　　d. 20週

　虹彩は眼杯前縁の神経外胚葉と神経堤（眼杯内に侵入した2次間葉細胞）から形成される．胎生9～10週，神経堤細胞が眼杯前縁に沿って水晶体全面を覆うように発達し，後に虹彩実質と瞳孔膜へ分化する．一方，胎生12週頃に，眼杯前縁が前方に伸びて2層の虹彩上皮となり，神経堤細胞から分化した虹彩実質の裏面を覆う．実質は次第に増大し，色素細胞が増加し，胎生20週頃から長後毛様体動脈が侵入する．虹彩上皮前層から瞳孔括約筋と瞳孔散大筋が発生する．
　隅角は，角膜と虹彩が分化して前房が形成される胎生10～20週頃に形成される．胎生16週頃よりSchlemm管が出現し，胎生20週頃には管腔が形成され，続いて隅角線維柱帯が形成される．隅角が完成するのは胎生8か月頃である．

図1 虹彩・毛様体・隅角の発生 （資料提供：国立成育医療研究センター病院眼科　東　範行先生．）

（c／東　範行：視覚器の発生と先天異常．木下　茂ら編．標準眼科学 第12版．東京：医学書院；2013．p.222．図13-7c．）
（仁科幸子：眼の発生．30 p.6．図8．）

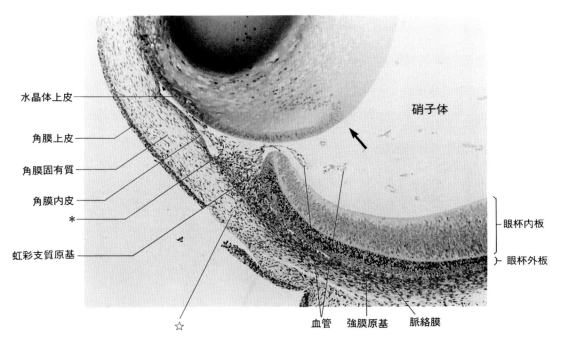

図2　胎生3か月のヒトの眼球

＊：角膜内皮が虹彩支質原基の間葉に突然移行するところ，☆：角膜固有質が強膜に移行するところ，矢印：水晶体上皮と水晶体線維の移行部.
(溝口史郎：視覚器の発生．大庭紀雄ら編：眼科学大系 10A 眼の発生と遺伝．東京：中山書店；1995．p.15．図18．)

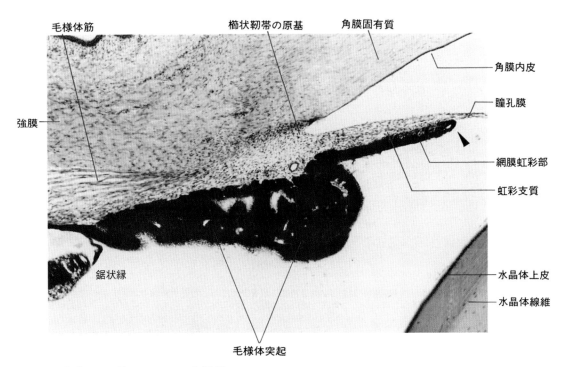

図3　胎生6か月のヒトの毛様体

矢頭は瞳孔縁.
(溝口史郎：視覚器の発生．大庭紀雄ら編：眼科学大系 10A 眼の発生と遺伝．東京：中山書店；1995．p.19．図22．)

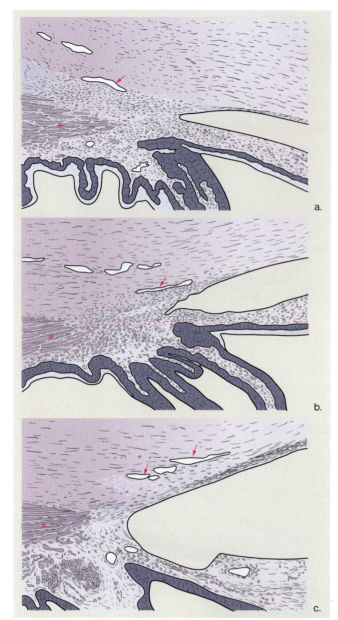

図 4　前房隅角の発達

a. 隅角陥凹は胎生 6 か月で Schlemm 管の内前方に位置する．
b. 胎生 8 か月では，隅角陥凹は Schlemm 管の中央に位置する．
c. 出生時には，隅角陥凹は Schlemm 管のほぼ後方端に位置する．隅角の発達は 4 歳頃までに完了し，隅角陥凹は Schlemm 管のやや外後方に位置する．

矢印：Schlemm 管，＊：毛様体筋．
(久保田敏昭：隅角．30 p.198. 図 3.)

Subnote

毛様体機能の加齢性変化

調節　毛様体筋は加齢によって筋線維が消失し，結合組織に置き換わるため収縮力が徐々に低下する（図5）．しかし，毛様体は収縮力低下を補うために前方（角膜方向）かつ内方（水晶体の中心方向）に先鋭化して毛様体輪の直径を縮小させる．これらの変化により，毛様体筋の加齢性変化（収縮力の低下）は調節力にそれほど影響しない．つまり，加齢による調節力の低下の主な原因は，水晶体の変化によるものと考えられている．

房水産生　房水産生量は加齢によって徐々に減少し，10歳ごとに 3.2% 減少するといわれている．房水産生量低下による眼圧への影響は，むしろ前房深度が浅くなることによる前房容積の低下や，線維柱帯の抵抗の上昇などさまざまな因子があるが，日本人の眼圧が加齢により低下するのは房水産生量の低下によるものと考えられている．

(岡本芳史：毛様体．30 p.191.)

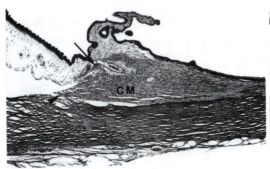

a. 34歳

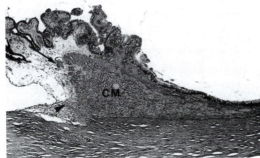

b. 59歳

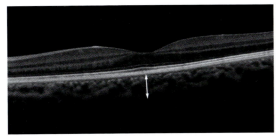

c. 80歳

図5　毛様体筋の加齢性変化

CM：毛様体筋
矢印：毛様体筋の先端部
矢頭：強膜岬

（Tamm S, et al：Age-related changes of the human ciliary muscle. A quantitative morphometric study. Mech Ageing Dev 1992；62：209-221.）
（岡本芳史：毛様体. ㉚ p.191. 図9.）

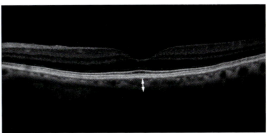

a. 34歳，男性，中心窩下脈絡膜厚 276μm.　　b. 75歳，男性，中心窩下脈絡膜厚 136μm.

図6　脈絡膜厚の加齢による変化（3D-OCT 2000, choroidal mode, トプコン）

中心窩下脈絡膜は，bの症例ではaの症例より薄くなっているのがわかる．
（寺尾信宏ら：加齢によってOCT所見はどのように変化するのか教えてください．⑱ p.61. 図3.）

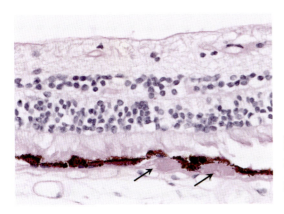

図7　脈絡膜組織の加齢性変化（PAS染色）

加齢に伴い，Bruch膜の肥厚や蛋白質の異常凝集（ドルーゼン，矢印）が観察されるようになる．
PAS：periodic acid-Schiff
（加治優一：脈絡膜. ㉚ p.343. 図2.）

眼炎症の治療薬と副作用

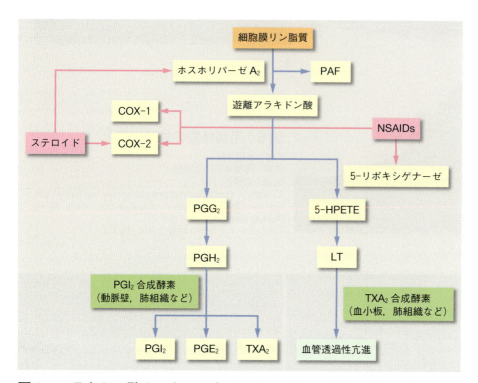

図1 アラキドン酸カスケードとステロイドおよびNSAIDsの作用

ステロイド：白血球系細胞の分化・増殖、サイトカインの発現を抑制し、血管の透過性亢進を抑える。
非ステロイド性抗炎症薬（nonsteroidal anti-inflammatory drugs；NSAIDs）：アラキドン酸をプロスタグランジン（prostaglandin；PG）に変換するシクロオキシゲナーゼ（cyclooxygenase；COX）に働き、プロスタグランジン E_2（prostaglandin E_2；PGE_2）などの炎症性メディエーターの生成を抑制する薬剤である。抗炎症、鎮痛、解熱のほか、抗血小板凝集作用があることが知られている。
COX ：シクロオキシゲナーゼ
HPETE：ヒドロペルオキシエイコサテトラエン酸
LT ：ロイコトリエン
PAF ：血小板活性化因子
PG ：プロスタグランジン
TXA_2 ：トロンボキサン A_2
（鈴木重成：非ステロイド性抗炎症薬の可能性．13 p.143．表1．）

表1　ステロイドの薬理作用と副作用

a. ステロイドの薬理作用

	薬品名	薬理作用力価比	生物活性半減期（時間）
短時間作用型	ヒドロコルチゾン	1	8～12
中間型	プレドニゾロン メチルプレドニゾロン トリアムシノロン	4 5 5	12～36 12～36 24～48
長時間作用型	ベタメタゾン デキサメタゾン	25 25	36～54 36～54

（宮坂信之：1. 内用剤編. 正しいステロイド剤の使い方. 大阪：医薬ジャーナル社；2000.）
（丸山耕一：適正な副腎皮質ステロイド全身投与法. [13] p.108. 表1.）

b. ステロイドの副作用

特に注意すべき副作用（高頻度かつ重症化しやすいもの）	高頻度の軽症副作用
感染症（全身性および局所）の誘発・増悪 骨粗鬆症・骨折，幼児・小児の発育抑制，骨頭無菌性壊死 動脈硬化病変（心筋梗塞，脳梗塞，動脈瘤，血栓症） 副腎不全，ステロイド離脱症候群 消化管障害（食道・胃・腸管からの出血，潰瘍，穿孔，閉塞） 糖尿病の誘発・増悪 精神神経障害（精神変調，うつ状態，けいれん）	異常脂肪沈着（中心性肥満，満月様顔貌，野牛肩，眼球突出） 痤瘡，多毛，皮膚線条，皮膚萎縮，皮下出血，発汗異常 月経異常（周期異常，無月経，過多・過少月経） 白血球増加

ほかの注意すべき副作用	まれな報告例・因果関係不詳の副作用
生ワクチン（麻疹，風疹，流行性耳下腺炎，ポリオ，BCG）による発症 不活化ワクチンの効果減弱 白内障，緑内障，視力障害，失明 中心性漿液性脈絡網膜症，多発性後極部網膜色素上皮症 高血圧，浮腫，うっ血性心不全，不整脈，循環性虚脱 脂質異常症 低カリウム血症 尿路結石，尿中カルシウム排泄増加 ミオパチー，腱断裂，ムチランス関節症 膵炎，肝機能障害	アナフィラキシー様反応，過敏症 Kaposi 肉腫 気管支喘息，喘息発作 ショック，心破裂，心停止 頭蓋内圧亢進，硬膜外脂肪腫

（浦部晶夫ら：今日の治療薬. 東京：南江堂；2011.）
（中村　聡：免疫抑制薬の現状と今後の可能性. [13] p.124. 表1.）

c. ステロイドの免疫抑制作用

1. 増殖抑制を受ける免疫担当細胞	2. 分化抑制を受ける免疫担当細胞	3. 合成阻害を受けるサイトカイン	4. 合成阻害を受けるサイトカイン以外の免疫制御分子
リンパ球（特に未分化なT細胞），マクロファージ，マスト細胞	好酸球，マスト細胞	IL-1, IL-2, IL-3, IL-5, IL-6, IL-8，IFNγ，TNF-α, GM-CSF, G-CSF, IL-2 受容体	ELAM-1，ICAM-1，プロスタグランジン，ロイコトリエン，ホスホリパーゼ A_2，蛋白質分解酵素（コラゲナーゼなど）

（佐藤文三：免疫抑制剤とその分子的作用機序―ステロイド―. 最新医学 1995；50：2237-2242.）
（福島敦樹：ステロイド. [2] p.211. 表1.）

d. ステロイド点眼薬の禁忌と副作用

禁忌	原則禁忌	重大な副作用
ステロイド点眼薬に対し過敏症の既往歴のある患者	角膜上皮剝離または角膜潰瘍の患者 ウイルス性結膜・角膜疾患，結核性眼疾患，真菌性眼疾患または化膿性眼疾患の患者	緑内障 角膜ヘルペス，角膜真菌症，緑膿菌感染症の誘発 穿孔 後囊白内障

（福島敦樹：ステロイド. [2] p.213. 表4.）

表 2　副腎皮質ステロイドの眼局所投与例

0.1% リンデロン® 点眼	炎症が強いときには 2 時間おき，あるいは 1 日 6 回程度点眼し，徐々に減量する
0.1% フルメトロン® 点眼	リンデロン® 点眼で眼圧上昇が疑われるときに使用 使用法はリンデロン® 点眼と同様
デカドロン® 結膜下注射	前眼部炎症がきわめて強いときに使用 27G 針で 2mg を結膜下注射する
ケナコルト-A® 後部 Tenon 囊下注射	囊胞様黄斑浮腫や Behçet 病の後極部発作に使用 27G の鋭針や鈍針を用いて，後部 Tenon 囊下に 20mg 注入
ケナコルト-A® 硝子体注射	サルコイドーシスなどで硝子体混濁が強い症例に使用 30G 針で硝子体内に 4mg を注入
埋め込み型ステロイド徐放製剤	かつてレチサート® として硝子体内に埋め込み，治験を行っていたが，眼圧上昇など副作用が強いため中止となった

（新明康弘ら：ぶどう膜炎による続発緑内障に対する薬物治療．[11] p.231．表 1.）

表 3　ステロイド全身投与の適応となる活動性眼病変

1.	局所投与に抵抗する重篤な前眼部炎症 重症の虹彩毛様体炎，隅角または結節が大きく多数，あるいは虹彩上に新生血管を伴う場合
2.	高度の硝子体混濁
3.	広範な滲出性網脈絡膜炎および網膜血管炎
4.	網膜無血管領域を伴わない網膜あるいは視神経乳頭新生血管
5.	黄斑浮腫
6.	視神経乳頭の浮腫，肉芽腫
7.	脈絡膜肉芽腫

（朱さゆり：サルコイドーシス．[15] p.194．表 3.）

Subnote

サルコイドーシスや Behçet 病の前部ぶどう膜炎に伴う虹彩ルベオーシスは，ステロイドの点眼や結膜下注射で消退するが，細菌や真菌などの感染性疾患が疑われる場合にはステロイド結膜下注射は禁忌である．

（酒井　勉：細隙灯所見のとらえ方．[13] p.52．＊1.）

Subnote

ステロイドの中止

ステロイドに反応して眼圧が上昇するステロイドレスポンダーを鑑別するためには，ステロイドの中止が必要であるが，中止はぶどう膜炎を悪化させる可能性があり，患者へのインフォームド・コンセントが必要となる．特に，炎症が強い症例では中止することは難しいが，炎症が軽度ならステロイド点眼薬を，眼圧の上昇しにくいフルメトロン® 点眼液，あるいは低濃度の 0.01% リンデロン® 点眼液，非ステロイド性の NSAIDs 点眼液に切り替えてみる．あるいは，もしも炎症がなく落ち着いた状態なら，中止を試みる．ステロイドを 2 週間中止しても眼圧が下がらない場合は，ぶどう膜炎による続発緑内障と考える．

（新明康弘ら：ぶどう膜炎による続発緑内障に対する薬物治療．[11] p.232．＊2.）

表4　非ステロイド性抗炎症薬

a. 非ステロイド性抗炎症薬（NSAIDs）の分類

分類		一般名
カルボン酸系*	サリチル酸系	アスピリン
	アントラニル（フェナム）酸系	メフェナム酸 フルフェナム酸
アリール酢酸系*	フェニル酢酸系	ジクロフェナクナトリウム（ジクロード®） ネパフェナク（ネバナック®） ブロムフェナクナトリウム（ブロナック®）
	インドール酢酸系	インドメタシン（インドメロール®） アセメタシンなど
	その他	エトドラク ナブメトン
プロピオン酸系*	プロピオン酸系	イブプロフェン ロキソプロフェン ナプロキセン プラノプロフェン（ニフラン®，プロラノン®）
エノール系*	ピラゾロン（ピリン）系	スルピリン
	オキシカム系	ピロキシカム
塩基性系**		チアラミド　など

* 酸性系，** 塩基性系
現在，販売されている非ステロイド性抗炎症点眼薬は，すべて酸性である．
（鈴木重成：非ステロイド性抗炎症薬の可能性．[13] p.145．表1．）

b. COX-1 および COX-2 阻害作用
（inhibit COX enzyme activity，IC_{50} 50％阻害濃度〈mol/L〉）

薬剤名	IC_{50}（mol/L）	
	COX-1	COX-2
ネパフェナク（ネバナック®）	643×10^{-7}	
アンフェナク（フェナゾックス®）	2.5×10^{-7}*	15×10^{-8}**
ブロムフェナクナトリウム（ブロナック®）	5.3×10^{-7}*	2.3×10^{-8}***
ジクロフェナクナトリウム（ジクロード®）	9.5×10^{-7}*	8.5×10^{-8}***
インドメタシン（インドメロール®）	41.0×10^{-7}*	170×10^{-8}***
プラノプロフェン（ニフラン®，プロラノン®）	82.0×10^{-7}*	$6{,}300\times10^{-8}$***

* ヒツジ精嚢腺ミクロソーム由来
** ヒツジ胎盤ミクロソーム由来
*** ウサギ肺胞マクロファージ由来
（各医薬品インタビューフォームをもとに筆者がまとめた．）
（鈴木重成：非ステロイド性抗炎症薬の可能性．[13] p.146．表2．）

表5　免疫抑制薬の副作用とモニタリング

薬物名	主な副作用	モニタリング
シクロホスファミド	出血性膀胱炎, 骨髄抑制, 骨髄増殖性疾患, 膀胱癌などの悪性腫瘍, 性腺機能障害（不可逆的）	血算と尿検査を1か月ごと（治療開始時や投与量変更時は1〜2週ごと）
メトトレキサート	骨髄抑制, 肝機能障害, 間質性肺炎, 口内炎, 胃腸障害, 悪性リンパ腫, 重症感染症	血算, ESR, CRP, 肝酵素, アルブミン, 血糖, クレアチニン, BUN, 尿検査を4〜8週ごと
ミコフェノール酸モフェチル	胃腸障害, 骨髄抑制	血算を6〜8週ごと（治療開始時や投与量変更時は1〜2週ごと）
シクロスポリン	腎機能障害, 血圧上昇, 高血糖, 胃腸障害, 肝機能障害	血圧, クレアチニン, 尿素窒素, 肝酵素, 血糖, カリウムを1〜2か月ごと（投与量変更時は2週ごと）, 血算を適宜, 2〜3か月ごとに血中トラフ値測定（投与開始時や投与量変更時は2〜3日後）

ESR：erythrocyte sedimentation rate（赤血球沈降速度）
CRP：C-reactive protein（C反応性蛋白）
BUN：blood urea nitrogen（血中尿素窒素）

（舟久保ゆう, ら：免疫抑制薬の使い方と留意点. 特集 最新の膠原病診療―そのパラダイムシフト. 日本医師会雑誌 2012；140：2337-2341.）
（中村　聡：免疫抑制薬の現状と今後の可能性. 13 p.125. 表2.）

Subnote

シクロスポリンの臨床効果と血中濃度は必ずしも比例せず, トラフレベルが低くても治療効果の得られる症例がある. また, 投与量を増やしても血中濃度が十分に上昇しない例もある. シクロスポリンは吸収, 代謝, 細胞の感受性に個人差が存在するため, 管理法を熟知したうえで治療にあたらなければならない.
　なお, 現在シクロスポリンにはマイクロエマルジョン製剤であるネオーラル®があり, 小腸からの吸収がより安定したものとなった.

（中村　聡：免疫抑制薬の現状と今後の可能性. 13 p.126. ＊2.）

表6 生物学的製剤

a. わが国のRA診療で承認されている生物学的製剤

	インフリキシマブ（レミケード®）	エタネルセプト（エンブレル®）	アダリムマブ（ヒュミラ®）	ゴリムマブ（シンポニー®）	トシリズマブ（アクテムラ®）	アバタセプト（オレンシア®）
構造	キメラ抗体	TNF-IgG1融合蛋白	ヒト化抗体	ヒト化抗体	ヒト化抗体	CTLA4-IgG1融合蛋白
標的	TNF	TNF	TNF	TNF	膜型, 可溶型IL-6R	CD80/86
半減期	8～10日	3～5.5日	～14日	～14日	5.5～10日	10日
投与法	点滴静注	皮下注	皮下注	皮下注	点滴静注	点滴静注
製剤	粉末	粉末（溶液）	溶液	溶液	溶液	粉末
使用量	3mg/kg（～10mg/kg）	10～25mg	40mg（～80mg）	50, 100mg	8mg/kg	500mg, 750mg, 1g
使用間隔	8週ごと（～4週ごと）	週1～2回（50mg/週）	2週ごと	4週ごと	4週ごと	4週ごと
併用薬	MTX併用必須	単独（MTX推奨）	単独（MTX推奨）	単独（MTX推奨）	単独	単独（MTX推奨）
市販	2003年7月	2005年3月	2008年6月	2011年9月	2008年4月	2010年9月

MTX：methotrexate（メトトレキサート）
（慶野 博：リウマチから学ぶ各種抗TNF阻害治療薬の使い方とぶどう膜炎への応用. 13 p.139. 表1.）

b. TNF阻害薬による副作用

投与時反応	投与中あるいは投与終了後約2時間までの間に発生する呼吸困難, 気管支けいれん, 血圧上昇, 血圧低下, 低酸素血症, 発熱, 蕁麻疹などのアナフィラキシー症状.
遅延型過敏反応	投与から3日以上経過後に発生する発疹, 発熱, 瘙痒感, 疼痛, 腫脹など.
日和見感染	結核, 真菌, ウイルス, ニューモシスチスなどによる日和見感染症に特に注意.
ループス様症候群	自己抗体（dsDNA抗体）が陽性化し, 関節痛, 筋肉痛, 皮疹などが出現.
脱髄疾患の増悪	多発性硬化症, 視神経炎, 中枢神経系脱髄性病変の発症あるいは増悪. 投与回数が1～5回程度の早期に発現.
悪性腫瘍の誘発	悪性リンパ腫, 悪性腫瘍の発生率上昇の可能性.

（慶野 博：分子標的治療薬とぶどう膜炎治療. 13 p.136. 表2.）

2
診断編

所見，症状
角結膜所見

[結膜充血，毛様充血]　急性前部ぶどう膜炎，急性緑内障発作やヘルペス性虹彩毛様体炎発作では高度の充血を認める．

[角膜後面沈着物]　keratic precipitates（KPs）．前房内に出現した炎症細胞が角膜後面（内皮側）に塊として付着したものであり，疾患の病態が，その色，大きさ，形，配列などに影響するため，十分な観察が必要である．偽落屑症候群（pseudo-exfoliation syndrome）に認められる白色のフケ様物質などの非炎症性物質の沈着は，厳密には角膜後面沈着物ではない．

結膜充血，毛様充血

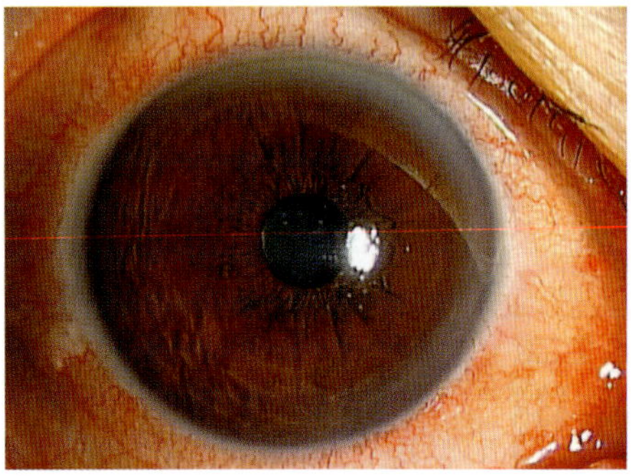

❶ 潰瘍性大腸炎でみられたぶどう膜炎．67歳，女性．結膜充血，毛様充血がみられる．前房炎症は軽度．
（北市伸義：炎症性腸疾患に伴うぶどう膜炎．[13] p.240．図3.）

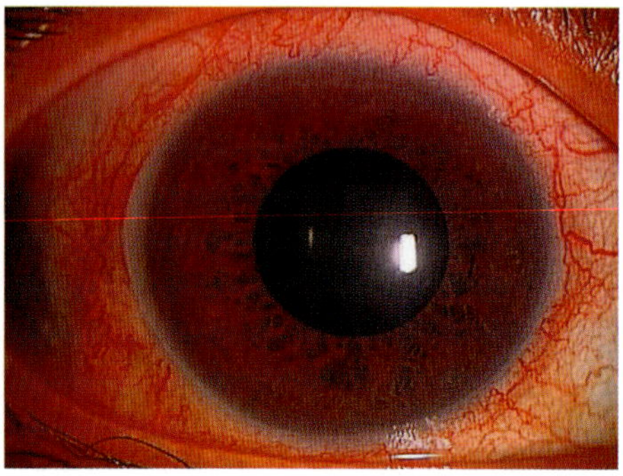

❷ Posner-Schlossman 症候群の臨床所見．軽度の充血を認める．
（写真提供：東北大学医学部眼科学教室 中澤 徹先生．）
（丸山和一：Posner-Schlossman 症候群．[13] p.230．図1a.）

Subnote

❸ Posner-Schlossman 症候群と同様の所見を示す疾患の鑑別のポイント

	Posner-Schlossman 症候群	Fuchs 虹彩異色性虹彩毛様体炎	ヘルペスウイルス虹彩毛様体炎	サイトメガロウイルス角膜内皮炎
充血	弱い	弱い	強い	弱い
角膜所見	時に軽度の角膜浮腫	少ない	時に実質型角膜ヘルペスの合併	周辺から中央へ進行する内皮炎
KPs	小型で無色素性，散在性	小型で無色素性	豚脂様，陳旧化すると色素性	円形に配列し，内皮炎に一致
虹彩萎縮	ないか，軽微	びまん性	限局性	多様
隅角所見	色素が薄い	時に新生血管	強い色素沈着	典型的なものはない
ステロイドへの反応	よい	悪い	よい	悪い
ほかの典型的所見	自覚症状に乏しい	白内障	顔部皮疹（帯状疱疹の場合）	乏しい

KPs：角膜後面沈着物（keratic precipitates）

（三木篤也：Posner-Schlossman 症候群の薬物治療．[11] p.236．表1.）

肉芽腫性ぶどう膜炎の角膜後面沈着物（豚脂様）

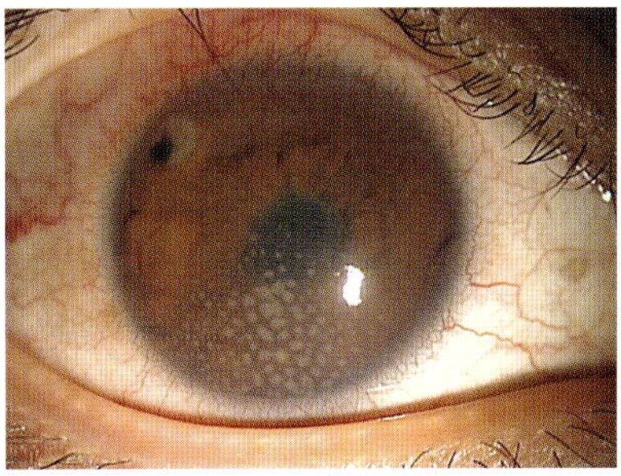

❹ サルコイドーシス患者にみられた豚脂様角膜後面沈着物（mutton-fat KPs）．中央から下方にかけて大きな角膜後面沈着物が分布している．虹彩には大きな虹彩結節がみられる．黒い部分は，虹彩後癒着によって膨隆虹彩（iris bombé）が起こったため，LI を施行した部分．
LI：laser iridotomy（レーザー虹彩切開術）
（陳　進輝：細隙灯顕微鏡所見．[3] p.18．図 6.）

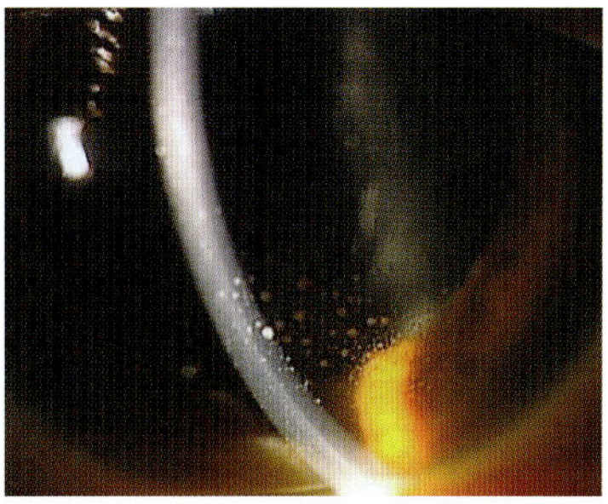

❺ サルコイドーシスにみられる豚脂様角膜後面沈着物
（酒井　勉：細隙灯所見のとらえ方．[13] p.48．図 1.）

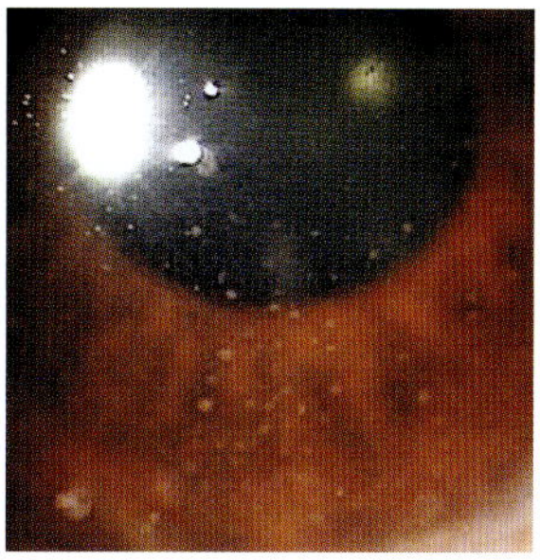

❻ サルコイドーシス（38 歳，女性）．面状，円形で大小不同の角膜後面沈着物が，角膜中央部から下方にかけて扇状に分布している．
（髙瀬　博：前房浸潤細胞，角膜後面沈着物の種類と鑑別．[13] p.13．図 3.）

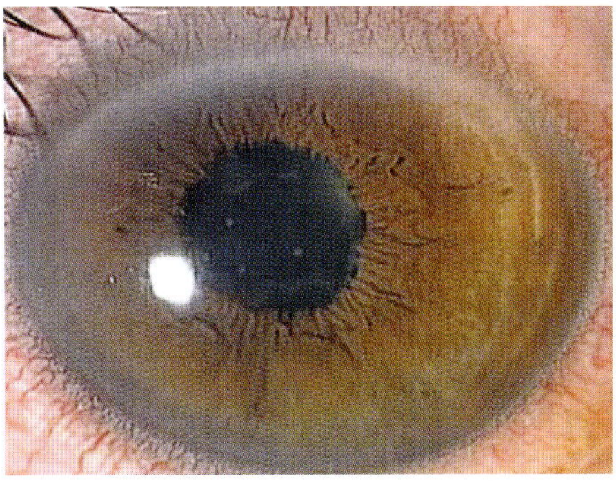

❼ Vogt-小柳-原田病にみられる豚脂様角膜後面沈着物
（酒井　勉：細隙灯所見のとらえ方．[13] p.48．図 2.）

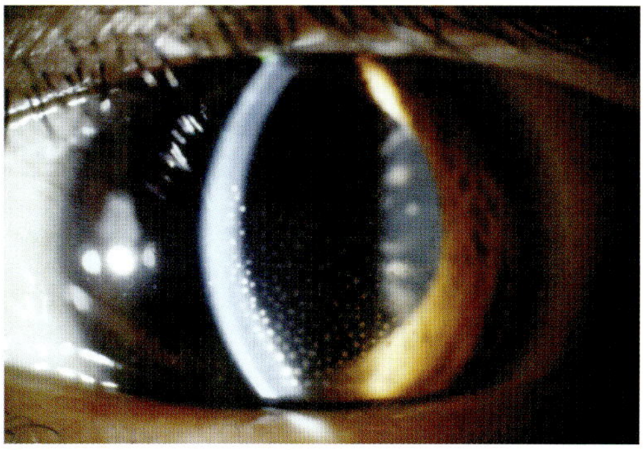

❽ Vogt-小柳-原田病の急性期の細隙灯顕微鏡所見．前房，硝子体に細胞浸潤，混濁を生じ，毛様体，脈絡膜は炎症により肥厚する．
（山木邦比古：Vogt-小柳-原田病．[13] p.215．図 1.）

Subnote

肉芽腫性ぶどう膜炎（granulomatous uveitis）と非肉芽腫性ぶどう膜炎（non-granulomatous uveitis）

ぶどう膜炎でみられる眼所見は，炎症に伴い血液眼関門が破綻することから起こり，その臨床像は主な浸潤細胞の種類により大別される（p.40，㉕）．肉芽腫性炎症はマクロファージとリンパ球が織りなす病態であり，マクロファージが抗原をリンパ球に提示する必要があるために細胞同士が接着し，集塊を形成する傾向がある．これに対して好中球が主体の非肉芽腫性炎症では，主に好中球が細胞ごとに異物の貪食を行うため細胞接着を要しない．その細胞の性質の違いから，角膜後面沈着物，虹彩・隅角，網膜滲出斑や血管炎，硝子体混濁などの所見において異なる様相を呈する．

（近藤由樹子：肉芽腫性炎症と非肉芽腫性炎症．[13] p.8.）

Editor's note　4

“固まり病変”で OK！

肉芽腫性ぶどう膜炎と非肉芽腫性ぶどう膜炎，病理用語である肉芽腫という名前が臨床分類に出てくるので違和感があると思う．臨床的には“検眼鏡的な固まり病変の有無”で判別するとよいと私は考えている．
（園田康平）

肉芽腫性ぶどう膜炎の角膜後面沈着物（豚脂様）

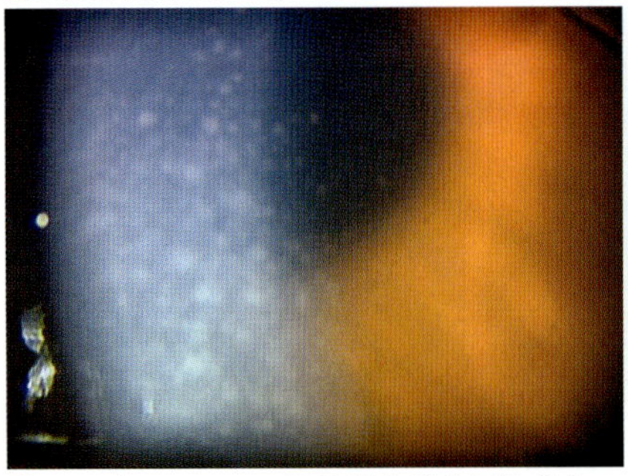

❾ 虹彩炎にみられた豚脂様角膜後面沈着物（4 歳，女児，片眼性）
（大黒伸行：病態に則した，適切なぶどう膜炎検査項目を教えてください．[13] p.75．図 2．）

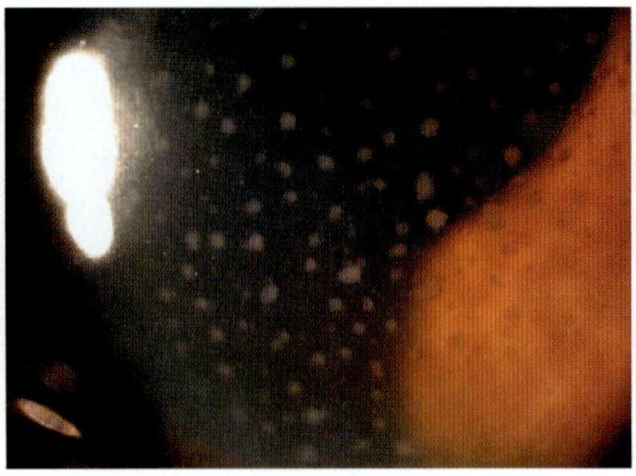

❿ HSV 虹彩炎の角膜後面沈着物．急性期には，高度の前房内炎症とともに白色で豚脂様から小型円形の角膜後面沈着物を認める．
HSV：herpes simplex virus（単純ヘルペスウイルス）
（蕪城俊克ら：ウイルス性虹彩毛様体炎．[13] p.177．図 1．）

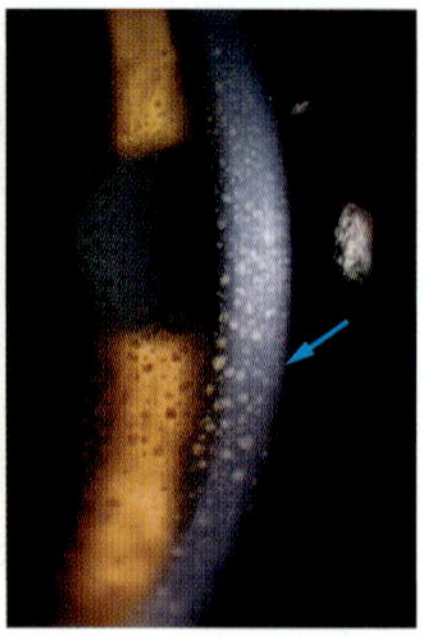

⓫ ヘルペス性虹彩炎（HSV-1）．急性，片眼性，高眼圧，ステロイド抵抗性で，色素角膜後面沈着物（KPs）が集積（矢印）．
（杉田　直：ぶどう膜炎の診断の進め方．[15] p.171．図 1a．）

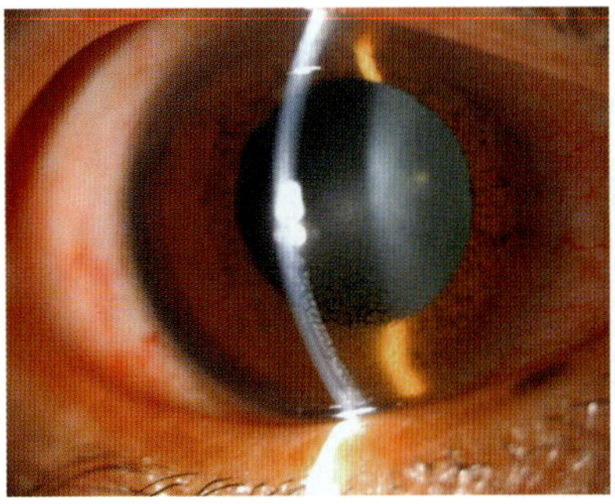

⓬ VZV 虹彩炎の角膜後面沈着物．急性期には，高度の前房内炎症とともに比較的均一な大きさの豚脂様角膜後面沈着物が，角膜全体にみられることが多い．
VZV：varicella-zoster virus（水痘・帯状疱疹ウイルス）
（蕪城俊克ら：ウイルス性虹彩毛様体炎．[13] p.178．図 3．）

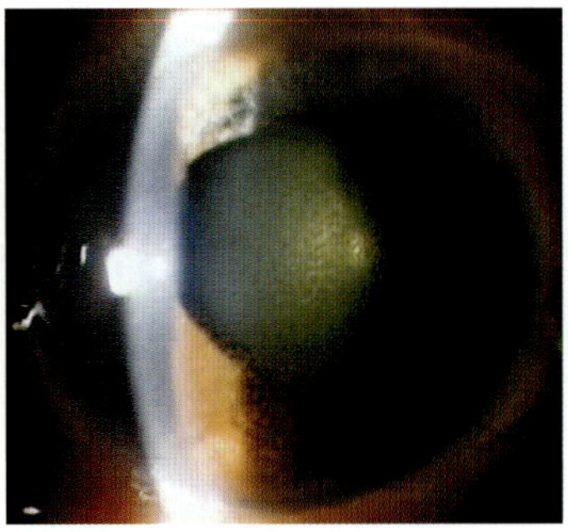

⓭ 水痘・帯状疱疹ウイルスによるヘルペス性虹彩炎にみられる整然かつ濃密な角膜後面沈着物
（酒井　勉：細隙灯所見のとらえ方．[13] p.49．図 3．）

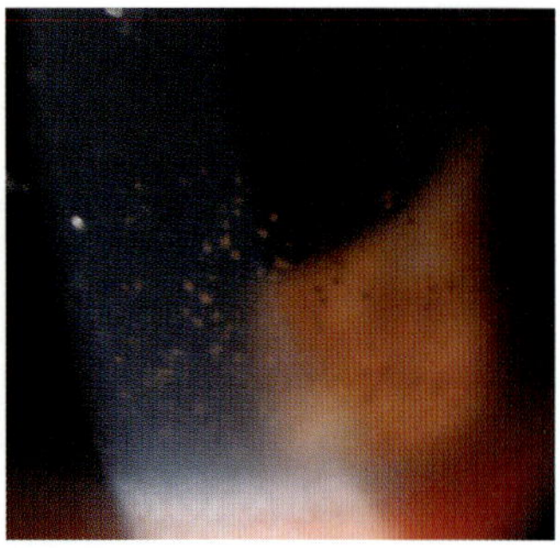

⓮ VZV 虹彩炎にみられる色素性の角膜後面沈着物．鎮静期には，豚脂様角膜後面沈着物は虹彩色素をとり込んで茶色の色素性角膜後面沈着物となり，長期間残存することもある．
（蕪城俊克ら：ウイルス性虹彩毛様体炎．[13] p.178．図 4．）

Subnote

⓯ 角膜後面沈着物もしくは非炎症性の沈着を認める疾患

	角膜後面沈着物	非炎症性の沈着
角膜内皮病変	角膜内皮炎 内皮型拒絶反応 ヘルペス性角膜ぶどう膜炎	Fuchs 角膜内皮ジストロフィ（色素沈着） 偽落屑症候群（白いフケ様物質）
虹彩毛様体炎	虹彩毛様体炎（肉芽腫性，非肉芽腫性） Posner-Schlossman 症候群 Fuchs 虹彩異色性虹彩毛様体炎	
その他	眼内腫瘍 白血病 細菌性・真菌性角膜感染症	前房出血後の赤血球付着

（鈴木　崇：角膜後面沈着物．[12] p.45．表 1．）

Subnote

豚脂様

英語表記では mutton-fat，すなわち羊脂様となる．

（髙瀬　博：前房浸潤細胞，角膜後面沈着物の種類と鑑別．[13] p.13．＊2．）

肉芽腫性ぶどう膜炎の角膜後面沈着物（豚脂様）

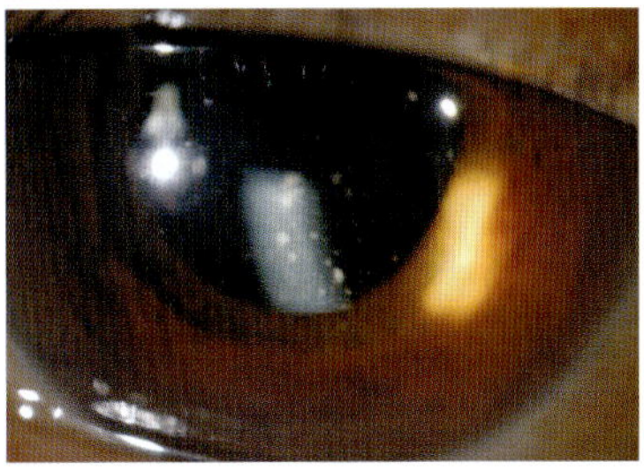

⑯ 肉芽腫性ぶどう膜炎の前眼部所見．58 歳，女性．サイトメガロウイルス前部ぶどう膜炎．豚脂様角膜後面沈着物を認める．
（近藤由樹子：肉芽腫性炎症と非肉芽腫性炎症．[13] p.9．図 1.）

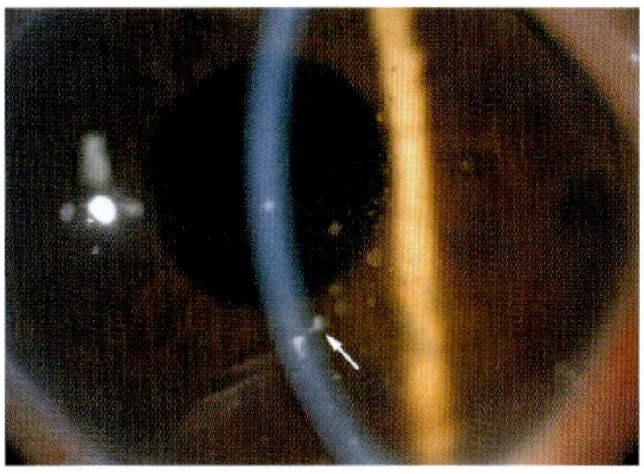

⑰ CMV 虹彩炎の角膜後面沈着物．さまざまな大きさの白色円形の小型 KP がみられる．KP に樹枝状の突起がみられることもある（星形 KP，矢印）．
（蕪城俊克ら：ウイルス性虹彩毛様体炎．[13] p.179．図 6.）

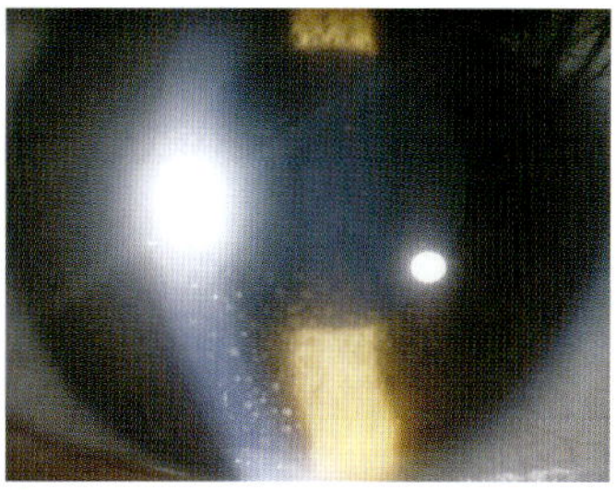

⑱ 眼トキソカラ症（前眼部炎症）．豚脂様角膜後面沈着物を伴う，肉芽腫性ぶどう膜炎を呈する．
（福嶋はるみ，ら：眼トキソカラ症，猫ひっかき病．[13] p.192．図 1.）

非肉芽腫性ぶどう膜炎の角膜後面沈着物（微塵様）

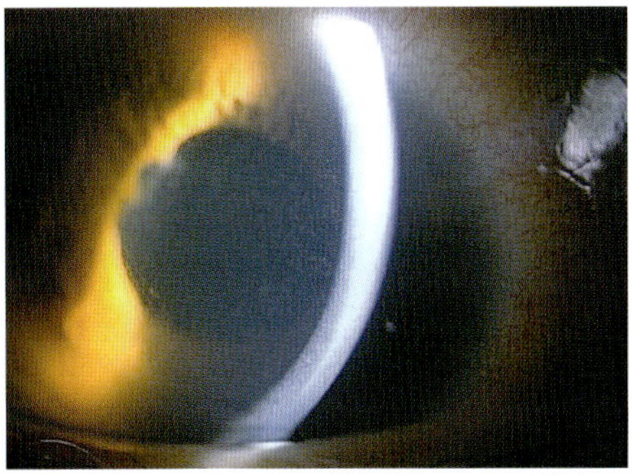

⑲ 真菌性眼内炎における前眼部所見．毛様充血，角膜後面沈着物，前房内炎症細胞が観察される．
（中尾新太郎ら：真菌性眼内炎．[15] p.240. 図 2.）

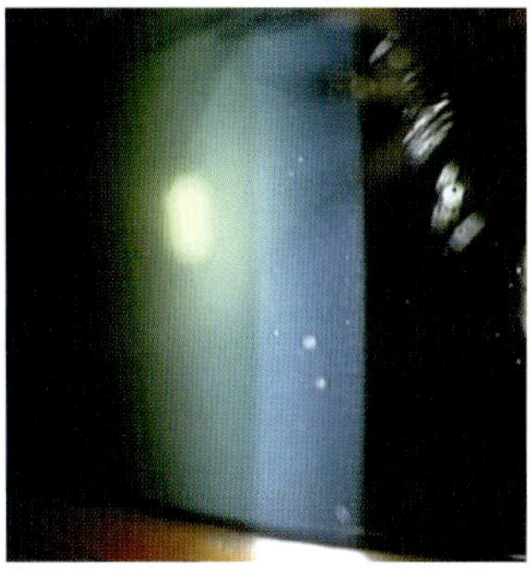

⑳ Posner-Schlossman 症候群（29 歳，男性）．白色，小円形の角膜後面沈着物がみられる．0.1％ ベタメタゾン点眼により速やかに消退した．
（高瀬　博：前房浸潤細胞，角膜後面沈着物の種類と鑑別．[13] p.14．図 4.）

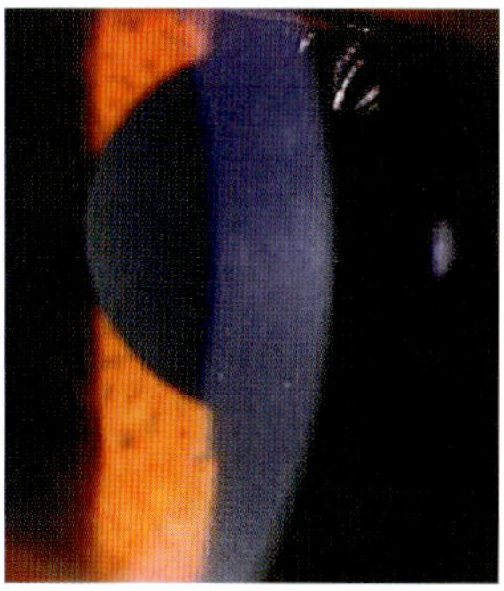

㉑ Posner-Schlossman 症候群の細隙灯顕微鏡所見．小さな白色の角膜後面沈着物を認める．
（写真提供：東北大学医学部眼科学教室 中澤　徹先生.）
（丸山和一：Posner-Schlossman 症候群．[13] p.230. 図 2.）

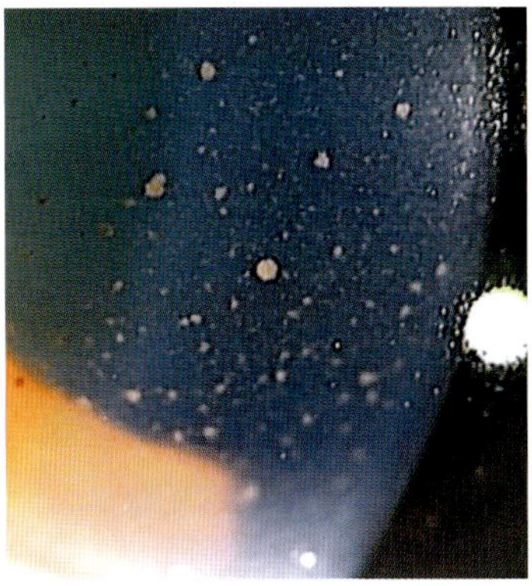

㉒ 眼中枢神経リンパ腫（67 歳，男性）．色素を伴う大小不同，不整形の角膜後面沈着物が多数散在している．
（高瀬　博：前房浸潤細胞，角膜後面沈着物の種類と鑑別．[13] p.15. 図 8.）

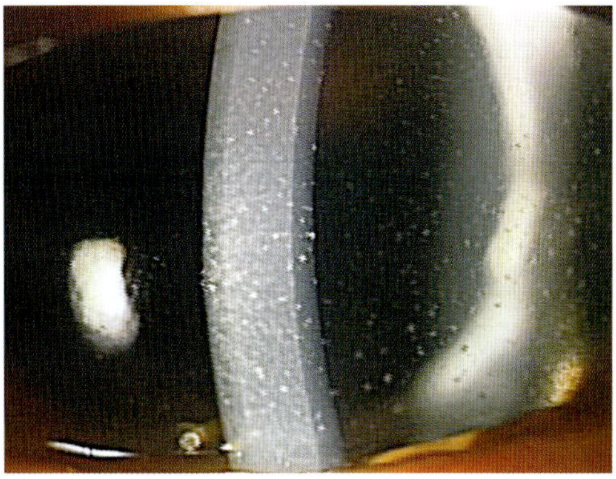

㉓ 眼内リンパ腫の硝子体術後にみられた樹状様かつ棘状の角膜後面沈着物
（酒井　勉：細隙灯所見のとらえ方．[13] p.49. 図 4.）

㉔ ぶどう膜炎の大まかな分類

病因からの分類	感染性ぶどう膜炎 （細菌，真菌，ウイルス〈主にヘルペスウイルス〉）	内因性感染
		外因性感染（外傷，内眼手術後など）
	非感染性ぶどう膜炎	
病態からの分類	肉芽腫性ぶどう膜炎	
	非肉芽腫性ぶどう膜炎	

（髙瀬　博：前房浸潤細胞，角膜後面沈着物の種類と鑑別．[13] p.11．表 1.）

㉕ 肉芽腫性ぶどう膜炎と非肉芽腫性ぶどう膜炎の臨床所見と代表的な疾患

	肉芽腫性ぶどう膜炎	非肉芽腫性ぶどう膜炎
浸潤細胞	マクロファージ リンパ球	好中球
前眼部所見	豚脂様角膜後面沈着物 虹彩結節 隅角結節	白色微細角膜後面沈着物 フィブリン析出 前房蓄膿
硝子体混濁	雪玉状	びまん性
血管炎	結節性	びまん性
網膜滲出斑	境界明瞭	境界不明瞭

（竹内　大：ぶどう膜炎と目の免疫．あたらしい眼科 2008；25：337-338.）

代表的な疾患	サルコイドーシス Vogt-小柳-原田病 眼トキソプラズマ症 ヘルペスウイルスなどによる感染性ぶどう膜炎　など	Behçet 病，関節リウマチなど膠原病や潰瘍性大腸炎など炎症性腸疾患に伴うぶどう膜炎，糖尿病虹彩炎　など
（感染性ぶどう膜炎）	莢膜をもつ結核菌などの細胞内寄生型細菌，原虫・寄生虫・スピロヘータや多くのウイルスなどは，それらを排除するためにリンパ球の活性化が必要なため，肉芽腫性炎症を呈する．	ブドウ球菌やレンサ球菌などの毒素産生型細菌，真菌などは好中球で処理するため，非肉芽腫性炎症を呈する．

（近藤由樹子：肉芽腫性炎症と非肉芽腫性炎症．[13] p.8-10．表 1.）

Editor's note 5

“固まり病変”はなぜできる？

ウイルスや原虫などの細胞内寄生病原体は必ず“固まり病変”をつくる．細胞内の病原体を殺すために，リンパ球が結合して病原体貪食細胞を外から活性化することが必須だからである．（園田康平）

Subnote

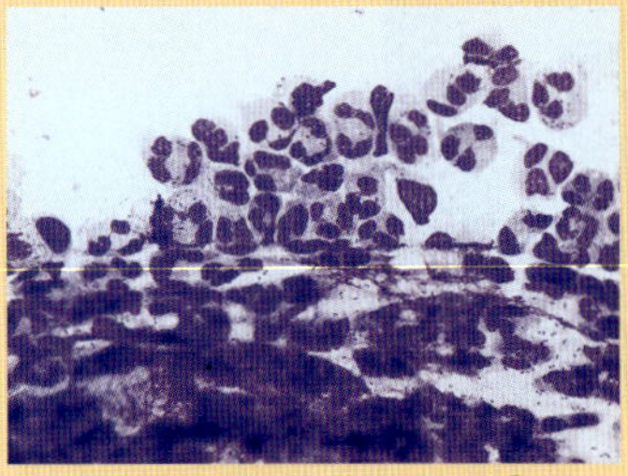

㉖ 好中球（眼脂，Diff-Quik® 染色）．肺炎球菌分離例．分葉した核をもつ．細菌も観察される．

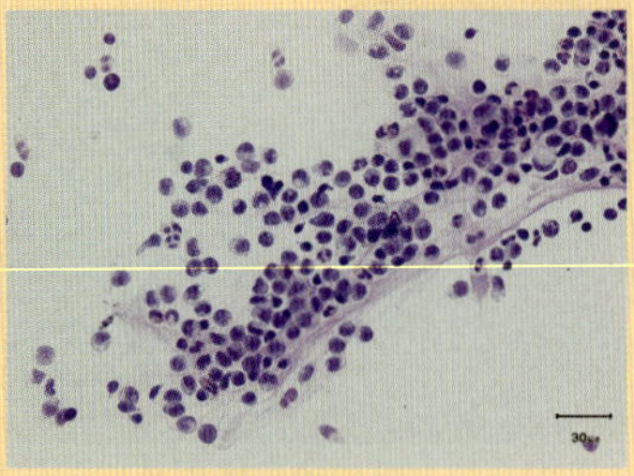

㉗ リンパ球（眼脂,Diff-Quik® 染色）．アデノウイルス結膜炎の症例．約 80％がリンパ球で占められている．

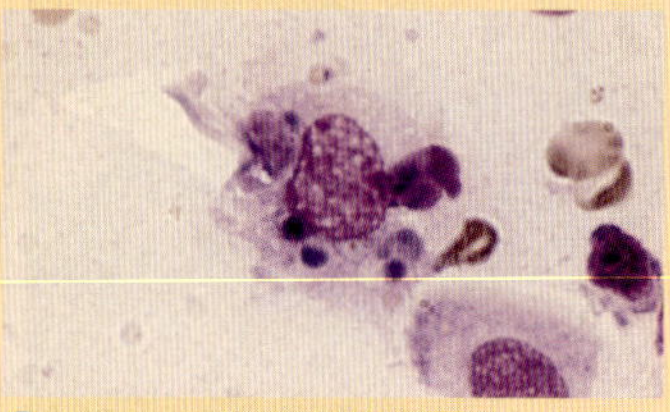

㉘ Leber 細胞（結膜擦過物，ギムザ染色）．貪食中のマクロファージである．クラミジア結膜炎でしばしば観察される．

（中川　尚：スメアを採る．[2] p.26-27．図 1, 2, 4.）

所見，症状
前房・虹彩・隅角所見

前房内細胞 虹彩や毛様体の炎症の活動性の指標となり，Grade の評価（❸ a）は，スリット光を調節（縦 1 mm，幅 1 mm）して行われる．ステロイド点眼薬の種類・濃度・回数などを決める際にも重要な情報源となる．

前房フレア 血液房水バリアが破綻し，前房内に蛋白が流出することでみられる所見である．Grade の評価（❸ b）は，スリット光を細めて行われる．炎症の活動性の指標ではなく，血液房水バリアの破綻状態を示している．この所見がみられる慢性のぶどう膜炎では，やみくもにステロイドの点眼を継続してはいけない．

前房蓄膿（hypopyon） この所見のみられる代表的な疾患は，Behçet 病，急性前部ぶどう膜炎（acute anterior uveitis；AAU）である．ほかに，全身疾患に伴う前部ぶどう膜炎（強直性脊椎炎，乾癬，潰瘍性大腸炎，Crohn 病，Reiter 症候群，糖尿病虹彩炎など），細菌や真菌などによる感染性眼内炎や腫瘍細胞が浸潤した悪性腫瘍でもみられる．Behçet 病の前房蓄膿はさらさらしたきれいなニボーを呈するが，AAU や感染性眼内炎では線維素（フィブリン）析出を伴っており，粘稠度の高い，中央が盛り上がった形状の蓄膿を呈する．

線維素（フィブリン）析出 AAU のほか全身疾患に伴う前部ぶどう膜炎（強直性脊椎炎，乾癬，潰瘍性大腸炎，Crohn 病，Reiter 症候群，糖尿病虹彩炎など），Vogt-小柳-原田病，感染性眼内炎などでみられる．

虹彩後癒着（posterior synechia） Koeppe 結節を伴う肉芽腫性ぶどう膜炎や線維素析出を伴う AAU では，虹彩裏面と水晶体前嚢との間に癒着を生じる．Behçet 病やヘルペス性虹彩毛様体炎でもみられることがあるが，虹彩結節を伴う Fuchs 虹彩異色性虹彩毛様体炎ではみられない．全周虹彩後癒着になると，iris bombé となり，高眼圧をきたす．

虹彩結節（iris nodule） サルコイドーシスをはじめとする肉芽腫性ぶどう膜炎では，瞳孔縁に Koeppe 結節が，虹彩実質に Busacca 結節がみられる．Fuchs 虹彩異色性虹彩毛様体炎でも瞳孔縁に結節がみられることがある．

隅角結節（trabecular meshwork nodule） サルコイドーシスや Vogt-小柳-原田病などに代表される肉芽腫性ぶどう膜炎では，灰白色の小結節が線維柱帯にみられることがある．全周にみられることもあり，血管新生を伴うこともある．隅角鏡で観察時，スリット光を絞り，斜めから照らすと見つけやすい．

周辺虹彩前癒着（peripheral anterior synechia；PAS） 隅角結節が原因となり，虹彩が隅角に癒着した状態である．テント状・棘状・台形状などさまざまな形状を示すが，特にサルコイドーシスを疑った場合，テント状 PAS の観察は必須である．PAS が広範囲に及ぶと眼圧上昇の原因となる．このため，高眼圧を呈する慢性ぶどう膜炎では，隅角の所見は手術選択を決定するうえでの重要なポイントとなる．

前房細胞，前房フレア

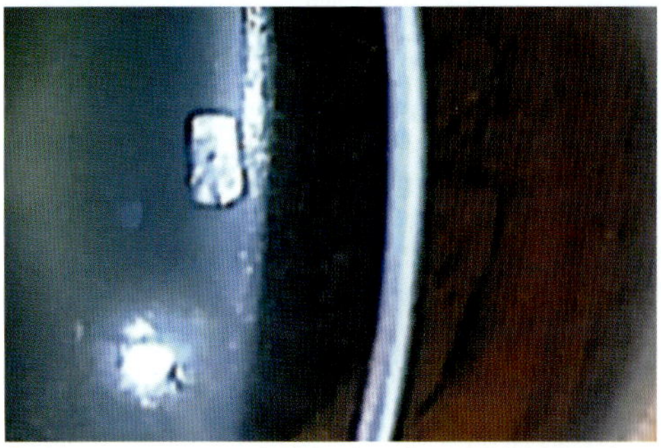

❶ Behçet 病の前眼部発作（38 歳，女性）．細隙光を高輝度に反射する，粒の大きい多数の浸潤細胞が観察される．温流が強く，さらさらした印象を受ける．
（髙瀬　博：前房浸潤細胞，角膜後面沈着物の種類と鑑別．[13] p.12．図 1.）

❸ SUN Working Group による Grade 分類

a. 前房細胞

Grade	1 視野内細胞数*
0	<1
0.5+	1～5
1+	6～15
2+	16～25
3+	26～50
4+	>50

b. 前房フレア

Grade	記述
0	なし
1+	わずか
2+	中等度（虹彩と水晶体の詳細が明瞭）
3+	高度（虹彩と水晶体の詳細が不明瞭）
4+	著明（線維素析出）

*1 視野サイズは縦 1 mm×幅 1 mm のスリット光．
（酒井　勉：細隙灯所見のとらえ方．[13] p.49．表 1．p.50．表 2.）

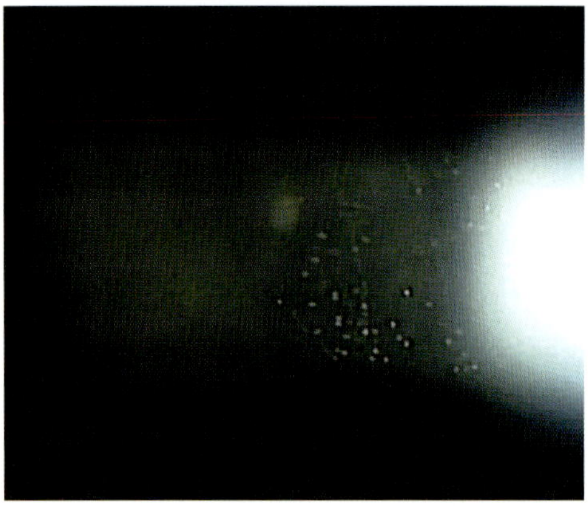

❷ サルコイドーシス慢性期（30 歳，女性）．ベタメタゾン 0.1% 点眼により浸潤細胞数は減少し，小型の細胞が散見される．
（髙瀬　博：前房浸潤細胞，角膜後面沈着物の種類と鑑別．[13] p.12．図 2.）

前房蓄膿

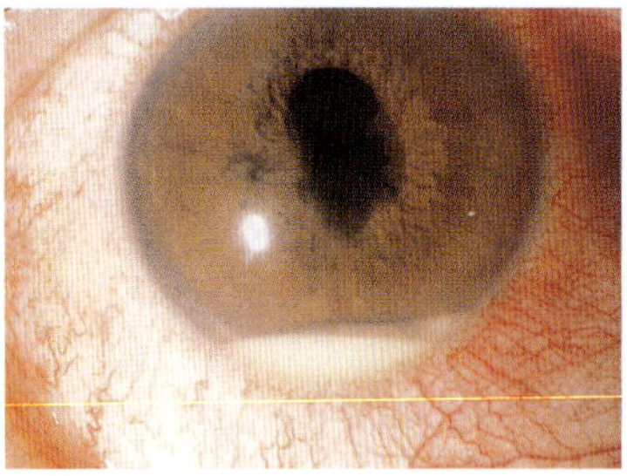

❹ Behçet 病の前房蓄膿．さらさらしていて，体位によってニボーが変化する．
（木村育子：前房蓄膿．[21] p.54. 図 1.）

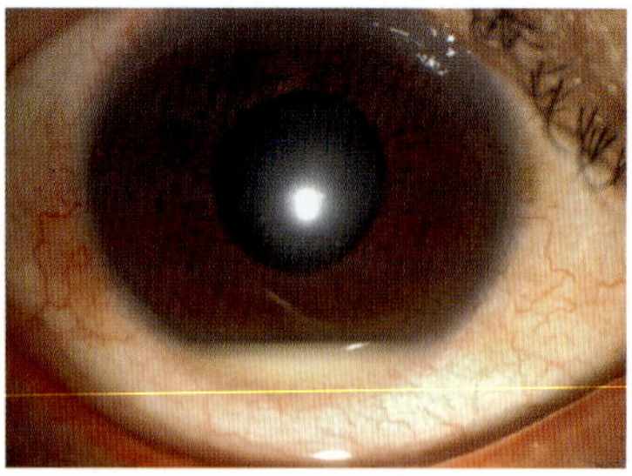

❺ Behçet 病の前房蓄膿．きれいなニボーを形成しているのが特徴．
（竹本裕子ら：Behçet 病．[13] p.221．図 3.）

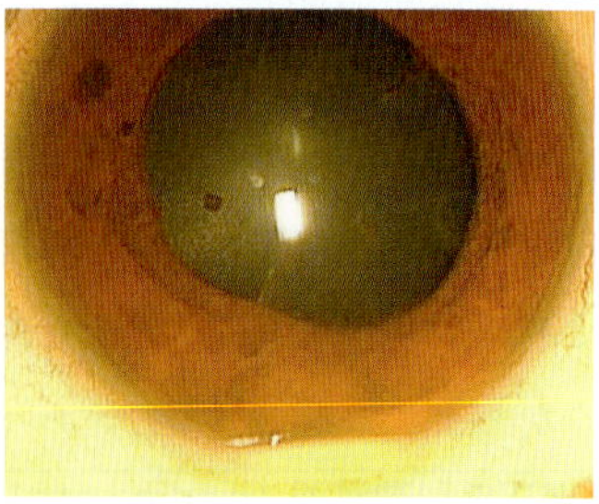

❻ Behçet 病にみられる前房蓄膿．さらさらしていて，ニボーを形成しやすい．
（酒井　勉：細隙灯所見のとらえ方．[13] p.50．図 5.）

前房蓄膿

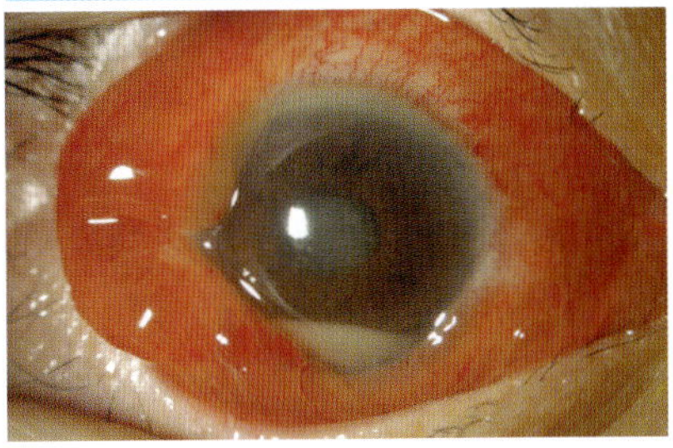

a. 初診時における前眼部写真

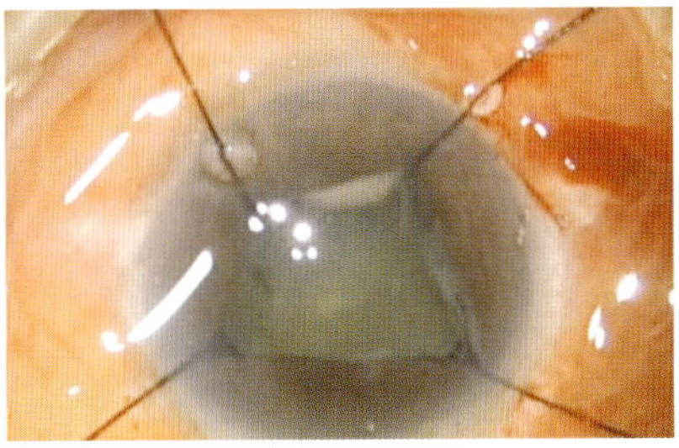

b. 術中における前眼部

[7] 細菌性内因性眼内炎

a. 76 歳，女性．初診時，光覚弁．角結膜の著明な浮腫と前房蓄膿がみられる．空腹時血糖値は 335 mg/dL，HbA1c は 8.1% であり，血糖コントロールは不良であった．CRP 21.2 mg/dL，赤沈 132 mm/1 時間と高値であった．硝子体からは B 群溶連菌が検出され，気管支膿瘍が後に見つかった．

b. 術中，散瞳が不良であったため虹彩リトラクターにより瞳孔領を拡大．粘着性の強いフィブリン膜がみられた．

（臼井嘉彦：内因性眼内炎．[16] p.164．図 1.）

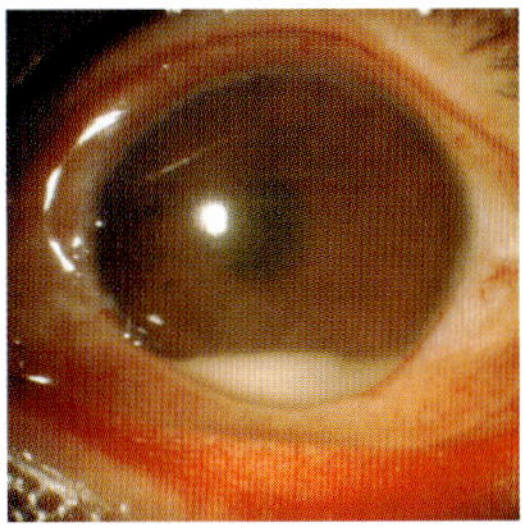

[8] 草刈り作業後に激しい痛みと視力低下を訴えて受診．右眼の眼内炎が疑われて硝子体手術となった．そのときの前房水より細菌 16S rRNA が高コピー数検出された．最終診断は細菌性眼内炎(外傷性)とされた．

（杉田　直：発展する PCR 検査，網羅的診断法．[13] p.101．図 5a.）

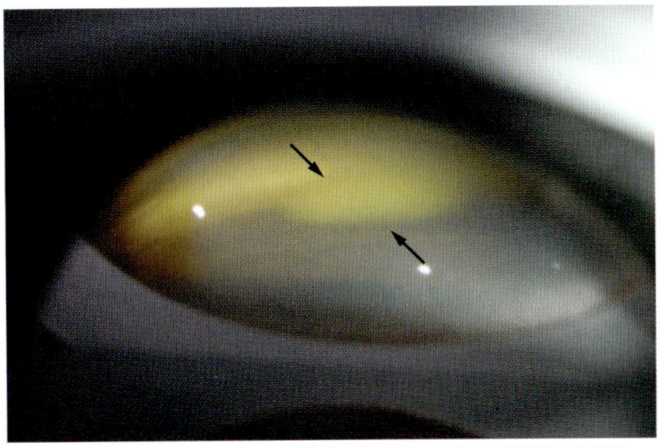

[9] 真菌性眼内炎における隅角鏡所見．前房蓄膿が観察される（矢印）．

（中尾新太郎ら：真菌性眼内炎．[15] p.240．図 3.）

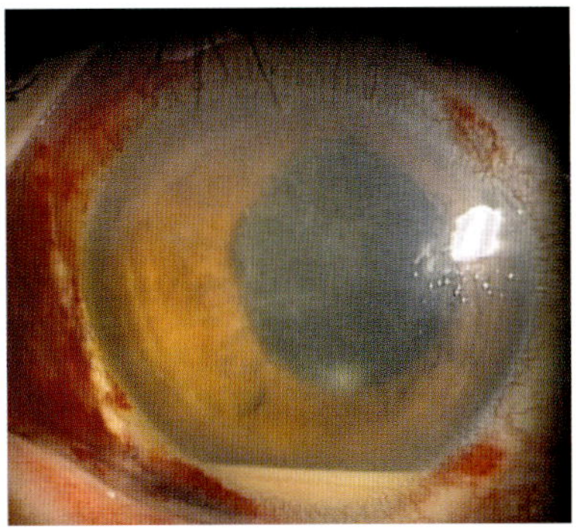

[10] 左眼の糖尿病黄斑浮腫に対してトリアムシノロン（ケナコルト-A®）を硝子体注入した症例．翌日より，かすみと視力低下を訴えた．前房水を用いた網羅的眼感染症 PCR 検査では，細菌 16S rRNA を含めてすべて陰性．スメアや培養でも細菌が証明されなかったので，最終的にトリアムシノロンによる無菌性眼内炎と診断された．

（杉田　直：発展する PCR 検査，網羅的診断法．[13] p.101．図 5b.）

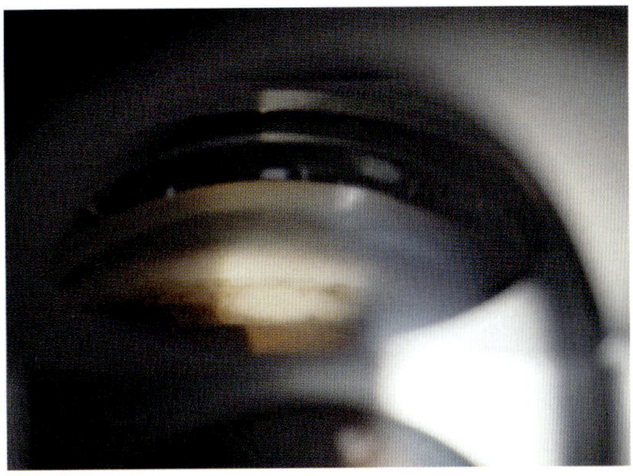

[11] 非肉芽腫性ぶどう膜炎の隅角所見．47 歳，女性．Behçet 病．隅角蓄膿を認める．

（近藤由樹子：肉芽腫性炎症と非肉芽腫性炎症．[13] p.10．図 6.）

前房蓄膿

⓬ 前房蓄膿の原因

非感染性ぶどう膜炎	Behçet 病	
	急性前部ぶどう膜炎（HLA-B27 陽性と HLA-B27 陰性）	
	糖尿病ぶどう膜炎	
	全身疾患に伴うぶどう膜炎	炎症性腸疾患（潰瘍性大腸炎，Crohn 病）
		強直性脊椎炎
		乾癬
		Reiter 病
		間質性腎炎ぶどう膜炎症候群
		再発性多発軟骨炎
		若年性特発性関節炎
	水晶体起因性ぶどう膜炎	
	強膜ぶどう膜炎	
	特発性（病型同定不能）ぶどう膜炎	
感染性ぶどう膜炎	1. 外因性眼内炎	
	術後眼内炎	眼内レンズ手術
		緑内障濾過手術
		硝子体手術
	硝子体内薬剤注入後の眼内炎	
	外傷性眼内炎	
	2. 内因性転移性眼内炎	細菌性眼内炎
		真菌性眼内炎
	3. HTLV-1 関連ぶどう膜炎	
	4. ヘルペス性ぶどう膜炎	
	5. 梅毒	
	6. 眼トキソカラ症	
	7. レプトスピラ症	
	8. Hansen 病	

医原性疾患	1. 薬剤性	ミコブティン®（リファブチン）
	2. 手術によるもの	toxic anterior segment syndrome（TASS）
		水晶体起因性ぶどう膜炎
		硝子体内薬剤注入後の眼内炎
		レーザー手術
腫瘍（仮面症候群）	眼内悪性リンパ腫	
	白血病	
	網膜芽細胞腫	
	黒色腫	
角膜疾患	1. 感染性角膜炎	細菌性角膜炎
		真菌性角膜炎
		アカントアメーバ角膜炎
	2. 非感染性	化学外傷
		再発性角膜上皮びらん

（Ramsay A, et al：Hypopyon uveitis. Surv Ophthalmol 2001；46：1-18 をもとに筆者による追加を含む．）
（沖波 聡：前房蓄膿の鑑別診断．⓭ p.21．表 1．）

Editor's note ❻

サラサラか？ ベタベタか？

前房蓄膿は"サラサラか？ ベタベタか？"が重要である．前者はほぼ好中球の集まりであり，Behçet 病眼発作初期，細菌・真菌性の急性感染症，薬物に対する反応性炎症などでみられる．後者はリンパ球やフィブリン反応が加わった証拠であり，鑑別に役立つ．（園田康平）

線維素（フィブリン）析出，虹彩後癒着

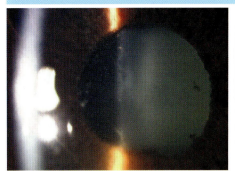

❸ Behçet 病の虹彩後癒着．線維素の析出とともに虹彩後癒着をきたしている．
（真下　永：虹彩結節・隅角結節・虹彩癒着の種類と鑑別．⓭ p.18．図 5．）

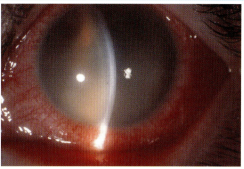

❹ 潰瘍性大腸炎でみられた強いぶどう膜炎．29 歳，女性．前房内に多量の線維素析出と虹彩後癒着を伴う強ぶどう膜炎がみられる．
（北市伸義：炎症性腸疾患に伴うぶどう膜炎．⓭ p.240．図 4．）

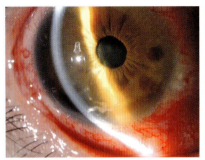

❺ AAU の前眼部所見．強い毛様充血と前房内のフィブリン析出を認める．
（肱岡邦明：急性前部ぶどう膜炎．⓭ p.235．図 2．）

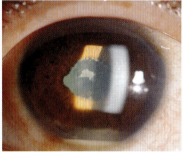

❻ 非肉芽腫性ぶどう膜炎の前眼部所見．40 歳，女性．急性前部ぶどう膜炎．前房細胞や虹彩後癒着とともに瞳孔領のフィブリン析出，前房蓄膿を認める．
（近藤由樹子：肉芽腫性炎症と非肉芽腫性炎症．⓭ p.9．図 4．）

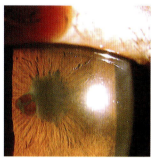

❼ 急性前部ぶどう膜炎の完全虹彩後癒着．瞳孔縁全周にわたり虹彩後癒着をきたしており，瞳孔領には線維性の膜形成を伴っている．
（眞下　永：虹彩結節・隅角結節・虹彩癒着の種類と鑑別．⓭ p.19．図 7．）

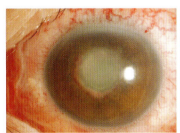
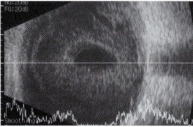
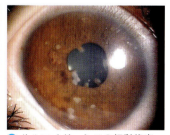

a．初診時における前眼部写真　　b．初診時における超音波 B モード検査
❽ 細菌性内因性眼内炎．51 歳，女性．初診時，10 cm 手動弁．
a．散瞳不良，虹彩後癒着，線維素性の析出がみられる．
b．超音波 B モード検査では硝子体内膿瘍を認める．
血糖値は 366 mg/dL，HbA1c は 13.0 % であり，糖尿病は無治療であった．CRP 7.0 mg/dL，赤沈 76 mm/1 時間と高値であった．大腸菌が原因となって生じていた．
（臼井嘉彦：内因性眼内炎．⓰ p.164．図 2．）

❾ サルコイドーシスの虹彩後癒着．Koeppe nodule のある部分で虹彩後癒着をきたしている．
（眞下　永：虹彩結節・隅角結節・虹彩癒着の種類と鑑別．⓭ p.19．図 6．）

線維素（フィブリン）析出，虹彩後癒着

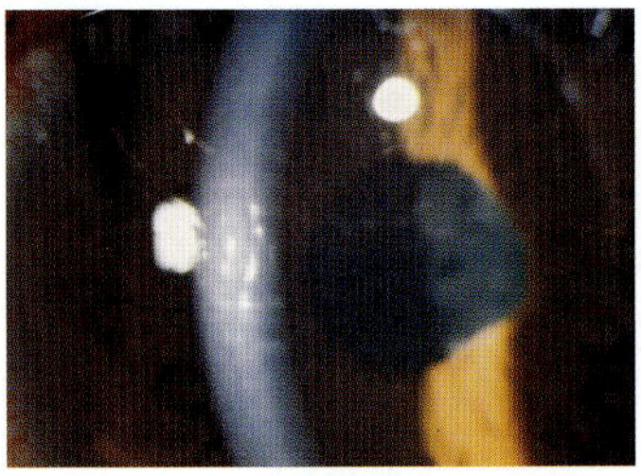

⑳ 乾癬でみられる急性虹彩毛様体炎（30 歳，男性）．フィブリンの析出と虹彩後癒着がみられる．
（藤野雄次郎：皮膚疾患に伴うぶどう膜炎．[13] p.243．図 2.）

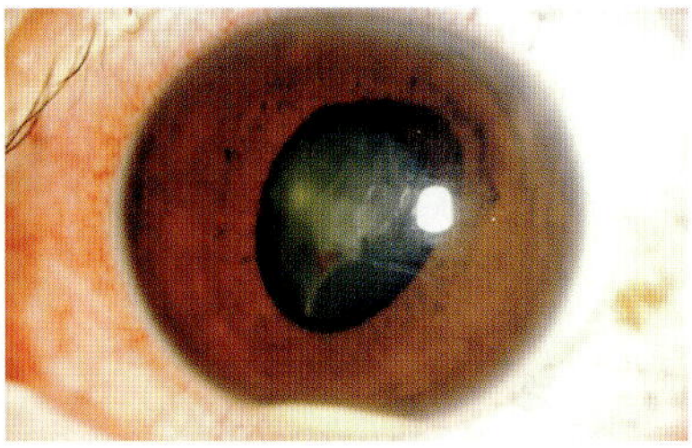

㉑ 重篤な糖尿病虹彩炎患者の検眼鏡所見．43 歳，男性．散瞳不良，虹彩後癒着，線維素性の析出や前房蓄膿がみられる．血糖値は 279 mg/dL，HbA1c は 12.1％であった．
（臼井嘉彦：糖尿病に伴うぶどう膜炎．[13] p.246．図 1.）

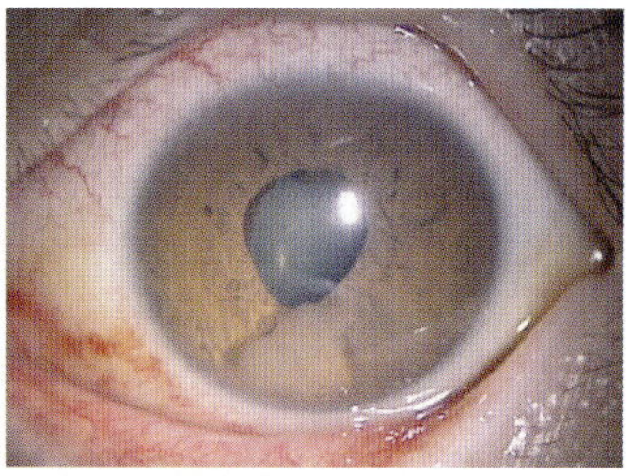

㉒ 糖尿病虹彩炎では，時に強い前房炎症がみられる．この写真ではフィブリン析出と虹彩後癒着がみられる．しかし，前房蓄膿はなく，毛様充血も比較的軽度である．
（北市伸義：糖尿病虹彩炎．[16] p.159．図 1.）

虹彩結節，隅角結節，周辺虹彩前癒着

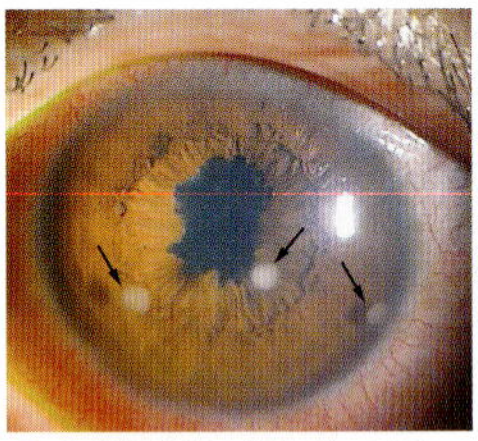

㉓ 虹彩結節（40 歳，男性）．前眼部写真．毛様充血，虹彩後癒着，虹彩上に大型の Busacca 結節（矢印）がみられる．
（石原麻美：サルコイドーシス．[13] p.207．図 1.）

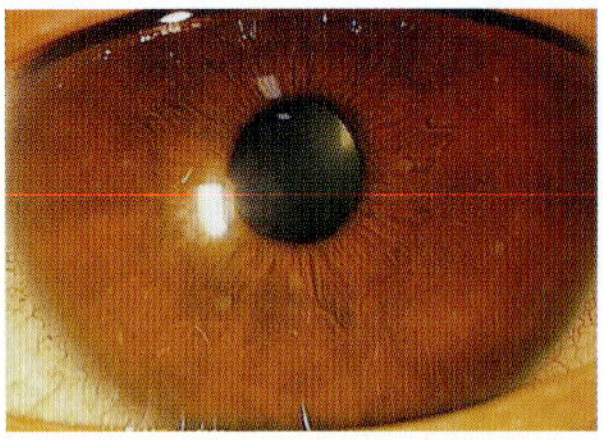

㉔ サルコイドーシスにみられる虹彩結節．瞳孔縁にみられるのが Koeppe 結節で，虹彩実質にみられるのが Busacca 結節．
（酒井　勉：細隙灯所見のとらえ方．[13] p.51．図 6.）

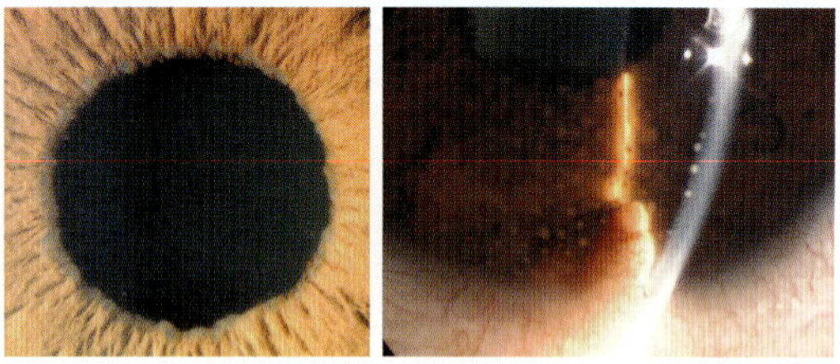

a.　b.

㉕ サルコイドーシスの虹彩結節
a．瞳孔縁の結節（Koeppe nodule）．
b．虹彩実質にある大きな結節（Busacca nodule）．
（眞下　永：虹彩結節・隅角結節・虹彩癒着の種類と鑑別．[13] p.16．図 1.）

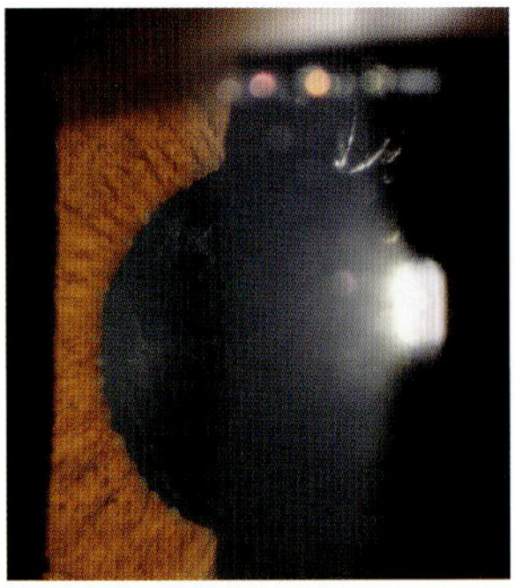

㉖ 肉芽腫性ぶどう膜炎の前眼部所見．46 歳，女性．Vogt-小柳-原田病の遷延例．瞳孔縁の虹彩結節（Koeppe 結節）を多数認める．
（近藤由樹子：肉芽腫性炎症と非肉芽腫性炎症．[13] p.9．図 3.）

Subnote

線維柱帯に生じる白色の小さな結節は見落とされやすく，時に原発開放隅角緑内障と誤診される．また隅角結節はステロイド点眼で容易に消失するため，必ずステロイド治療開始前に検査をすることが重要である．

（髙瀬　博：続発開放隅角緑内障．[3] p.170～171.）

虹彩結節，隅角結節，周辺虹彩前癒着

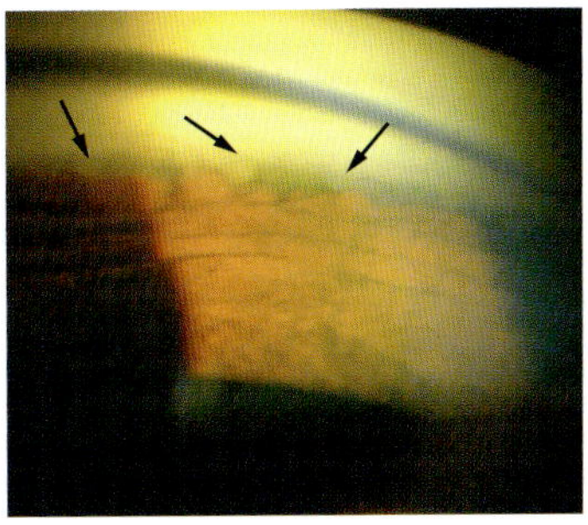

㉗ 隅角結節（30歳，男性）．大小の隅角結節がみられる．
（石原麻美：サルコイドーシス．[13] p.207．図2.）

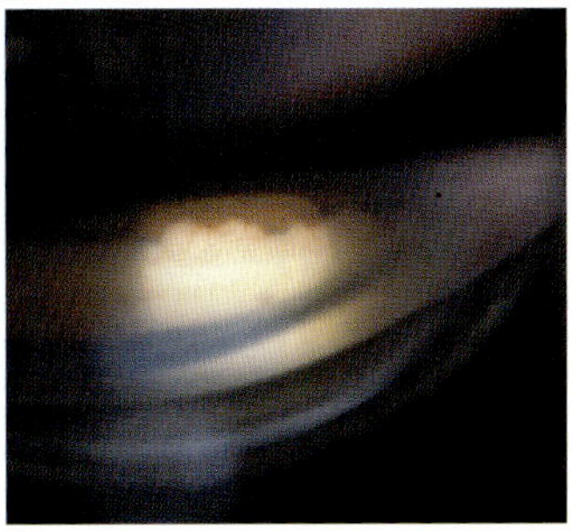

㉘ 眼サルコイドーシスでみられた巨大な隅角結節．大きな隅角結節はこのようにやや黄色みを帯び，時には血管を伴っていることもあるので観察は容易だが，小さなものは白色透明で線維柱帯とほぼ同じ色調であるため，コントラストがなく見逃しやすいので注意する．
（新明康弘ら：ぶどう膜炎による続発緑内障に対する薬物治療．[11] p.231．図1.）

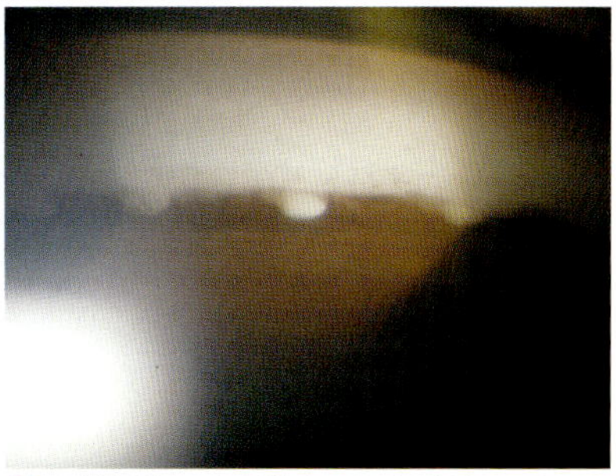

㉙ 肉芽腫性ぶどう膜炎の隅角所見．31歳，男性．サルコイドーシス．周辺虹彩前癒着と隅角結節を認める．
（近藤由樹子：肉芽腫性炎症と非肉芽腫性炎症．[13] p.10．図5.）

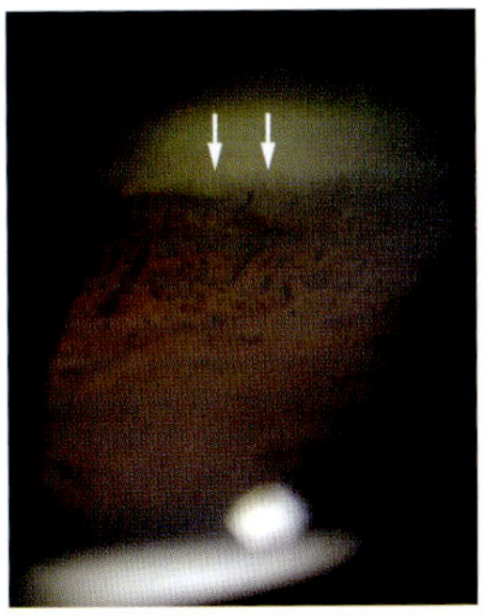

㉚ 肉芽腫性ぶどう膜炎を呈する患者の線維柱帯にみられる結節
（高瀬　博：続発開放隅角緑内障．[3] p.171．図1.）

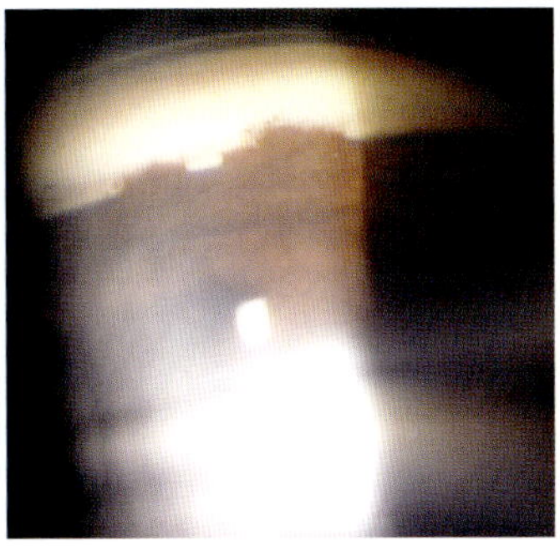

㉛ 周辺虹彩前癒着．40歳，女性．サルコイドーシス．台形状の虹彩前癒着を認める．
（廣岡一行：続発閉塞隅角緑内障．[3] p.193．図3.）

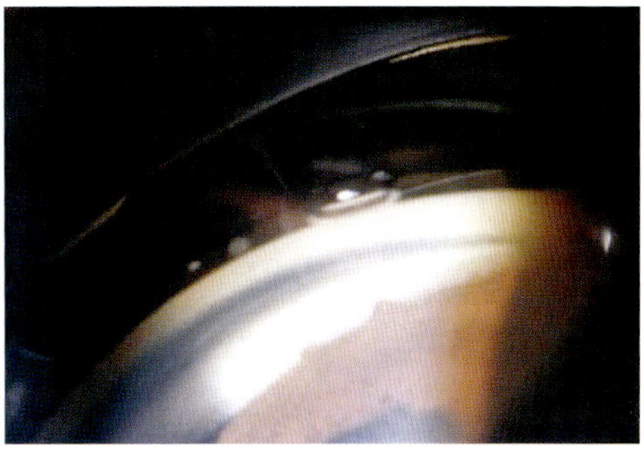

㉜ サルコイドーシスの周辺虹彩前癒着（PAS）．隅角結節が生じた後，テント状PASが形成される．
（眞下　永：虹彩結節・隅角結節・虹彩癒着の種類と鑑別．[13] p.18．図3.）

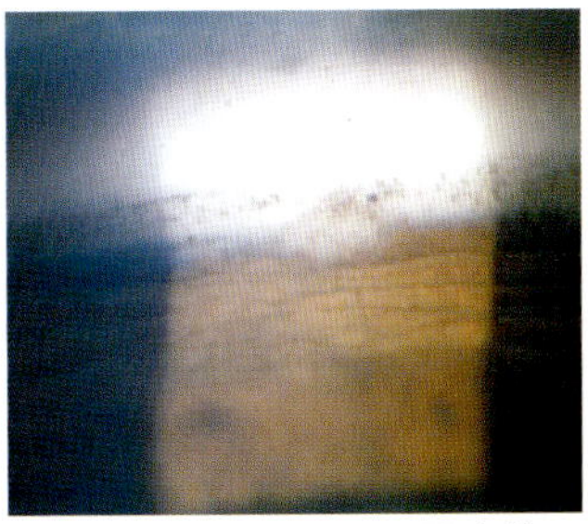

㉝ サルコイドーシスの隅角結節．新生血管を伴う大きな隅角結節を認める．
（眞下　永：虹彩結節・隅角結節・虹彩癒着の種類と鑑別．[13] p.17．図2b.）

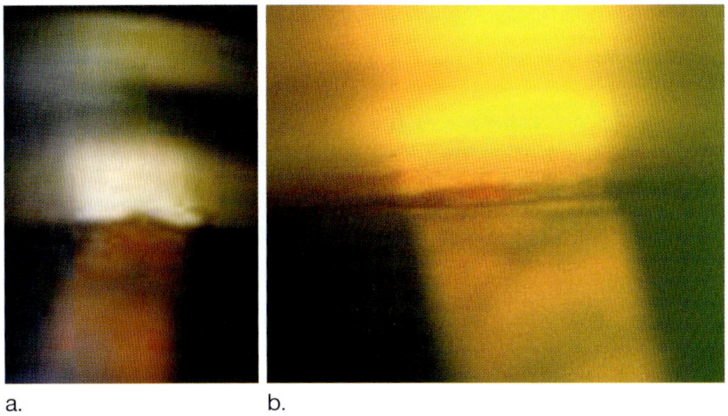

a.　b.

㉞ サルコイドーシスにみられるテント状周辺虹彩前癒着（a）と隅角新生血管（b）
（酒井　勉：細隙灯所見のとらえ方．[13] p.53．図9.）

虹彩結節，隅角結節，周辺虹彩前癒着

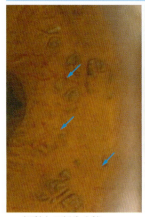
a. 虹彩上の新生血管

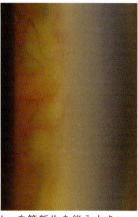
b. 血管新生を伴う大きい隅角結節

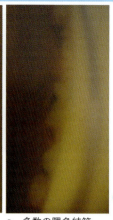
c. 多数の隅角結節

㉟ 虹彩上の新生血管を伴う多数の隅角結節（31歳，男性）
（朱さゆり：サルコイドーシス．⑮ p.194．図2．）

Subnote

隅角は，肉芽腫性か非肉芽腫性かの判断に最も適した炎症の場で，ぶどう膜炎では必須検査．

（杉田　直：ぶどう膜炎の診断の進め方．⑮ p.172．図2の説明．）

Subnote

隅角鏡

倍率（0.9〜1.5倍），接眼部径の大きさ，ミラー角度，フランジ（出っ張った縁）の有無，ミラーの数（1〜4枚）などの違いにより，現在ではさまざまなタイプのものが発売されている．これらの利点，欠点を把握したうえで，ミラーを使い分けることが重要である．たとえば，隅角結節や線維柱帯の炎症を観察するには，断然高倍率のミラーのほうが優れているし，接眼部径が小さいほうが圧迫隅角検査を行いやすい．フランジ付きは瞼裂狭小者に用いるには便利だが，眼圧が低いと角膜にしわが寄りやすく，隅角が観察しづらいことがある．また，4ミラーは，レンズを動かさずに一度に全周を観察できるので，スクリーニングとして使用するのに便利である（㊱）．

㊱ 隅角鏡
a. マグナビュー・ゴニオレーザーレンズ（オキュラー）
b. G-4 ゴニオレーザー（ボルク）
マグナビュー（a）は，観察面が凸となっていて，1.3倍の像が得られる．G-4 ゴニオレーザー（b）は，フランジ付きの4ミラータイプで，等倍（b．右図）のほか，1.5倍のハイマグゴニオ（b．左図）もある．

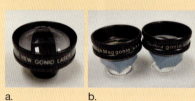
a.　　b.

（陳　進輝：細隙灯顕微鏡所見．③ p.16-18．図5．）

Subnote

㊲ 周辺虹彩前癒着をきたす疾患とその特徴

原発閉塞隅角緑内障	テント状，台形，幅広 PAS などさまざま
ぶどう膜炎	テント状，台形など
血管新生緑内障	隅角新生血管を伴う
虹彩角膜内皮症候群	幅広 PAS が多い
内眼手術後	形態はさまざま
穿孔性眼外傷	創口に向かうことが多い
鈍的外傷	虹彩炎後は広範囲の PAS が多い
レーザー線維柱帯形成術後	テント状，レーザー照射部位に一致
線維柱帯切開術後	切開線位置に幅広 PAS が生じることがある

（本庄　恵：外傷性緑内障．③ p.204．表2．）

虹彩萎縮

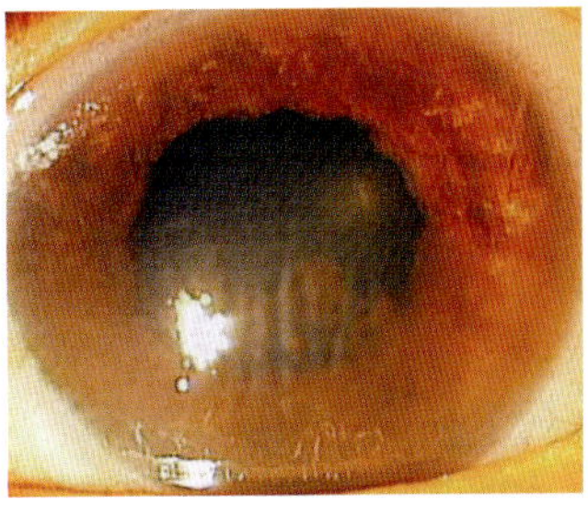

[38] トキソプラズマ虹彩毛様体炎にみられる虹彩萎縮
（酒井　勉：細隙灯所見のとらえ方．[13] p.51．図 7.）

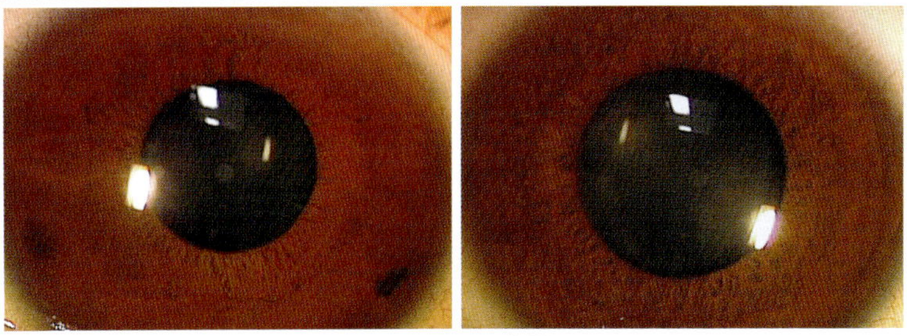

a．健眼　　b．患眼

[39] Fuchs 虹彩異色性虹彩毛様体炎でみられる患眼（b）の虹彩実質の萎縮
（酒井　勉：細隙灯所見のとらえ方．[13] p.52．図 8.）

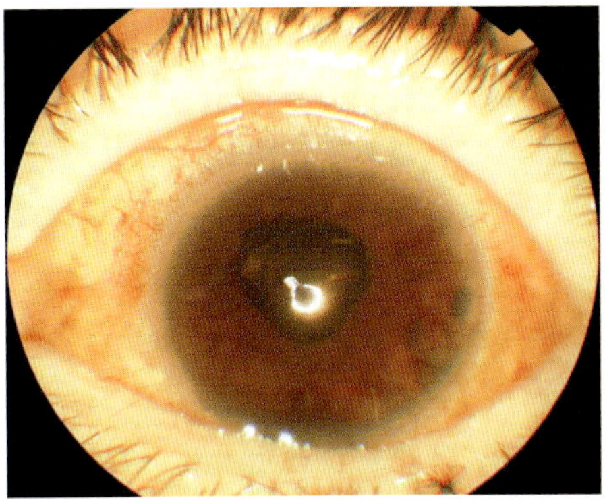

[40] VZV 虹彩炎による虹彩萎縮．比較的くっきりとした虹彩萎縮が広範囲にみられ，瞳孔不整も起こしている．
（蕪城俊克ら：ウイルス性虹彩毛様体炎．[13] p.178．図 5.）

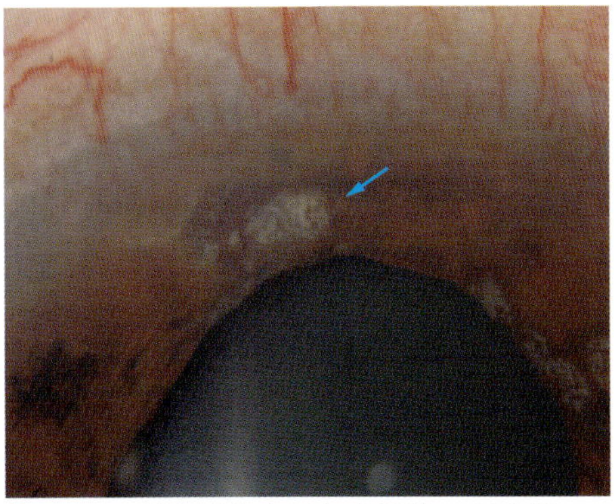

[41] ヘルペス性虹彩炎（VZV）．片眼性で，回復期には分節状の虹彩萎縮がみられることがある（矢印）．
[ポイント] 虹彩萎縮から引きつられるような麻痺性散瞳あり．
（杉田　直：ぶどう膜炎の診断の進め方．[15] p.171．図 1c.）

Subnote

片眼の虹彩萎縮を呈するぶどう膜炎として鑑別しなければならないのは，単純ヘルペス・帯状ヘルペス虹彩毛様体炎，Fuchs 虹彩異色性虹彩毛様体炎，Posner-Schlossman 症候群の三つと考えてよい．このうち，Fuchs 虹彩異色性虹彩毛様体炎と Posner-Schlossman 症候群は，びまん性の虹彩萎縮を呈し，瞳孔も不整になりにくいので，部分的な虹彩萎縮がみられる場合は，帯状ヘルペス虹彩毛様体炎ということになる．単純ヘルペス虹彩毛様体炎でも部分的な虹彩萎縮がみられるが，帯状ヘルペスに比べて頻度は非常に少なく萎縮範囲が小さい．また，典型的な帯状ヘルペス虹彩毛様体炎では，著明な豚脂様角膜後面沈着物（経過とともに色素を伴い褐色になる）と，隅角に多量の色素沈着がみられることが多い．

（陳　進輝：細隙灯顕微鏡所見．[3] p.21．＊9.）

所見，症状
硝子体混濁と網膜病変

硝子体混濁　硝子体に炎症細胞（白血球）が浸潤すると，硝子体は混濁する．炎症によるフィブリンの析出も硝子体混濁の原因となる．必ずしも炎症だけが硝子体混濁の原因ではなく，第1次硝子体過形成遺残などの先天性疾患や加齢や近視によってみられることもある．

網膜視神経炎　サルコイドーシス，Vogt-小柳-原田病，Behçet病では，視神経所見をきたすことがある．視神経そのものに炎症がなくても腫脹がみられる場合がある．脱髄などによる特発性視神経炎でも視神経炎がみられ，除外診断が必要となる．

網膜血管炎　網膜の血管壁や血管周囲に炎症細胞が浸潤した状態である．検眼鏡的には網膜血管に沿って滲出斑や白鞘形成など白色の混濁がみられる．疾患により静脈炎もしくは動脈炎が主体となるが，一般的に動脈炎のほうが頻度は少ない．

網膜滲出斑　網膜での炎症細胞浸潤や網膜の循環障害，壊死が起こると滲出斑となってみられる．局在部位，大きさ，性状や周囲の色素沈着などが観察ポイントである．

嚢胞様黄斑浮腫　cystoid macular edema（CME）．造影後期に菊花状の蛍光漏出，蛍光貯留所見を呈する．ぶどう膜炎では周囲に網膜血管炎所見を伴っていることが多い．

滲出性網膜剥離　exudative retinal detachment．滲出液の貯留により神経網膜が網膜色素上皮から離れた状態．硬性白斑・浮腫は滲出液の広がりに応じて発生しうるため，これらが網膜内にあっても発生源が必ずしも網膜内とは限らない．

硝子体混濁

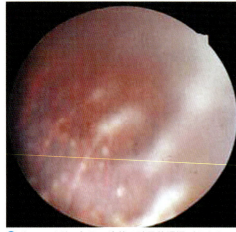

❶ サルコイドーシス．塊状の硝子体混濁がみられる．
（川口龍史ら：中間部ぶどう膜炎．15　p.229．図2．）

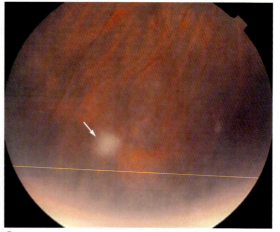

❷ サルコイドーシスでみられる塊状硝子体混濁（60歳，女性）．塊状硝子体混濁，網脈絡膜滲出斑がみられる．
（石原麻美：サルコイドーシス．13　p.208．図3．）

硝子体混濁

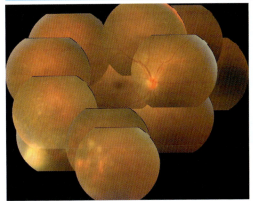

❸ 肉芽腫性ぶどう膜炎の網膜硝子体所見．62歳，女性．サルコイドーシス．境界明瞭な網膜結節，雪玉状硝子体混濁を認める．
(近藤由樹子：肉芽腫性炎症と非肉芽腫性炎症．[13] p.10．図7．)

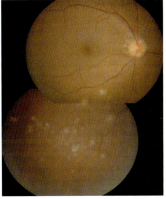

❹ サルコイドーシスによる雪玉状混濁（59歳，女性）．眼底下方に認められる．
(庄司拓平：硝子体混濁．[21] p.67．図3．)

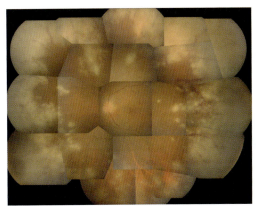

❺ 急性網膜壊死の眼底像（31歳，女性）．硝子体混濁とともに，周辺部から後極へ向けて網膜壊死巣が拡大している．
(庄司拓平ら：硝子体混濁．[21] p.67．図1．)

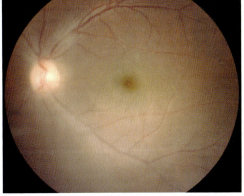

❻ HTLV-1関連ぶどう膜炎．淡いベール状の硝子体混濁がみられる．
(川口龍史ら：中間部ぶどう膜炎．[15] p.230．図4．)

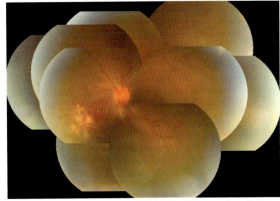

❼ 非肉芽腫性ぶどう膜炎の網膜硝子体所見．27歳，男性．Behçet病．境界不明瞭な網膜滲出斑，網膜出血，びまん性硝子体混濁を認める．
(近藤由樹子：肉芽腫性炎症と非肉芽腫性炎症．[13] p.10．図8．)

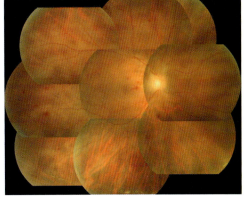

❽ Behçet病の後眼部発作．硝子体混濁，網膜浮腫，網膜出血を認める．
(西信良嗣：眼底所見のとらえ方．[13] p.60．図7．)

硝子体混濁

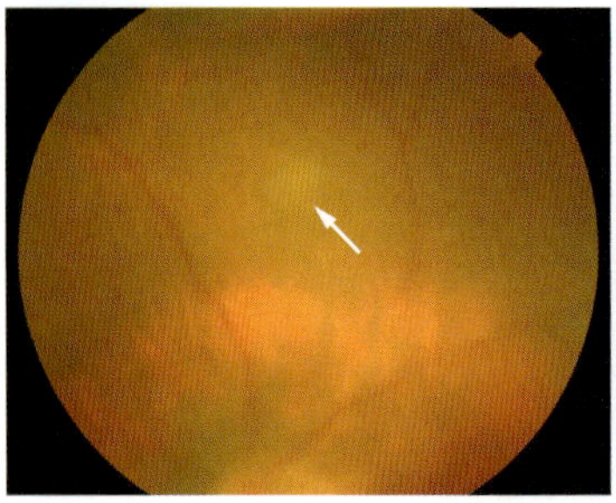

⑨ 真菌性眼内炎で観察される硝子体混濁（矢印）．
（中尾新太郎ら：真菌性眼内炎．[15] p.240．図 1．）

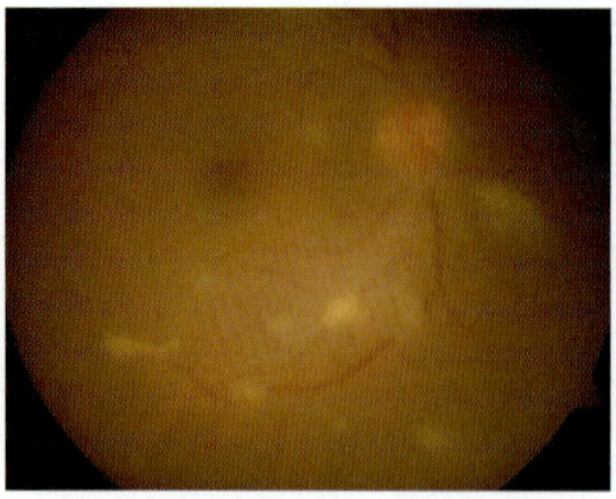

⑩ 真菌性眼内炎の眼底像（74 歳，男性）．網膜の類円形散在性黄白色病巣，火炎状の網膜出血とともに硝子体混濁が認められる．
（庄司拓平ら：硝子体混濁．[21] p.67．図 2．）

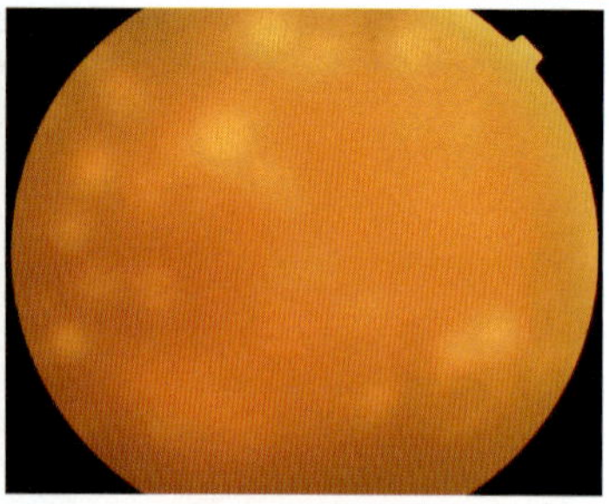

⑪ カンジダによる真菌性眼内炎．眼底が透見できないほどの硝子体混濁を認める．
（西信良嗣：眼底所見のとらえ方．[13] p.62．図 16b．）

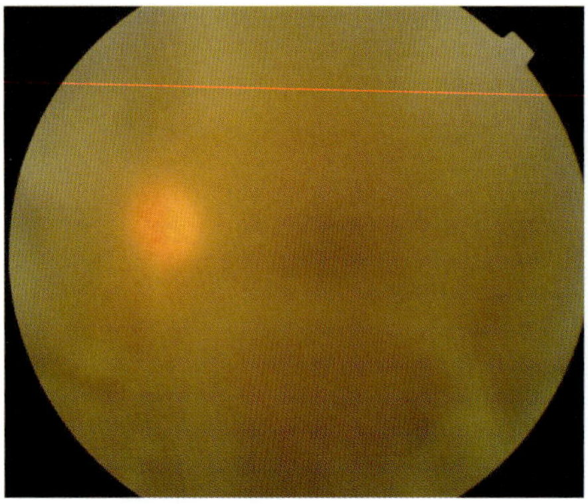

⑫ 原発性眼内リンパ腫の例（51 歳，男性）．左眼の硝子体混濁を認める．
（古田 実：眼内悪性リンパ腫．[18] p.307．図 1a．）

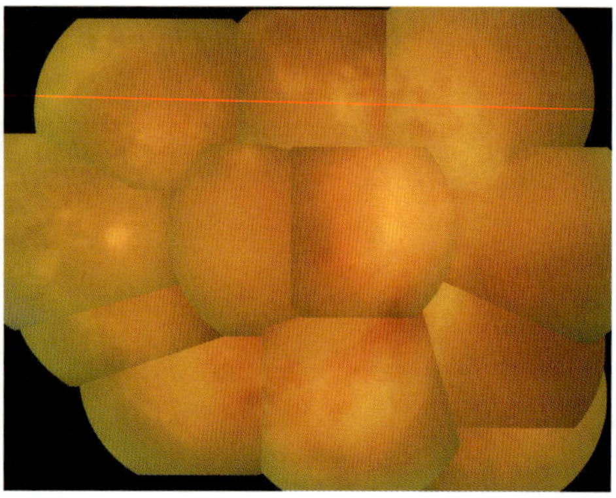

⑬ 悪性リンパ腫に伴う硝子体混濁（64 歳，女性）
（庄司拓平ら：硝子体混濁．[21] p.67．図 4．）

⑭ 後部ぶどう膜炎の鑑別ポイントと関連する主な疾患

鑑別ポイント		関連する主な疾患
硝子体中に炎症性細胞がなく，脈絡膜に孤立性の病変を認める場合		腫瘍
硝子体に炎症所見を認めないか，あってもわずかであり，脈絡膜から網膜色素上皮にかけての多発性病変を認める場合		PIC（punctate inner choroidopathy；点状脈絡膜内層症），地図状網脈絡膜症，APMPPE（acute posterior multifocal placoid pigment epitheliopathy；急性後部多発性斑状色素上皮症）
硝子体中に炎症性細胞を認める場合	1．網膜剝離を伴う場合	原田病，後部強膜炎，梅毒，サイトメガロウイルス網膜炎，猫ひっかき病，急性網膜壊死，眼トキソカラ症
	2．網膜出血を伴う場合	サルコイドーシス，梅毒，サイトメガロウイルス網膜炎，Behçet 病，急性網膜壊死など
	3．乳頭浮腫を伴う場合	サルコイドーシス，眼トキソプラズマ症，原田病，猫ひっかき病，梅毒，Behçet 病，APMPPE，交感性眼炎，仮面症候群など
	4．網膜血管炎を伴う場合	Behçet 病，サルコイドーシス，樹氷状血管炎，結核，急性網膜壊死，梅毒，眼トキソプラズマ症など
	5．多発性の網脈絡膜病変を伴う場合	MCP（multifocal choroiditis with panuveitis），原田病，交感性眼炎，MEWDS（multiple evanescent white dot syndrome；多発消失性白点症候群），サルコイドーシス，悪性リンパ腫など
	6．局所性または孤発性の網脈絡膜病変を伴う場合	眼トキソプラズマ症，眼トキソカラ症，結核など
	7．網膜炎を伴う場合	眼トキソプラズマ症，眼トキソカラ症，梅毒，急性網膜壊死，サイトメガロウイルス網膜炎，サルコイドーシス，真菌性眼内炎など

（西信良嗣：眼底所見のとらえ方．[13] p.56．表 1．）

硝子体混濁

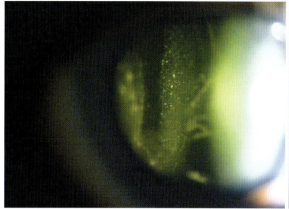
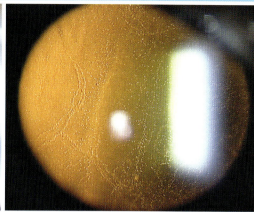

a. 直接照明法による観察　　　　　　　　　b. 徹照法による観察

⓯ 細隙灯顕微鏡による炎症性硝子体混濁の観察．ともに同一症例同一眼の所見である．徹照法ではより詳細に，より微細に全体的な前部硝子体混濁の観察が可能になる．

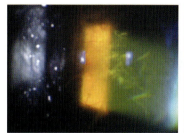
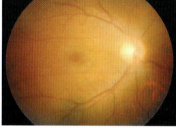
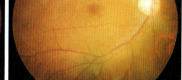

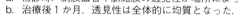

a.　　　　　　　　　　　　b.

⓰ 細隙灯顕微鏡と接触型レンズによる炎症性後部硝子体混濁の観察．細隙灯のスリット光のフレアに硝子体液蛋白濃度の増加が，硝子体中に浮遊する粒子として炎症細胞浸潤が，観察できる．

⓱ 眼底写真による硝子体混濁の間接的評価
a. 初診時．網膜血管や脈絡膜の透見性が場所によって異なっている．
b. 治療後1か月．透見性は全体的に均質となった．

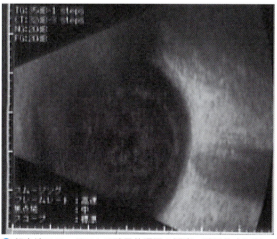

⓲ 超音波Bモードによる硝子体混濁の観察．硝子体内に細かい顆粒状のエコー像がみられる．

（安積　淳：硝子体混濁の鑑別診断．⓭ p.26-27. 図 1-4．）

網膜視神経炎

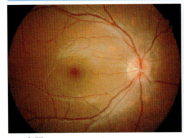 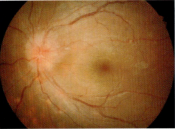 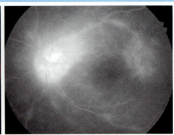

a. 右眼 b. 左眼 c.

⑲ サルコイドーシスの眼底所見（24歳，男性）
a, b. 両眼：霧視，矯正視力（1.5）．左右眼で異なる視神経発赤を認める．
c. 蛍光眼底造影所見．視神経より蛍光漏出，静脈周囲炎を認める．
（毛塚剛司：網膜視神経炎の鑑別疾患．⑬ p.30. 図3．）

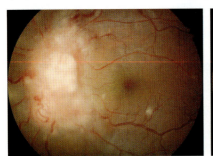 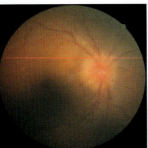 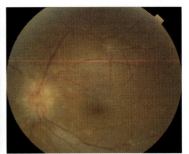

⑳ サルコイドーシスの眼底所見（28歳，女性）．左眼．視力低下．視神経乳頭より隆起性病変を認める．
（毛塚剛司：網膜視神経炎の鑑別疾患．⑬ p.30. 図4．）

㉑ サルコイドーシスによる視神経網膜炎．52歳，女性．右眼．視神経乳頭浮腫を認める．
（吉田茂生：視神経網膜炎．⑤ p.143. 図4．）

㉒ サルコイドーシス．乳頭腫脹と網膜血管の白鞘がみられる．
（中尾久美子：視神経炎と間違えやすいぶどう膜炎を教えてください．㉑ p.357. 図2．）

Subnote

特発性視神経炎とぶどう膜炎主体の網膜視神経炎との違い

どちらも，視神経腫脹が強く，検眼鏡的には前房内もしくは前部硝子体の細胞浸潤で，ぶどう膜炎由来の視神経疾患か否か判断する．脱髄などによる特発性視神経炎（㉓）では，限界フリッカ値（critical flicker fusion frequency；CFF）の著明な低下（20 Hz未満）がみられるが，原田病やサルコイドーシスによる視神経乳頭腫脹では20～30 Hz程度の中等度低下しかみられない．このため，ぶどう膜炎でも視神経所見がみられる場合は，特発性視神経炎の除外のために安易に散瞳せず，CFFの測定，相対的瞳孔求心路障害（relative afferent pupillary defect；RAPD）の確認などの検査を行う必要がある．

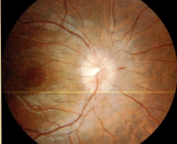

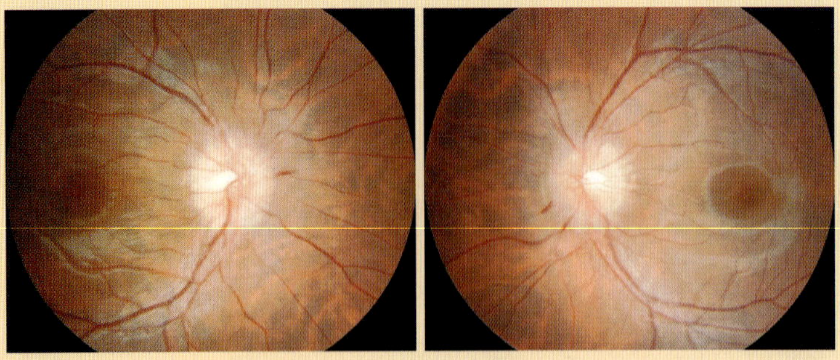

a. 右眼 b. 左眼

㉓ 両眼の視神経乳頭炎（34歳，男性）．両眼．視力低下．多発性硬化症を併発している．

（毛塚剛司：網膜視神経炎の鑑別疾患．⑬ p.28. 図1．）

網膜視神経炎

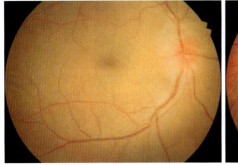

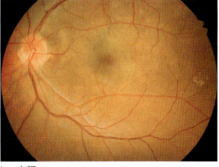

a．右眼　　b．左眼

㉔ Vogt-小柳-原田病の眼底所見（42 歳，女性）．急激な視力低下．感音難聴，頭痛をきたしていた．両眼の視神経乳頭腫脹および漿液性網膜剝離．
（毛塚剛司：網膜視神経炎の鑑別疾患．[13] p.29．図 2.）

a．右眼　　b．左眼

㉕ 原田病にみられる両眼性の滲出性網膜剝離，視神経乳頭の発赤
（西信良嗣：眼底所見のとらえ方．[13] p.58．図 3.）

㉖ 梅毒性視神経症の眼底．視神経萎縮を呈する．
（中村　誠：緑内障性視野異常と鑑別疾患．[3] p.106．図 6a.）

a．初期の所見　　b．後期の所見

㉗ 梅毒による視神経網膜炎の眼底写真．初期（a）は乳頭腫脹が中心で，後期（b）は黄斑部に星芒状白斑がみられる．
（中馬秀樹：梅毒性視神経障害．[7] p.66．図 2.）

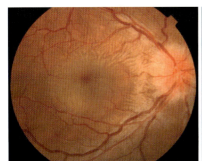

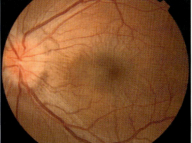

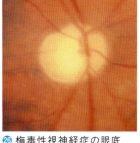

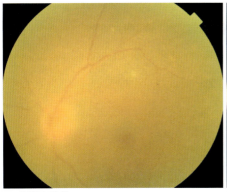

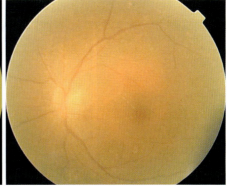

網膜視神経炎

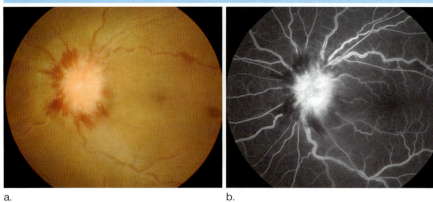

a.　　　　　　　　　　　　　　b.

❷⓼ 梅毒性網膜視神経炎の眼底所見（43歳，女性）．左眼の視力低下．左視神経乳頭腫脹および前腕部の発疹，血清RPR，TPLA高値．
RPR：rapid plasma reagin
TPLA：*Treponema pallidum* latex agglutination
（毛塚剛司：網膜視神経炎の鑑別疾患．⓭ p.31．図5a, b.）

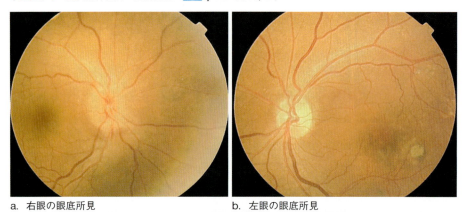

a. 右眼の眼底所見　　　　　　b. 左眼の眼底所見

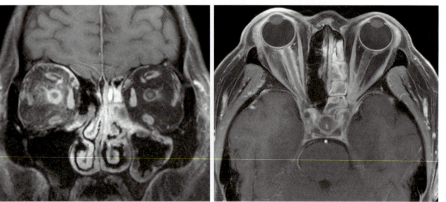

c. 眼窩部のMRI所見　　　　　d. 眼窩部のMRI所見
❷⓽ 梅毒性視神経障害にみられる視神経周囲炎の所見．右眼視神経周囲が拡張している．
（中馬秀樹：梅毒性視神経障害．⓻ p.67．図3.）

網膜視神経炎

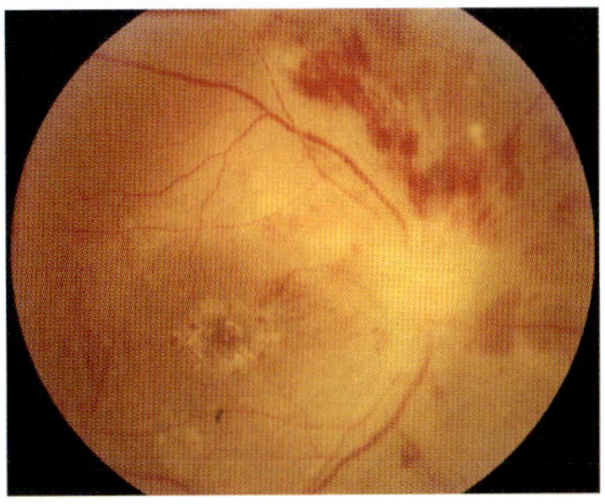

㉚ 猫ひっかき病．視神経乳頭が発赤腫脹し，黄斑部を囲むような星芒状の硬性白斑を形成する．
（福嶋はるみ，ら：眼トキソカラ症，猫ひっかき病．[13] p.194．図 4.）

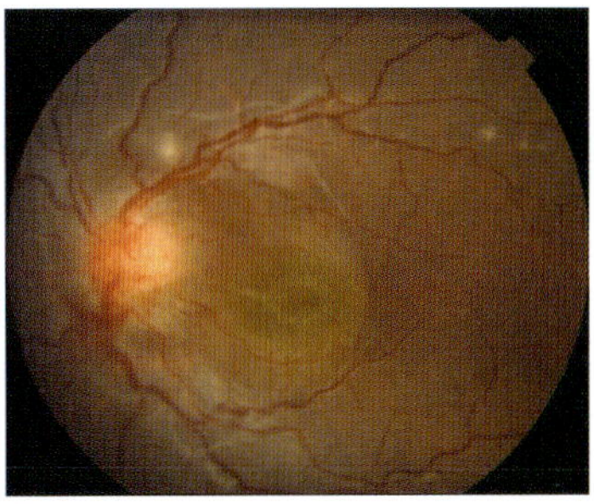

㉛ 猫ひっかき病．乳頭が腫脹し，黄斑部に及ぶ網膜浮腫と白斑がみられる．
（中尾久美子：視神経炎と間違えやすいぶどう膜炎を教えてください．[21] p.357．図 3.）

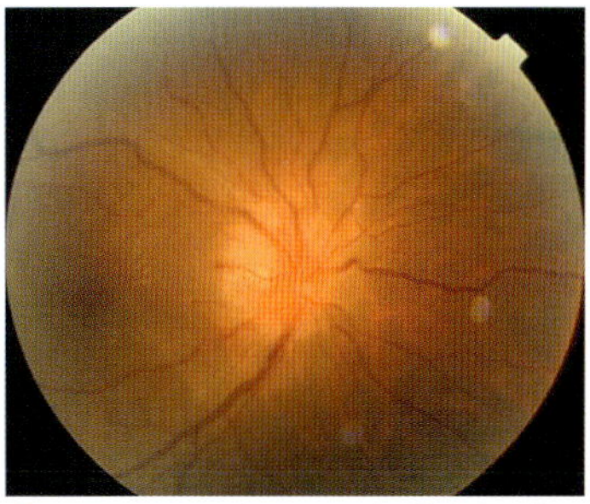

㉜ 猫ひっかき病による視神経網膜炎．20 歳，男性．右眼．視神経乳頭浮腫と黄斑部星状白斑を認める．
（吉田茂生：視神経網膜炎．[5] p.142．図 1.）

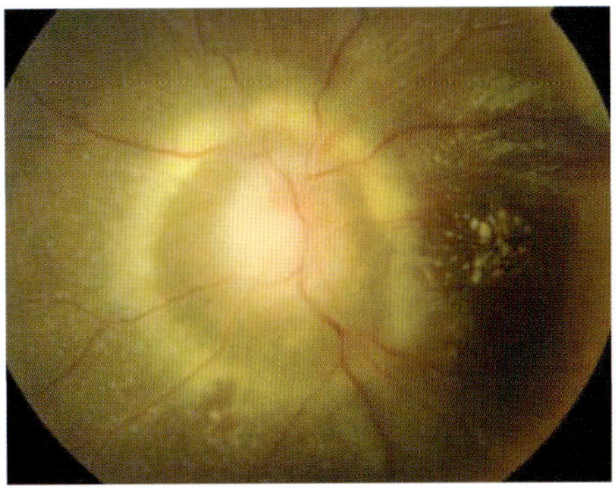

a.

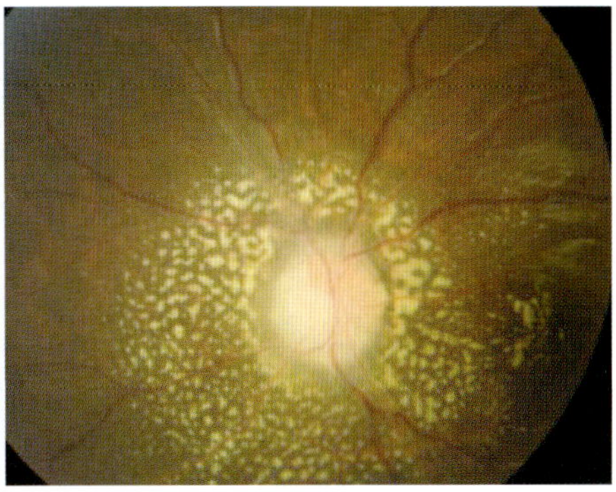

b.

㉝ 猫ひっかき病の視神経網膜炎加療例．初診時矯正視力は（0.1），対光反射遅延と中心暗点を認めた（a）．プリドール® 500 mg/日を 3 日間点滴後，プレドニン® を 40 mg/日から漸減．治療開始 28 日後に矯正視力は（1.2）まで改善し，乳頭浮腫も消退した（b）．
（兒玉達夫：猫ひっかき病〈neuroretinitis〉．[15] p.226．図 3.）

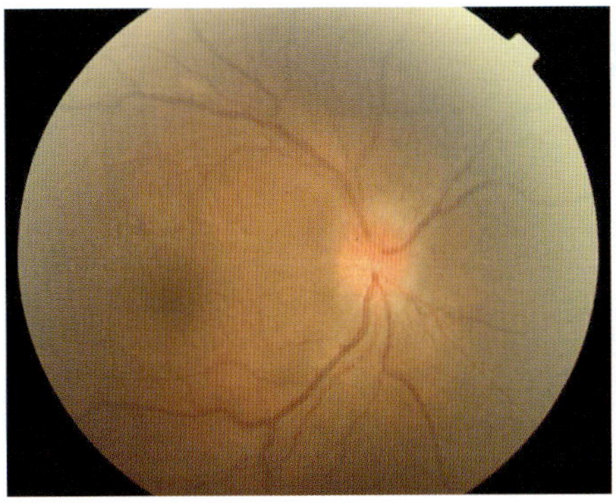

a．乳頭の発赤がみられる．

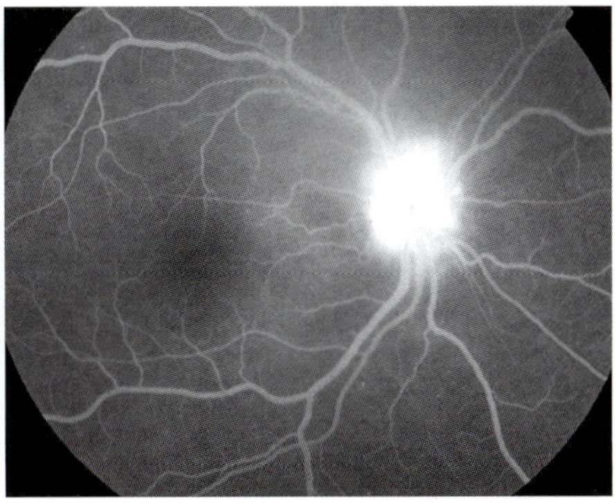

b．眼底 FA 写真．乳頭からの蛍光漏出がみられる．

㉞ 乾癬患者の眼底写真（30 歳，男性）
（藤野雄次郎：皮膚疾患に伴うぶどう膜炎．[13] p.244．図 3, 4.）

Subnote

猫ひっかき病

猫ひっかき病は，グラム陰性細菌である *Bartonella henselae* の感染により生じる．小児に多くみられ，ネコに引っかかれたり，ネコノミに刺されたりして感染する．所属リンパ節腫脹，発熱，肝脾腫大，脳炎などを生じうる．眼底所見として，視神経乳頭周囲肉芽腫と黄斑部の星状白斑を伴う神経網膜炎が特徴的である（㉜）．

（吉田茂生：視神経網膜炎．[5] p.142．＊1.）

網膜血管炎，網膜出血

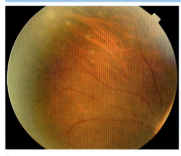
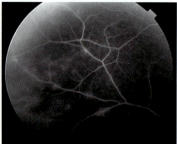
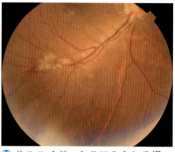

a.　　　　　　　　　　　　　　　b.

㉟ サルコイドーシス
a. 静脈に沿った白鞘形成と滲出斑がみられる．
b. フルオレセイン蛍光眼底造影．白鞘形成に一致した部に，組織染による過蛍光と網膜静脈からの蛍光漏出がみられる．
（田口千香子：網膜血管炎・滲出斑の鑑別診断．⑬ p.34. 図3, 4.）

㊱ サルコイドーシスにみられる網膜静脈周囲炎．肉芽腫性の血管周囲炎を認める．
（西信良嗣：眼底所見のとらえ方．⑬ p.60. 図11.）

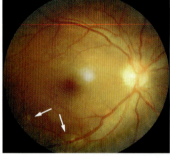
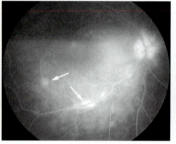
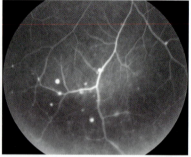

a.　　　　　　　　　　　　　　　b.

㊲ サルコイドーシスにみられる網膜静脈周囲炎（70歳，女性）
a. 眼底写真．血管走行に沿って竹節状に白鞘形成がみられる．
b. 蛍光眼底造影写真．網膜静脈からの蛍光漏出と静脈壁の staining がみられる．
（石原麻美：サルコイドーシス．⑬ p.208. 図4.）

㊳ サルコイドーシスにみられる血管周囲結節（54歳，女性）．蛍光眼底造影写真．血管周囲結節が多数みられる．
（石原麻美：サルコイドーシス．⑬ p.209. 図5.）

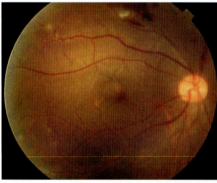
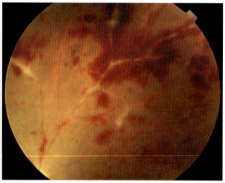

㊴ 結核性ぶどう膜炎．静脈に沿った白鞘形成と静脈周囲炎，網膜出血がみられる．
（田口千香子：網膜血管炎・滲出斑の鑑別診断．⑬ p.34. 図5.）

Subnote

眼トキソプラズマ症，眼トキソカラ症では，局所性の網膜炎を認めるが，梅毒，急性網膜壊死，サイトメガロウイルス網膜炎，サルコイドーシス，真菌性眼内炎では多発性の網膜炎を認める．真菌性眼内炎では種々の程度の硝子体混濁，眼底後極部を中心とした網脈絡膜に白色円形の滲出斑を認め，小出血を伴うことが多い．

（西信良嗣：眼底所見のとらえ方．⑬ p.62.）

網膜血管炎，網膜出血

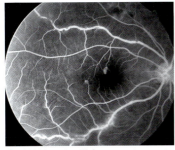

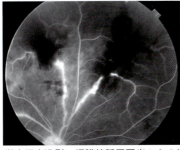

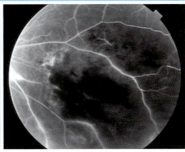

[40] 結核性ぶどう膜炎のフルオレセイン蛍光眼底造影．網膜静脈周囲炎からの蛍光漏出と網膜出血によるブロック，無血管域がみられる．
（田口千香子：網膜血管炎・滲出斑の鑑別診断．[13] p.35．図 6．）

[41] サイトメガロウイルス網膜炎．アーケード血管に沿った白色滲出斑と網膜出血，動静脈炎がみられる．
（田口千香子：網膜血管炎・滲出斑の鑑別診断．[13] p.36．図 8．）

a.

b.

[42] 眼トキソプラズマ症
a. 白色滲出斑，動静脈炎，硝子体混濁がみられる．
b. 瘢痕化した滲出病巣．
（田口千香子：網膜血管炎・滲出斑の鑑別診断．[13] p.37．図 9．）

Editor's note [7]

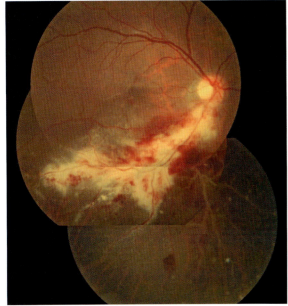

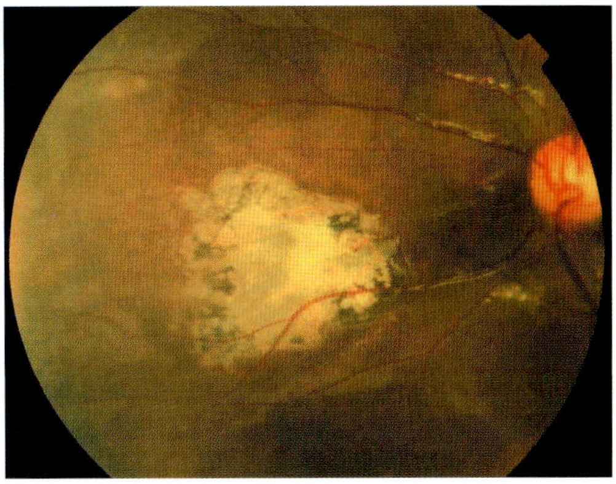

網膜血管炎をみるポイント

網膜血管炎をみたときに，動脈主体か？静脈主体か？両方か？考える癖をつけたらいいと思う．動脈主体の場合はウイルスや原虫などの感染性が多い．静脈主体の場合は内因性のぶどう膜炎が多い．両方に炎症がある場合は，感染性であれ内因性であれ，全身の高度な血管炎の存在を示唆する所見である．（園田康平）

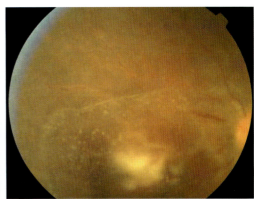

網膜血管炎，網膜出血

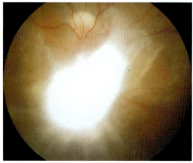

㊸ 眼トキソカラ症（眼底腫瘤型）．後極部に巨大な網膜内腫瘤（肉芽腫）を形成し，その周囲に網膜内出血を伴う．
（福嶋はるみ，ら：眼トキソカラ症，猫ひっかき病．13 p.193．図2．）

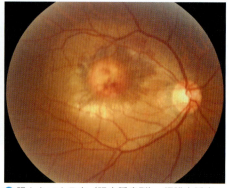

㊹ 眼トキソカラ症（眼底腫瘤型）．網膜内腫瘤の周囲に網膜下出血を伴い，加齢黄斑変性に似た所見となることもある．
（福嶋はるみ，ら：眼トキソカラ症，猫ひっかき病．13 p.193．図3．）

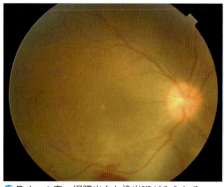
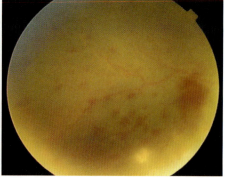

㊺ Behçet病．網膜出血と滲出斑がみられる．
（田口千香子：網膜血管炎・滲出斑の鑑別診断．13 p.33．図1．）

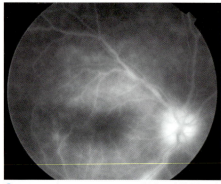

㊻ Behçet病のフルオレセイン蛍光眼底造影．びまん性に，シダ状と呼ばれる毛細血管からの蛍光漏出がみられる．
（田口千香子：網膜血管炎・滲出斑の鑑別診断．13 p.34．図2．）

網膜血管炎，網膜出血

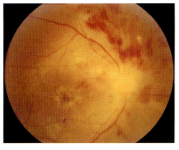
a.

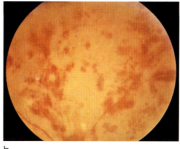
b.

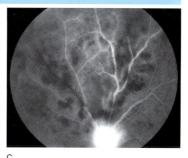
c.

㊼ 猫ひっかき病
a. 視神経乳頭が発赤腫脹し，黄斑部を囲むような星芒状の硬性白斑を形成する．
b. 併発した網膜血管閉塞．視神経乳頭の上方に，網膜静脈分枝閉塞症様の所見をみる．
c. 併発した網膜血管閉塞の蛍光眼底造影写真．静脈閉塞と動脈閉塞が混在している．
（福嶋はるみ，ら：眼トキソカラ症，猫ひっかき病．⑬ p.194, 195. 図4-6.）

網膜滲出斑，網膜病巣

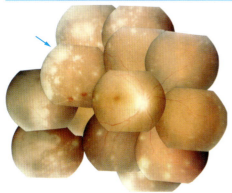

㊽ 急性網膜壊死（VZV）．急激に進行する網膜壊死病巣（矢印）が周辺眼底から出現．
（杉田 直：ぶどう膜炎の診断の進め方．⑮ p.171. 図1d.）

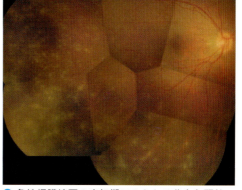

㊾ 急性網膜壊死の病初期にみられる黄白色顆粒状病変．病初期では，網膜周辺部には顆粒状の黄白色病変が散在している．
（臼井嘉彦：急性網膜壊死．⑰ p.273. 図2.）

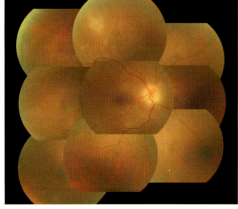
a.

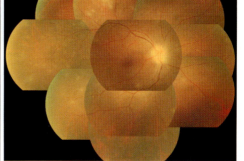
b.

㊿ 急性網膜壊死の眼底写真
a. 初診時．周辺部の網膜に黄白色滲出病巣を認める．
b. a の5日後の眼底写真．抗ウイルス薬の全身投与を行っているが，周辺部の病巣の拡大を認める．
（西信良嗣：眼底所見のとらえ方．⑬ p.58. 図5.）

網膜滲出斑，網膜病巣

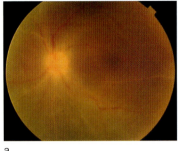

a. b. c.

[51] 急性網膜壊死（桐沢型ぶどう膜炎）．動脈炎（a）と周辺部網膜に散在性の滲出斑（b），癒合した滲出病巣（c）がみられる．
（田口千香子：網膜血管炎・滲出斑の鑑別診断．[13] p.36．図 7.）

[52] 真菌性眼内炎．眼底後極部を中心に小円形の黄白色滲出斑がみられる．
（喜多美穂里：真菌性眼内炎の特徴を教えてください．[21] p.331．図 1.）

[53] カンジダによる真菌性眼内炎．硝子体混濁と後極部に白色の滲出病巣を認める．
（西信良嗣：眼底所見のとらえ方．[13] p.62．図 16a.）

[54] 眼トキソカラ症（周辺部腫瘤型）．眼底周辺部に白色隆起性病変がみられる．
（川口龍史ら：中間部ぶどう膜炎．[15] p.230．図 3.）

a. b. c.

[55] 眼トキソカラ症
a. 後極部腫瘤型．視神経乳頭の下方に約 4 乳頭径大の隆起性病変を認める．
b. 周辺部腫瘤型（活動期）．眼底周辺部に隆起性病変を認める．ぶどう膜炎症状として硝子体混濁を併発している．
c. 黄斑上膜型．若年者に発症した黄斑上膜様の症例．血管アーケードにまたがるように線維性増殖膜を認める．
（佐藤孝樹：トキソカラ症．[15] p.279．図 1-3.）

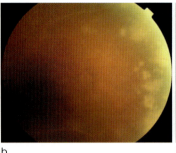

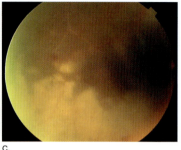

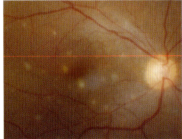

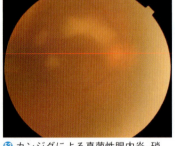

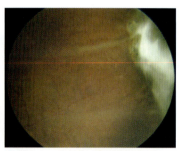

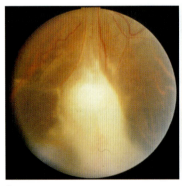

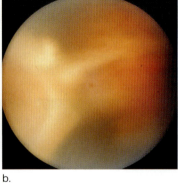

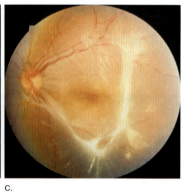

網膜滲出斑，網膜病巣

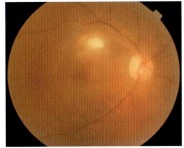

㊌ 眼トキソプラズマ症の後天感染病巣．硝子体混濁を伴う境界不鮮明な滲出病巣を認めるが，周囲に陳旧性瘢痕病巣を認めなかった．
（西信良嗣：眼底所見のとらえ方．13 p.62．図14．）

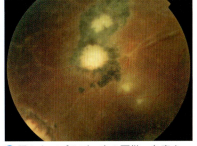

㊍ 眼トキソプラズマ症の再燃．色素を伴う瘢痕病巣の近傍に黄白色の活動性のある病巣を認める．
（西信良嗣：眼底所見のとらえ方．13 p.62．図15．）

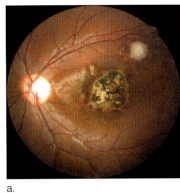

a.　　　　　　　　　　b.

㊎ トキソプラズマ症
a．再発病巣（15歳，男性）．黄斑部の瘢痕病巣の周囲に，白色の再発病巣（娘病巣）を認める．
b．aの周辺部．血管炎と硝子体混濁を認める．
（時光元温：トキソプラズマ症．15 p.276．図1,2．）

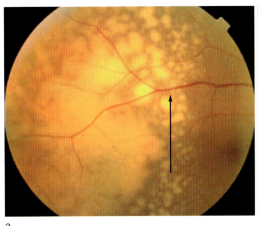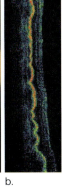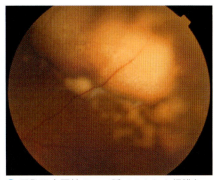

㊏ 原発性眼内リンパ腫の例（63歳，女性）
a．カラー眼底写真．右眼耳側に黄白色網膜下斑状病変，およびそれらが癒合して生じたと考えられる大きな病変がある．
b．OCT（aの矢印断面）．網膜色素上皮下に多発性隆起病変がある．網膜には異常がみられない．
（古田　実：眼内悪性リンパ腫．18 p.307．図2．）

㊐ 原発眼内悪性リンパ腫でみられた網膜色素上皮下病変
（西信良嗣：眼底所見のとらえ方．13 p.61．図13．）

囊胞様黄斑浮腫

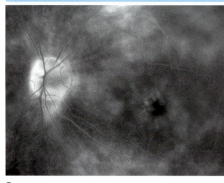
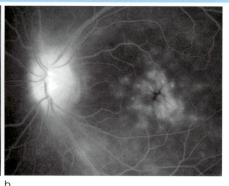

a. b.

61 CME（囊胞様黄斑浮腫）の FA 所見．CME は造影後期に菊花状の蛍光漏出，蛍光貯留所見を呈するが，ぶどう膜炎では周囲の網膜血管炎に伴ってみられる．Behçet 病（a）およびサルコイドーシス（b）の CME 所見．
（竹内　大：眼底検査／造影検査，OCT，MP-1®．⑬ p.66．図 4．）

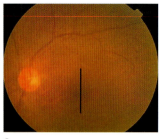
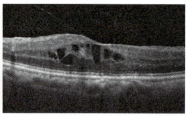
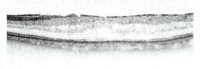

a. b.

62 サルコイドーシス患者にみられた囊胞様黄斑浮腫．サルコイドーシス患者でしばしば観察される所見である．また，ぶどう膜炎では黄斑上膜などの黄斑部牽引を伴うことも多い．
（園田康平：ぶどう膜炎．⑱ p.281．図 1．）

63 サルコイドーシスでみられた囊胞様黄斑浮腫の OCT 所見（70 歳，男性）．網膜厚の肥厚がみられ，網膜内に囊胞様の低反射領域が描出されている．
（石原麻美：サルコイドーシス．⑬ p.209．図 6．）

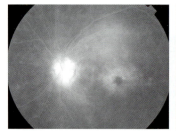
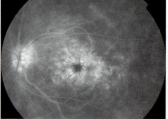

a. b.

64 Behçet 病患者の蛍光眼底造影検査でみられた遷延した囊胞様黄斑浮腫
（川野庸一：Behçet 病．⑮ p.190．図 9．）

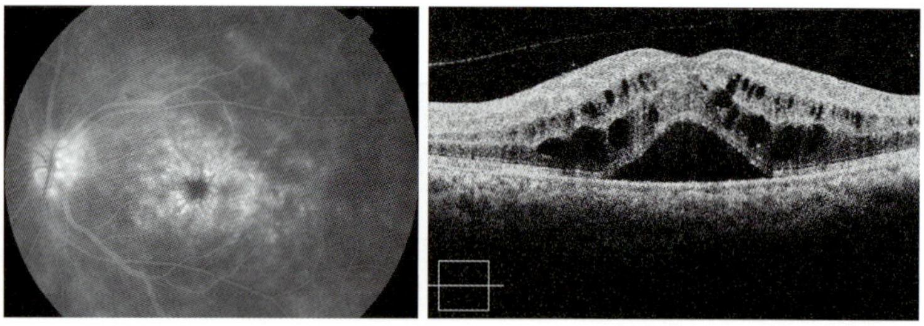

65 Behçet 病患者にみられた黄斑部病変．急性期には，炎症細胞が網膜血管近傍を中心に浸潤する．発作を繰り返す患者では，急性期でなくとも黄斑部浮腫や網膜剥離を合併することがある．
（園田康平：ぶどう膜炎．⑱ p.281．図 2．）

嚢胞様黄斑浮腫

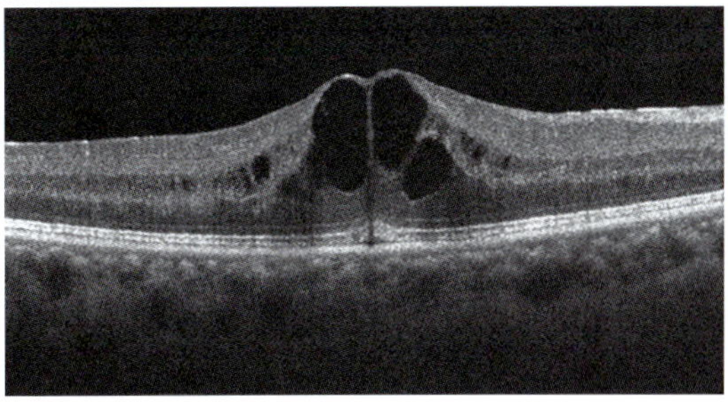

a. 治療前

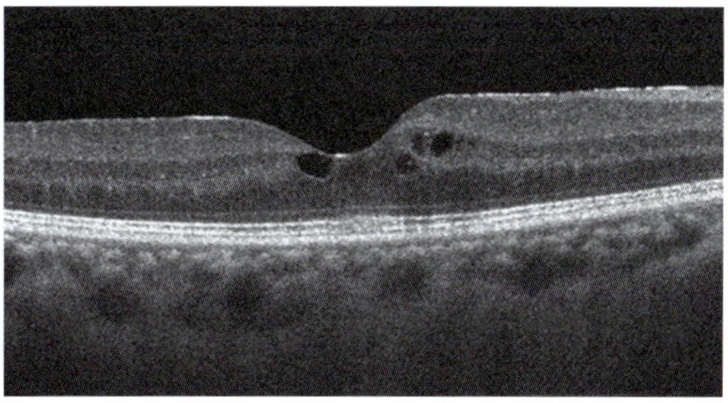

b. 治療後

66 嚢胞様黄斑部浮腫に対する治療効果判定．原因不明ぶどう膜炎で黄斑部浮腫をきたした症例に（a），トリアムシノロンアセトニド 40 mg 後部 Tenon 嚢下注射を行った．1 か月後，黄斑部浮腫は著明に減少した（b）．
（園田康平：ぶどう膜炎．[18] p.283．図 5.）

Subnote

67 血液網膜関門破綻の鑑別診断

主に網膜血管（inner BRB）の破綻に伴う疾患	主に RPE（outer BRB）の破綻に伴う疾患	その他　鑑別すべきもの
サルコイドーシス Behçet 病 糖尿病網膜症 網膜中心静脈（分枝）閉塞症 高血圧網膜症 腎性網膜症 網膜動脈瘤 macular telangiectasia 網膜血管腫 Coats 病	Vogt-小柳-原田病 後部強膜炎 多巣性脈絡膜炎 点状脈絡膜内層症 uveal effusion syndrome 中心性漿液性脈絡網膜症 多発性後極部網膜色素上皮症 加齢黄斑変性 特発性脈絡膜新生血管 脈絡膜血管腫 外傷性網膜色素上皮障害	乳頭小窩黄斑症候群（pit-macular syndrome，68） 乳頭コロボーマ 視神経乳頭ドルーゼンに伴う網膜剝離

inner BRB，outer BRB の両方が破綻することもありうる．

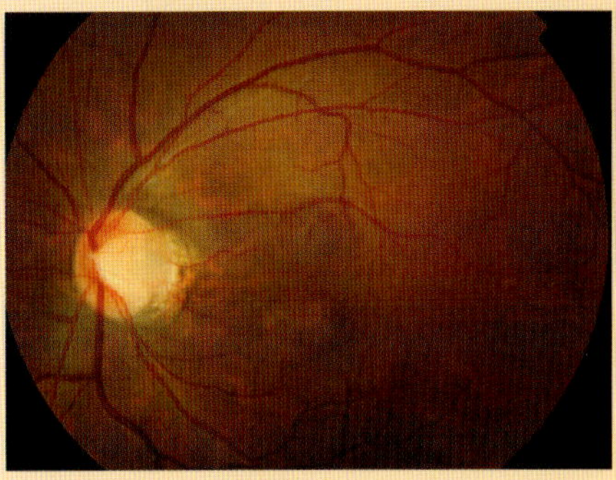

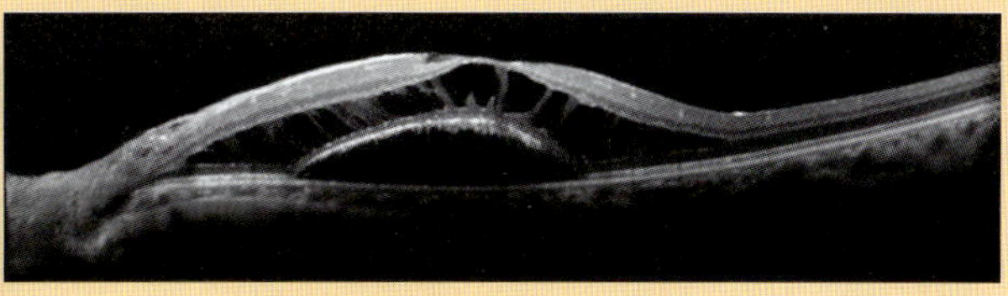

68 乳頭小窩黄斑症候群（pit-macular syndrome）．視神経の異常に伴う漿液性網膜剝離を生ずる．硝子体の牽引が病態に関与すると報告された[1]．視神経乳頭からつながる滲出液の貯留をみたら，乳頭に特徴的くぼみ（ピット）がないか確認する．この症例では，視神経乳頭近傍から黄斑にかけて網膜浮腫とともに滲出性網膜剝離を生じていた．

（文献）
1）Hirakata A, et al：Long-term results of vitrectomy without laser treatment for macular detachment associated with an optic disc pit. Ophthalmology 2005；112：1430-1435.

（小沢洋子：滲出性網膜剝離の鑑別診断．[13] p.41．表 1，図 5，＊2.）

囊胞様黄斑浮腫

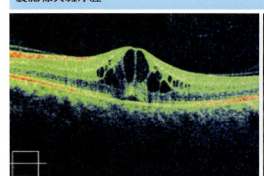
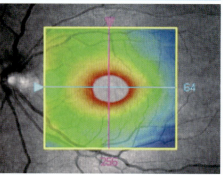

a. CME

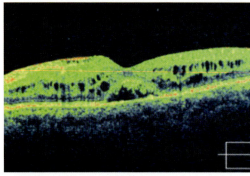
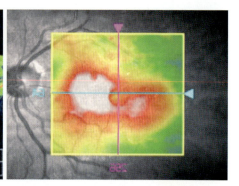

b. DME

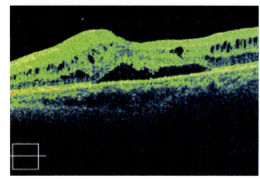
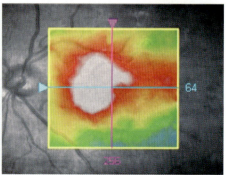

c. SRD

❻❾ OCT による黄斑浮腫の所見．ぶどう膜炎による黄斑浮腫も OCT でみられる形態により，CME（a），DME（b），SRD（c）に分けられ，SRD は，CME，DME に合併することが多い．
CME：cystoid macular edema（囊胞様黄斑浮腫）
DME：diffuse macular edema（びまん性黄斑浮腫）
SRD：serous retinal detachment（漿液性網膜剥離）
（竹内　大：眼底検査／造影検査，OCT，MP-1®．⑬ p.67．図 6．）

浮腫以外の黄斑部病変

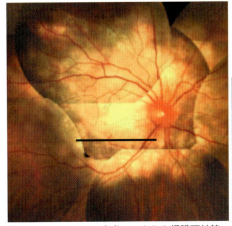
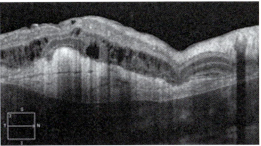

⑩ サルコイドーシス患者にみられた網膜下結節
(園田康平：ぶどう膜炎. ⑱ p.282. 図3.)

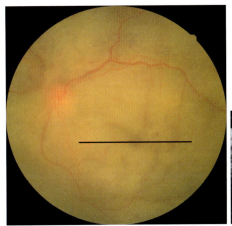
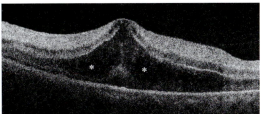

⑪ 急性進行性外層壊死にみられた黄斑下病変. 黄斑部浮腫とは異なり，網膜外層が肥厚し低輝度に描出されている（*）.
(園田康平：ぶどう膜炎. ⑱ p.282. 図4.)

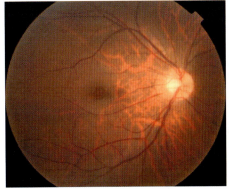

⑫ 再発を繰り返す症例にみられた黄斑円孔. 32歳，男性. 26歳時にHLA-B27陽性ぶどう膜炎を発症. 再発を繰り返し, 6年目に生じた黄斑円孔. 硝子体手術を行ったが，視力は0.4となった.
(川野庸一：HLA-B27関連疾患. ⑤ p.172. 図4.)

網膜剝離

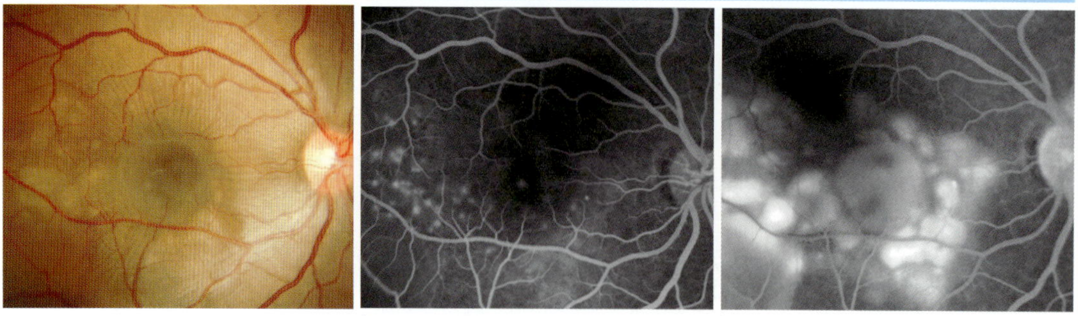

a. b. c.

[73] Vogt-小柳-原田病急性期の FA 所見．滲出性網膜剝離の領域では，造影初期に色素漏出点がみられ（b），造影後期には pooling を呈する（c）．
（竹内 大：眼底検査／造影検査，OCT，MP-1®．[13] p.65．図 3．）

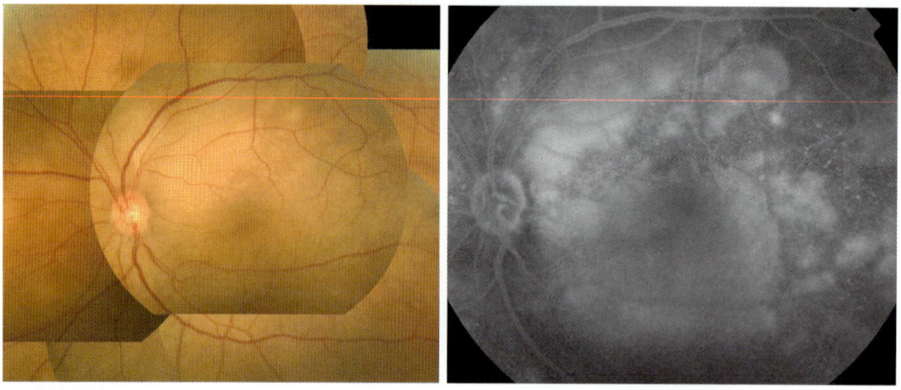

a．眼底写真 b．フルオルセイン蛍光眼底写真

[74] 急性期 Vogt-小柳-原田病患者の眼底所見．後極を中心に胞状網膜剝離を形成（a）．造影後期には網膜下に造影剤が貯留（b）．
（園田康平：Vogt-小柳-原田病，交感性眼炎．[15] p.203．図 1．）

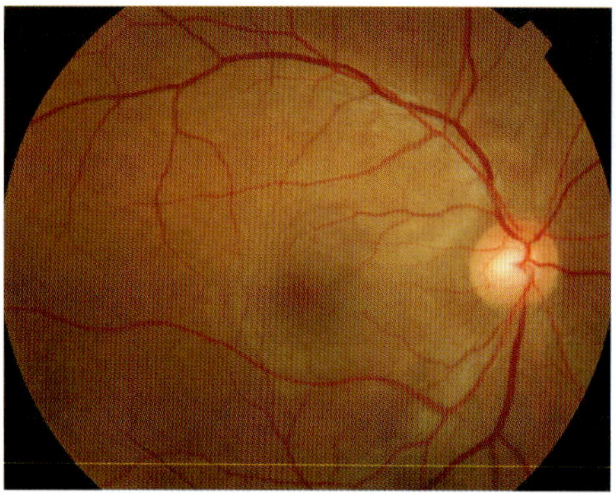

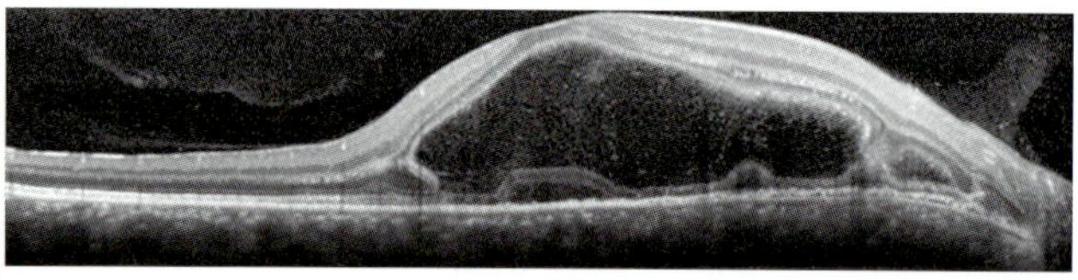

[75] Vogt-小柳-原田病．この症例では，cystoid space とともに滲出性網膜剝離を生じていた．
（小沢洋子：滲出性網膜剝離の鑑別診断．[13] p.39．図 2．）

網膜剝離

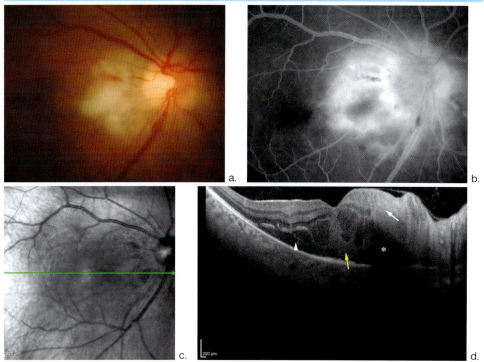

⓻ 視神経乳頭炎に網膜滲出斑を呈した原因不明のぶどう膜炎．OCT（d）では，網膜内層に高反射を呈する細胞浸潤がみられ（白矢印），網膜下腔はシャドーとなっている（＊）．黄斑部では漿液性網膜剝離（矢頭），および伸展した網膜外層とフィブリンの複合物（黄色矢印）が観察される．
（竹内　大：眼底検査／造影検査，OCT，MP-1®．⓭ p.71．図 11．）

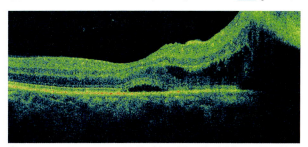

⓼ サルコイドーシスの OCT 像（水平断）．乳頭近傍では外網状層の浮腫がある．中心窩に漿液性網膜剝離がみられる．
（吉田茂生：視神経網膜炎．⑤ p.143．図 5．）

所見，症状
脈絡膜剝離，脈絡膜肥厚

[脈絡膜剝離] choroidal detachment. 脈絡膜実質と強膜組織との間隙（suprachoroidal space；上脈絡膜腔）に何らかの原因によって液体が漏出あるいは滲出し，蓄積された状態をいう．蓄積される部位により脈絡膜剝離，毛様体脈絡膜剝離（ciliochoroidal detachment），choroidal effusion，uveal effusion など，さまざまな呼称がある．

[脈絡膜肥厚] 眼球における血流量の 8〜9 割が脈絡膜血管を通る．

OCT で脈絡膜肥厚が観察されるが，近年の詳しい解析により中心性漿液性脈絡網膜症（central serous chorioretinopathy；CSC）では，血管自体が体積を増した結果であり，Vogt-小柳-原田病では，血管外への液性成分の漏出により脈絡膜が厚くなることがわかっている．

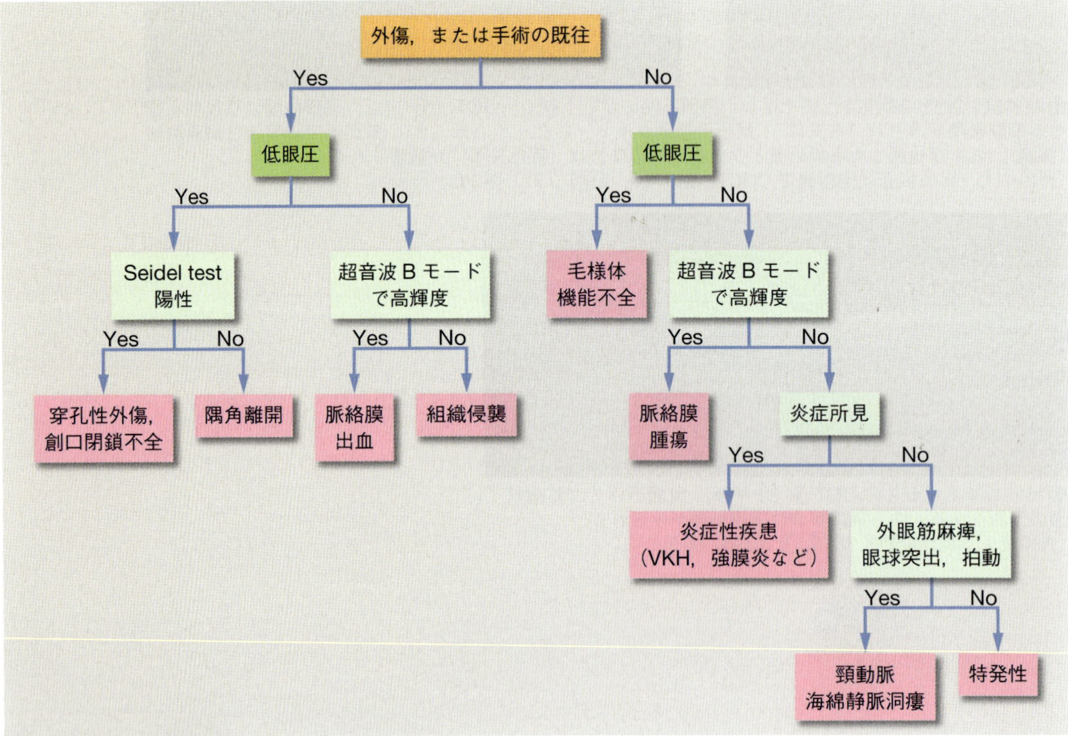

❶ 脈絡膜剝離の鑑別診断
VHK：Vogt-小柳-原田病
（川口龍史ら：脈絡膜剝離の鑑別診断．[13] p.46．図 5.）

❷ 脈絡膜剝離の原因

特発性	短眼軸を伴うもの（真性小眼球，遠視眼）	
	正常眼軸（＝idiopathic uveal effusion syndrome）	
続発性	外傷，または手術後	穿孔や創口不全による低眼圧，強膜バックル術後，脈絡膜下出血
	静水力学的機序	頸動脈海綿静脈洞瘻，毛様体機能不全
	炎症性	Vogt-小柳-原田病，交感性眼炎，後部強膜炎
	腫瘍	脈絡膜悪性黒色腫，転移性脈絡膜腫瘍

（Brockhurst RJ, et al：Uveal effusion. In：Albert DM, et al, editors. Principles and practice of ophthalmology, Volume 1. Pennsylvania：W.B. Saunders Company；1994. p.548-560.
Yanoff M, et al：Uveal edema ＜Uveal detachment；uveal hydrops＞. In：Ocular pathology. 6th ed. Philadelphia：Mosby Elsevier；2009. p.355-356.
Elagouz M, et al：Uveal effusion syndrome. Surv Ophthalmol 2010；55：134-145 より改変．）
（川口龍史ら：脈絡膜剝離の鑑別診断．⑬ p.42. 表 1.）

Subnote

一般的に脈絡膜剝離の鑑別を行う際にチェックすべきポイントは，脈絡膜剝離の検眼鏡的所見に加え，①低眼圧を伴うか，②上脈絡膜腔に存在するものは液体か，血腫か，充実性病変か，③脈絡膜剝離以外の眼所見，全身所見で原疾患を示唆するものはないか，といった項目である．②については当然ながら画像診断が有効であるが，超音波 B モードが簡便かつ迅速であるのに対し，MRI はより詳細な情報を取得できる利点がある．

（川口龍史ら：脈絡膜剝離の鑑別診断．⑬ p.46.）

毛様体剝離，脈絡膜剝離

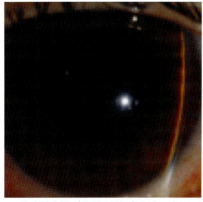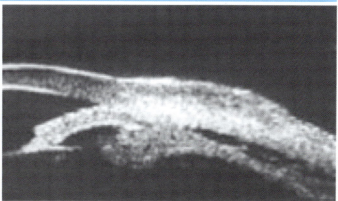

a. 治療前左眼（左図：前眼部写真，右図：UBM 所見）

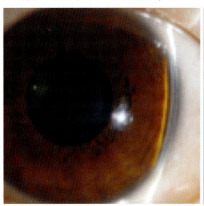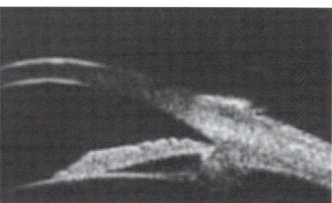

b. 治療後左眼（左図：前眼部写真，右図：UBM 所見）
❸ 急性期 Vogt-小柳-原田病患者の前眼部所見．ステロイド全身投与によって，治療前に存在した毛様体浮腫と毛様体剝離が消失．
（園田康平：Vogt-小柳-原田病，交感性眼炎．⑮ p.203. 図 2.）

毛様体剝離，脈絡膜剝離

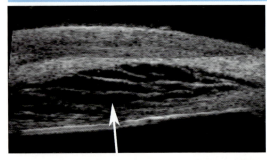

❹ Vogt-小柳-原田病による続発閉塞隅角緑内障眼の毛様体脈絡膜剝離の UBM 像．全周性の毛様体脈絡膜剝離で，眼底検査でも周辺部の脈絡膜剝離として観察可能だが診断は容易ではない．毛様体脈絡膜剝離により毛様体が強膜岬を中心に前方に回旋するため水晶体が前方に移動し，浅前房化と隅角閉塞をきたした．毛様体脈絡膜剝離は，眼球の全周性に確認された．
(酒井 寛：眼底検査でわからない毛様体脈絡膜剝離はあるのですか？ (24) p.308. 図 2.)

Subnote

特発性脈絡膜剝離は特に uveal effusion syndrome と呼ばれるため，現象名としての uveal effusion との区別には注意が必要である．

(川口龍史ら：脈絡膜剝離の鑑別診断．(13) p.42.)

Subnote

特発性脈絡膜剝離（idiopathic uveal effusion syndrome）
中年男性に好発し，眼球サイズは正常で，片眼性または両眼性に脈絡膜剝離，毛様体剝離および滲出性網膜剝離をきたす疾患である．初期には脈絡膜剝離，毛様体剝離のみが発生し，長期化すると脈絡膜剝離が後極部まで進行し，網膜剝離が生じてくると考えられている．

(丸子一朗ら：脈絡膜剝離，uveal effusion. (15) p.273.)

Subnote

毛様体脈絡膜剝離
脈絡膜上腔に液体が貯留した状態が毛様体脈絡膜剝離である．毛様体上腔，脈絡膜上腔は完全に連続した構造であり，毛様体剝離，脈絡膜剝離がそれぞれ単独に起こるということはない．また，実際には毛様体/脈絡膜と強膜との間の結合は剝離しているわけではなく，元来ある隙間に液体が貯留した状態であるので，病理学的な視点からは，"剝離（detachment）"よりは"滲出（effusion）"という言葉が適当であるとされている．鈍的眼外傷により毛様体が強膜岬の付着部から解離した場合には，本当の"剝離"になる．毛様体解離は自然治癒しないため，毛様体縫合などの手術が必要になることがある．一方，鈍的眼外傷の場合，毛様体解離を伴わない毛様体脈絡膜剝離（実際には滲出）も高頻度に生じるが，この場合には自然に軽快する．

　毛様体/脈絡膜上腔は，前方では毛様体縦走筋の筋間隙として毛様体に平行にコラーゲンシート構造をもって付着している．一方，眼底後極ではこの付着は脈絡膜に対して垂直に配列している．そのため，アーケード血管よりも後極に脈絡膜剝離が及ぶことは少なく，周辺部に胞状に広がる形態になる．毛様体脈絡膜剝離は毛様体と脈絡膜の移行部近傍で生じることが多く，軽度の場合にはこの部分にとどまり，後極には及ばない．そのため，眼底検査では確認できない．逆にいえば，眼底で多少でも脈絡膜剝離が確認されたときには，必ず前方（毛様体と脈絡膜の移行部近傍）に毛様体脈絡膜剝離が存在している．また，眼球の周回方向には毛様体脈絡膜上腔を隔てる構造はないため，ある一定以上の毛様体脈絡膜剝離が生じた場合には，全周性になる．眼底検査で一部の剝離にみえた場合でも，実際には軽度の毛様体脈絡膜剝離はより広い範囲で生じていると考えられる．

(酒井 寛：眼底検査でわからない毛様体脈絡膜剝離はあるのですか？ (24) p.307-308. *1.)

毛様体剝離，脈絡膜剝離

特発性脈絡膜剝離

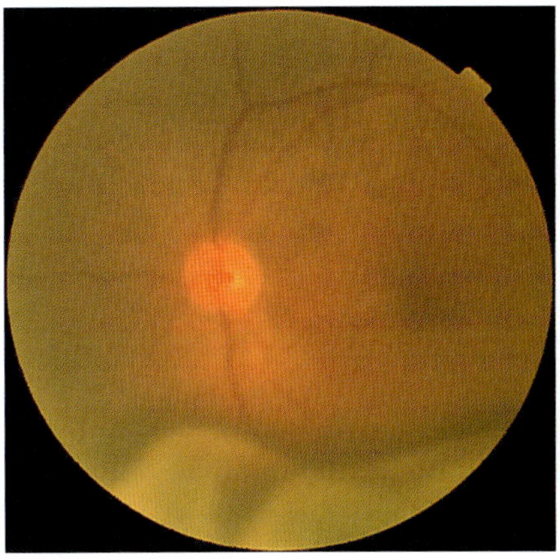

a. 眼底写真．下方に網膜剝離の一部がみられる．

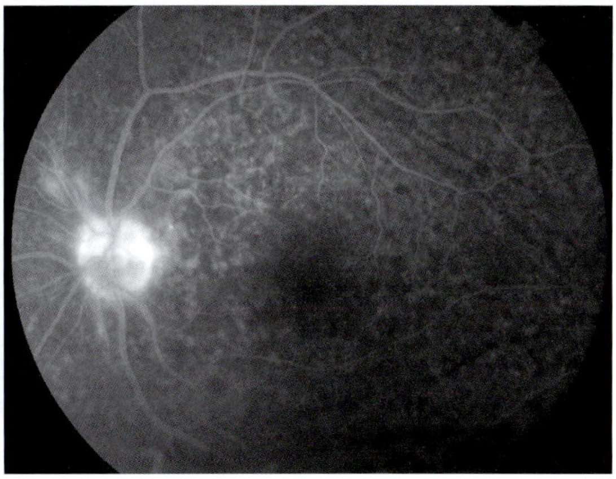

b. フルオレセイン蛍光眼底造影検査．後極部全体に過蛍光と低蛍光が混在している（leopard spot）．

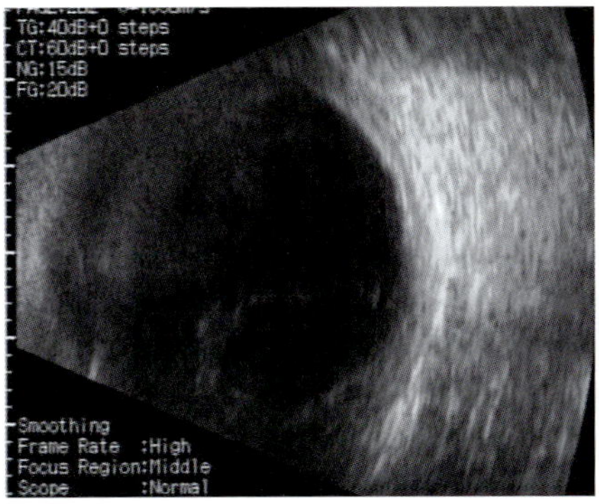

c. B モード超音波検査．脈絡膜肥厚と下方に網脈絡膜剝離がみられる．

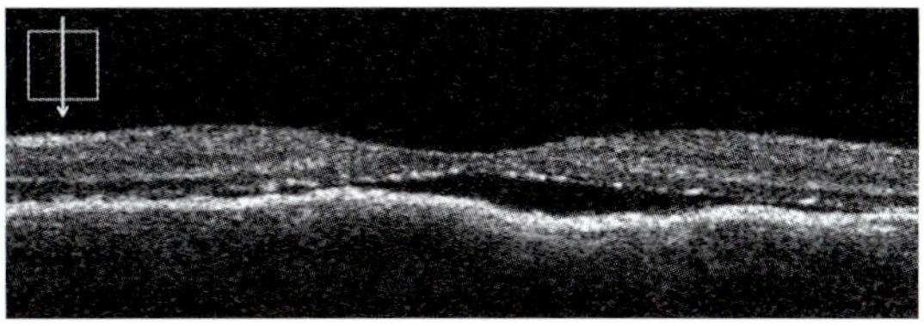

d. 光干渉断層計．漿液性網膜剝離と網膜色素上皮の波打ち像がみられる．

❺ 特発性脈絡膜剝離の特徴的所見
（丸子一朗ら：脈絡膜剝離，uveal effusion. [15] p.273．図 1-4.）

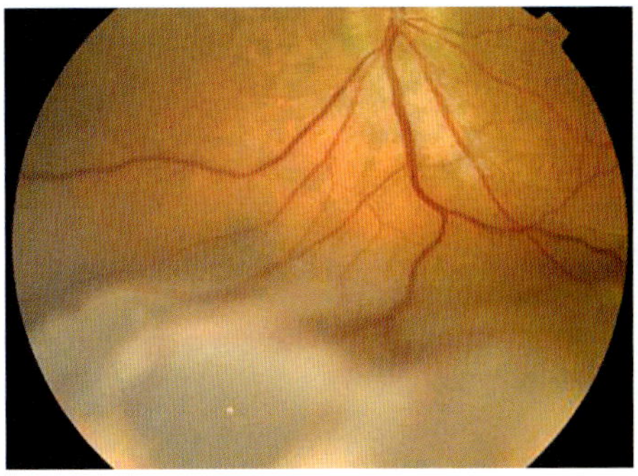

a.

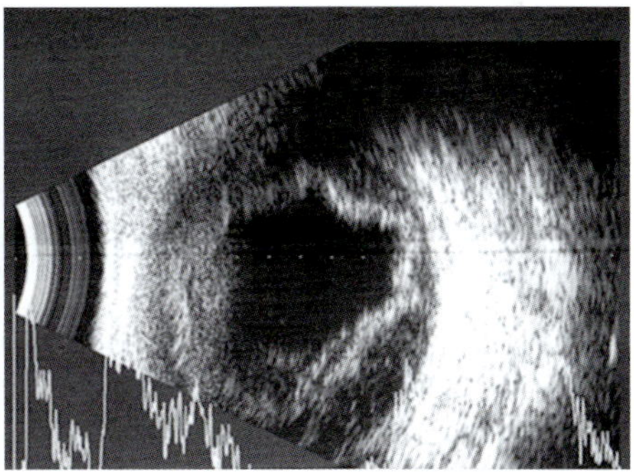

b.

❻ uveal effusion（72 歳，男性）
a. 眼底周辺部に脈絡膜剝離を伴った滲出性網膜剝離がみられる．
b. 超音波 B モード．可動性の少ないドーム状の隆起が描出される．
（Awotesu S, et al：Bilateral sequential uveal effusion syndrome after one-quarter of a century. Clin Expeiment Ophthalmol 2010；38：817-818.）
（川口龍史ら：脈絡膜剝離の鑑別診断．[13] p.43．図 1.）

脈絡膜肥厚

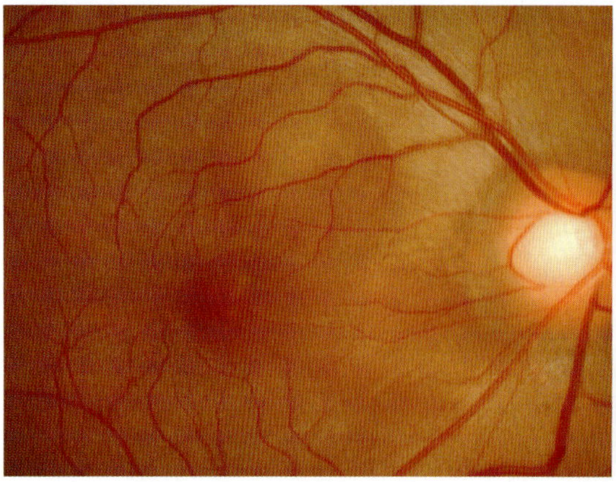

a．眼底写真

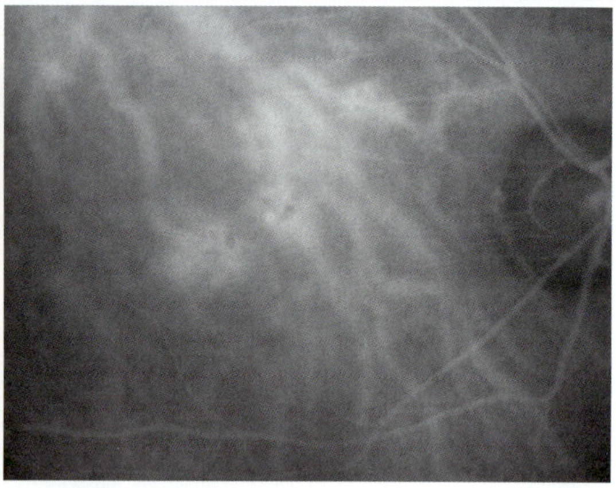

b．IA 所見

[7] 初発 Vogt-小柳-原田病患者の IA 所見．滲出性網膜剝離がみられる領域の脈絡膜血管は，炎症により staining，leakage を呈する．
（竹内 大：眼底検査／造影検査，OCT，MP-1®．[13] p.66．図 5．）

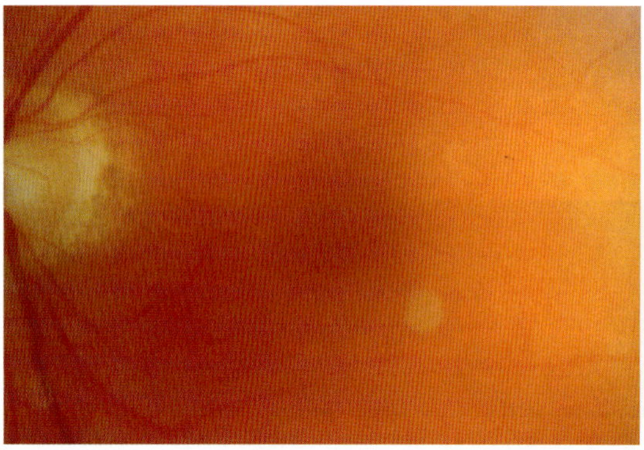

a．眼底所見

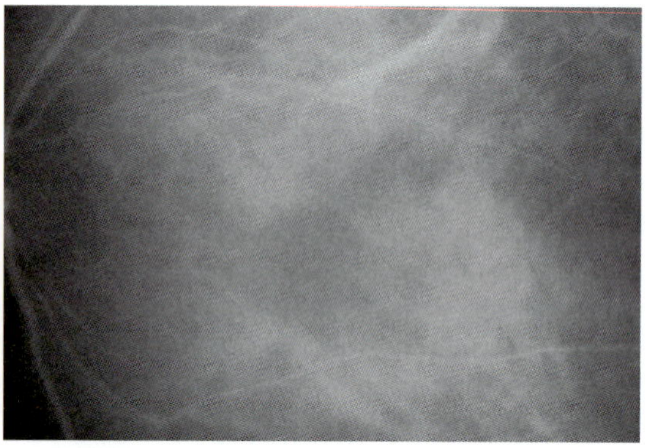

b．IA 所見

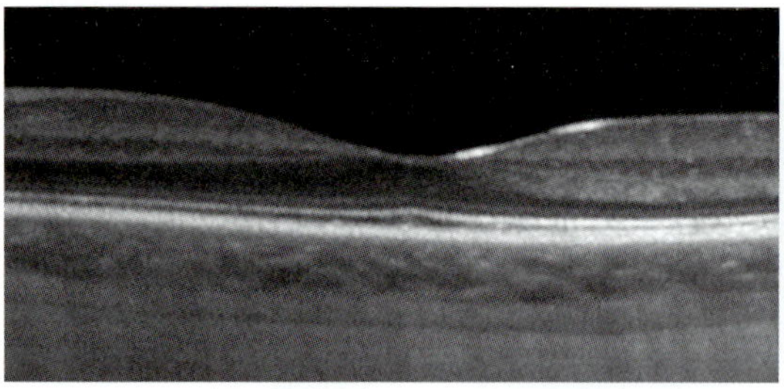

c．EDI-OCT 所見（正常眼）

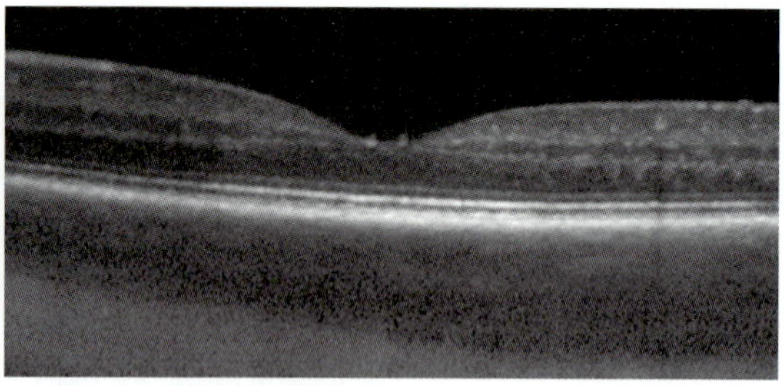

d．EDI-OCT 所見（患眼）

[8] 遷延型 Vogt-小柳-原田病の所見．前眼部に炎症所見はなく，眼底は夕焼け状を呈しているが（a），漿液性網膜剝離などはなく，矯正視力（1.0）の症例である．しかし，IA では脈絡膜血管の staining，filling defect がみられ（b），EDI-OCT では，正常眼（c）と比較して脈絡膜の肥厚が観察される（d）．
（竹内 大：眼底検査／造影検査，OCT，MP-1®．[13] p.71．図 12．）

脈絡膜肥厚

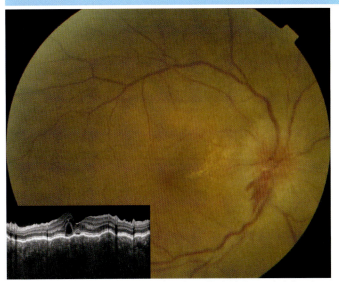

❾ Vogt-小柳-原田病（乳頭浮腫型）．乳頭が発赤腫脹し，出血もみられる．黄斑部 OCT では，網膜色素上皮が波打ち，脈絡膜が肥厚している．
（中尾久美子：視神経炎と間違えやすいぶどう膜炎を教えてください．㉑ p.356．図 1．）

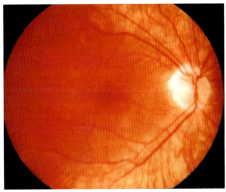

❿ Vogt-小柳-原田病ぶどう膜炎の夕焼け眼底所見．夕焼け眼底は Vogt-小柳-原田病回復期の所見で，脈絡膜のメラノサイト崩壊を示す所見．
（杉田 直：ぶどう膜炎の診断の進め方．⑮ p.173．図 4c．）

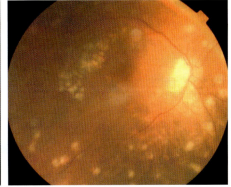

⓫ 交感性眼炎患者の眼底写真．67 歳，男性．左眼は外傷で失明．右眼に交感性眼炎を発症し，10 年以上経過している．右眼底は夕焼け状で，脱色素斑が散在している．
（園田康平：Vogt-小柳-原田病，交感性眼炎．⑮ p.206．図 3．）

Editor's note ❽

実は奥深い脈絡膜肥厚
近年の OCT の発展で脈絡膜の形態観察が可能になった．脈絡膜肥厚には"浮腫"による肥厚と，"血管拡張"による肥厚がある．Vogt-小柳-原田病急性期でみられる脈絡膜肥厚は"浮腫"であることが明らかになった．慢性期に夕焼け状眼底になると，脈絡膜は非常に薄くなる．（園田康平）

眼炎症の原因疾患とその頻度

眼炎症の原因疾患を突き止めるにあたり，その地域における原因疾患別の発症頻度をとらえておくことは非常に重要である．特にぶどう膜炎の発症には内因性因子（年齢，性別，人種，遺伝的背景など）と，外因性因子（地域，気候，食習慣，衛生状態，周囲の微生物など）が関与していることから，常に疫学データの動向に目を向けておかなければならない．たとえば，わが国全体の臨床統計では，Behçet 病の統計上の報告数は減少傾向にあること，原因疾患が特定できたぶどう膜炎症例のうち感染性ぶどう膜炎は約 25％ で，大半が非感染性ぶどう膜炎であることなどである．また，ぶどう膜炎として診察する患者のうち，3 割程度は原因疾患の特定ができない症例であると報告されている．

❶ ぶどう膜炎患者の診断名（$n = 834$）

診断	患者数（％）	診断	患者数（％）
Vogt-小柳-原田病	92 (11.0)	猫ひっかき病	4 (0.5)
サルコイドーシス	58 (6.9)	地図状網脈絡膜症	4 (0.5)
急性前部ぶどう膜炎	54 (6.5)	HTLV-1 関連ぶどう膜炎	3 (0.4)
Behçet 病	48 (5.8)	サイトメガロウイルス網膜炎	2 (0.2)
結核	36 (4.3)	梅毒	2 (0.2)
multifocal choroiditis with panuveitis	20 (2.4)	TINU 症候群	2 (0.2)
ヘルペス性前部ぶどう膜炎	19 (2.3)	HIV 網膜症	2 (0.2)
MEWDS（多発消失性白点症候群）	15 (1.8)	Posner-Schlossman 症候群	1 (0.1)
トキソプラズマ症	15 (1.8)	Lyme 病	1 (0.1)
真菌感染	13 (1.6)	acute annular outer retinopathy	1 (0.1)
悪性リンパ腫	13 (1.6)	relentless placoid chorioretinopathy	1 (0.1)
交感性眼炎	12 (1.4)	白血病	1 (0.1)
急性網膜壊死	12 (1.4)	Wegener 肉芽腫症	1 (0.1)
糖尿病虹彩毛様体炎	8 (1.0)	水晶体起因性ぶどう膜炎	1 (0.1)
全身性エリテマトーデス	7 (0.8)	ヘルペス性角膜ぶどう膜炎	1 (0.1)
トキソカラ症	6 (0.7)	原因不明	374 (44.8)
Fuchs 虹彩異色性虹彩毛様体炎	5 (0.6)		

MEWDS：multiple evanescent white dot syndrome
HTLV-1：human T-lymphotropic virus type I
TINU：tubulointerstitial nephritis and uveitis
HIV：human immunodeficiency virus
(Keino H, et al：Frequency and clinical features of intraocular inflammation in Tokyo. Clin Experiment Ophthalmol 2009；37：595-601.)
(渡邊交世：結核. ⑧ p.148. 表 1.)

❷ わが国でのぶどう膜炎の診察例数（大学病院 36 施設の 2009 年度の臨床統計をもとに筆者らがまとめた）

症例	症例数（カッコ内は %）	症例	症例数（カッコ内は %）
サルコイドーシス	407 (10.6)	HTLV-1 関連ぶどう膜炎	29 (0.8)
Vogt-小柳-原田病	267 (7.0)	炎症性腸疾患に関連したぶどう膜炎	28 (0.7)
急性前部ぶどう膜炎	250 (6.5)	多発性後極部網膜色素上皮症	28 (0.7)
強膜炎	235 (6.1)	その他の全身疾患に関連したぶどう膜炎	27 (0.7)
ヘルペス性虹彩炎	159 (4.2)	周辺部ぶどう膜炎	26 (0.7)
Behçet 病	149 (3.9)	多発性脈絡膜炎	23 (0.6)
細菌性眼内炎	95 (2.5)	Fuchs 虹彩異色性虹彩毛様体炎	21 (0.5)
仮面症候群	95 (2.5)	急性後部多発性斑状色素上皮症	16 (0.4)
Posner-Schlossman 症候群	69 (1.8)	ぶどう膜炎に伴う尿細管間質性腎炎症候群	15 (0.4)
網膜血管炎	61 (1.6)	梅毒関連ぶどう膜炎	15 (0.4)
糖尿病虹彩炎	54 (1.4)	水晶体起因性ぶどう膜炎	13 (0.3)
結核性ぶどう膜炎	54 (1.4)	点状脈絡膜内層症	13 (0.3)
急性網膜壊死	53 (1.4)	若年性特発性関節炎関連ぶどう膜炎	11 (0.3)
眼トキソプラズマ症	48 (1.3)	地図状脈絡網膜炎	11 (0.3)
急性散在性網膜色素上皮症	40 (1.0)	交感性眼炎	10 (0.3)
真菌性眼内炎	39 (1.0)	眼トキソカラ症	9 (0.2)
サイトメガロウイルス網膜症	37 (1.0)	その他	112 (2.9)
リウマチ関連ぶどう膜炎	29 (0.8)	分類不能	1,282 (33.5)

（岩橋千春ら：ぶどう膜炎の疫学．[13] p.3．表 1.）

❸ 強膜炎の原因別統計

原因	症例数（カッコ内は %）
リウマチ性疾患	59 (25.1)
関節リウマチ	22 (9.4)
Wegener 肉芽腫	10 (4.2)
その他	27 (11.5)
ウイルス感染	11 (4.7)
結核	4 (1.7)
その他	23 (9.8)
分類不能	138 (58.7)

（岩橋千春ら：ぶどう膜炎の疫学．[13] p.3．表 2.）

❹ 網膜炎の原因別統計

原因	症例数（カッコ内は %）
急性網膜壊死	53 (58.9)
単純ヘルペスウイルス	12 (14.0)
水痘・帯状疱疹ウイルス	39 (43.3)
サイトメガロウイルス	1 (1.1)
その他	1 (1.1)
サイトメガロウイルス網膜症	37 (41.1)

（岩橋千春ら：ぶどう膜炎の疫学．[13] p.3．表 3.）

❺ 仮面症候群の背景疾患

背景	症例数（カッコ内は %）
原発性眼内悪性リンパ腫	48 (50.5)
原発性中枢神経悪性リンパ腫	12 (12.6)
全身性悪性リンパ腫	14 (14.7)
原発性眼内腫瘍	15 (15.8)
転移性腫瘍	6 (6.3)

（岩橋千春ら：ぶどう膜炎の疫学．[13] p.3．表 4.）

Editor's note 9

流行についていこう！

ぶどう膜炎の原因疾患は，地域によって，また時期によって変化する．ぶどう膜炎は，内因性のものだけでなく，感染症や悪性新生物による幅広い眼炎症を含んだ疾患であることを改めて認識する必要がある．ぶどう膜炎の動向に常日ごろ注意しておくのが望ましい．（園田康平）

Subnote

ぶどう膜炎は，全身疾患と関係が深いのは周知の事実である．また，多くのぶどう膜炎では病原体やその成分が眼内に到達して，病原体自体または病原体に対する宿主の反応がぶどう膜炎を起こすと考えられる．これらの起炎物質またはこれに対する抗体，宿主の反応による炎症関連因子などは，発症後1〜2週間程度で血中から消えてしまうことが多い．

以上のことを踏まえると，非特異的所見を呈する症例（言い換えると，よくわからない困った症例）では，初診時の十分な全身検査は不可欠である．しかし，"ぶどう膜炎"との病名を理由に検査の乱発を行うことは避けねばならない．そこで，ぶどう膜炎診断を網羅的に行う必要最小限度の検査と，筆者が考えている検査一覧"ぶどう膜炎セット（略称，ぶセット）"を ❻ に掲載する．

❻ "ぶセット"（筆者が考えるぶどう膜炎診断のための検査一覧"ぶどう膜炎セット"の略称）

1	末梢血液一般検査（白血球が異常高値の場合は感染を疑う，好酸球が高値の場合にはアレルギーや寄生虫感染を疑う，その他，副作用モニター）	7	IgE（寄生虫感染，アレルギーの判定）
2	肝機能・腎機能（ステロイドなど薬剤副作用モニター）	8	感染症検査（梅毒，トキソプラズマ，ATLAは必須；HIVは疑ったときのみ，各種ウイルス抗体価も必要時のみ行う）
3	空腹血糖（糖尿病の判定）	9	ACE（サルコイドーシスの判定）
4	CRP，血沈（炎症マーカー）	10	ツベルクリン反応（結核，サルコイドーシスの鑑別）
5	CH50（補体系活性化の判定）	11	胸部X線（結核，サルコイドーシスの鑑別）
6	抗核抗体，リウマチ因子（免疫疾患の素因検査）	12	尿中 β_2-ミクログロブリン（小児のぶどう膜炎のみ：間質性腎炎ぶどう膜症候群の鑑別）

注1：5，6で異常値が認められた場合には，免疫内科医あるいはリウマチ専門医にコンサルトするのが望ましい．
注2：7はトキソカラ症を疑う場合にのみ測定するようにしている．
ATLA：adult T-cell leukemia antibody
ACE ：angiotensin converting enzyme

（大黒伸行：病態に即した，適切なぶどう膜炎検査項目を教えてください．13 p.78-79．表4．）

主な疾患とその所見／感染性（外因性）ぶどう膜炎
ウイルス性虹彩毛様体炎

　原因となる主なウイルスは，単純ヘルペスウイルス1型（herpes simplex virus-type 1；HSV-1），2型（HSV-2）と水痘・帯状疱疹ウイルス（varicella-zoster virus；VZV）である．虹彩毛様体炎だけでなく，汎ぶどう膜炎（急性網膜壊死）も引き起こす．また近年，サイトメガロウイルス（cytomegalovirus；CMV）も，網膜炎のみならず，虹彩炎の原因にもなることが明らかとなった．虹彩炎は通常片眼性で，充血，羞明，眼痛，霧視を訴え，前房内炎症は急性期には高度なことが多い．

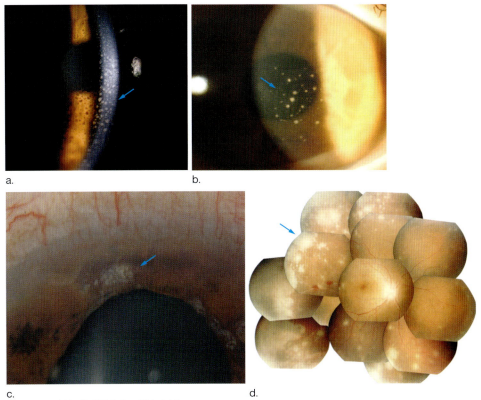

❶ ヘルペス性虹彩毛様体炎の代表症例
a．ヘルペス性虹彩炎（HSV-1）．急性，片眼性，高眼圧，ステロイド抵抗性で，色素性角膜後面沈着物（keratic precipitates；KPs）が集積（矢印）．
　ポイント　サルコイドーシス，原田病なども同様のKPだが，通常これらは両眼性が多い．
b．ヘルペス性虹彩炎（CMV）．急性，片眼性，高眼圧，散在性の白色KP，限局性のコインリージョン様内皮浮腫（矢印）．
　ポイント　Posner-Schlossman症候群との鑑別は困難で，限局性の角膜内皮浮腫があり，角膜内皮細胞が著明に減少する．
c．ヘルペス性虹彩炎（VZV）．片眼性で，回復期には分節状の虹彩萎縮がみられることがある（矢印）．
　ポイント　虹彩萎縮から引きつられるような麻痺性散瞳あり．
d．急性網膜壊死（VZV）．急激に進行する網膜壊死病巣（矢印）が周辺眼底から出現．
（杉田　直：ぶどう膜炎の診断の進め方．15 p.171．図1．）

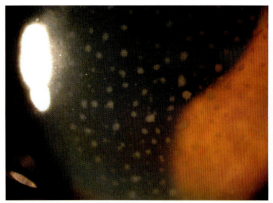

❷ HSV 虹彩炎の角膜後面沈着物．急性期には，高度の前房内炎症とともに白色で豚脂様から小型円形の角膜後面沈着物を認める．
(蕪城俊克ら：ウイルス性虹彩毛様体炎．13 p.177. 図1.)

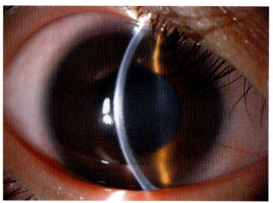

❸ HSV 虹彩炎．豚脂様から小型円形の白色角膜後面沈着物，角膜浮腫と眼圧上昇を認めた．
(沖永貴美子ら：ヘルペスウイルスによる前部ぶどう膜炎．15 p.181. 図1.)

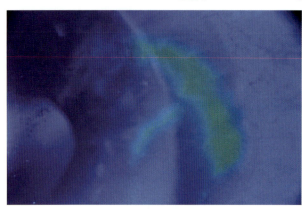

❹ HSV 虹彩炎にみられた樹枝状角膜潰瘍．虹彩炎にステロイド点眼を行ったところ，樹枝状角膜潰瘍を生じたため，ウイルス性ぶどう膜炎が疑われた．
(沖永貴美子ら：ヘルペスウイルスによる前部ぶどう膜炎．15 p.181. 図2.)

❺ ヒトヘルペスウイルス科の潜伏部位と関連する疾患

名称	略称	潜伏部位	関連する疾患
単純ヘルペスウイルス1型	HSV-1	三叉神経節	口唇ヘルペス，角膜炎，虹彩炎
単純ヘルペスウイルス2型	HSV-2	仙髄神経節	外陰部ヘルペス，虹彩炎，網膜炎
水痘・帯状疱疹ウイルス	VZV	脊椎後髄神経節	水痘，帯状疱疹，虹彩炎，網膜炎
Epstein-Barr ウイルス	EBV	外分泌腺	伝染性単核症，上顎癌，Burkitt リンパ腫，Sjögren 症候群
サイトメガロウイルス	CMV	リンパ球など	サイトメガロウイルス網膜炎，肺炎，肝炎，脳炎
ヒトヘルペスウイルス6型	HHV-6	CD4陽性T細胞	突発性発疹
ヒトヘルペスウイルス7型	HHV-7	CD4陽性T細胞	突発性発疹
ヒトヘルペスウイルス8型	HHV-8		Kaposi 肉腫

(蕪城俊克ら：ウイルス性虹彩毛様体炎．13 p.176. 表1.)

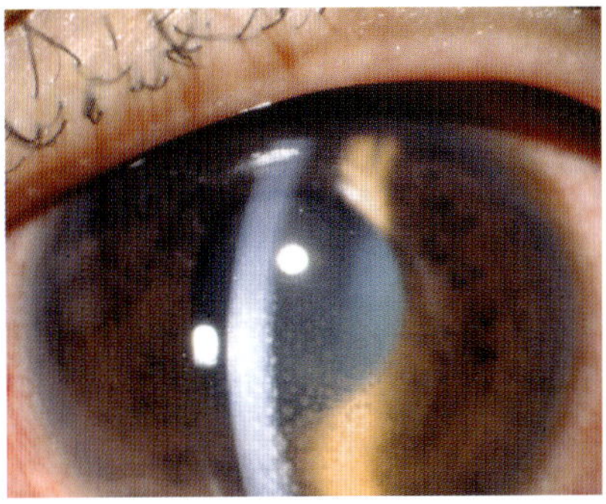

❻ VZV 虹彩炎．急性期には，高度の前房内炎症とともに比較的大型で均一な大きさの豚脂様角膜後面沈着物が広範囲にみられることが多い．
（冲永貴美子ら：ヘルペスウイルスによる前部ぶどう膜炎．[15] p.182．図 3.）

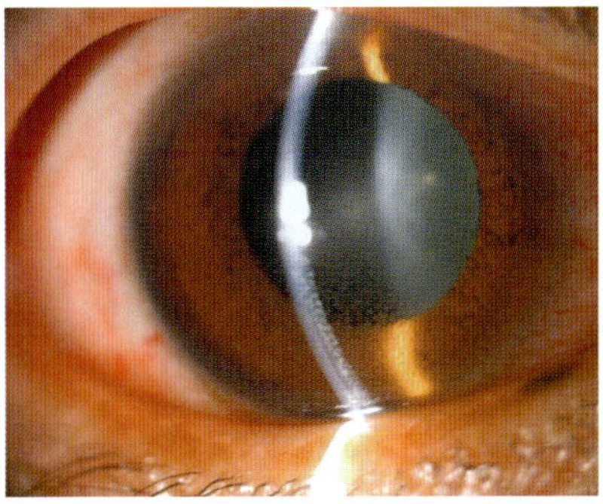

❼ VZV 虹彩炎の角膜後面沈着物．急性期には，高度の前房内炎症とともに比較的均一な大きさの豚脂様角膜後面沈着物が，角膜全体にみられることが多い．
（蕪城俊克ら：ウイルス性虹彩毛様体炎．[13] p.178．図 3.）

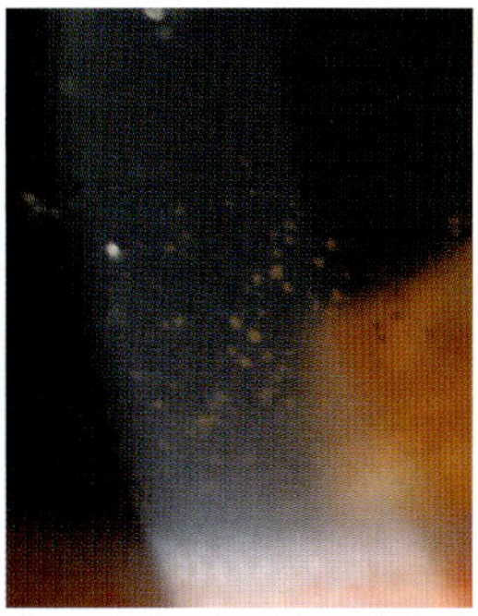

❽ 色素性の角膜後面沈着物．鎮静期には，豚脂様角膜後面沈着物は虹彩色素をとり込んで茶色の色素性角膜後面沈着物となり，長期間残存することもある．
（蕪城俊克ら：ウイルス性虹彩毛様体炎．[13] p.178．図 4.）

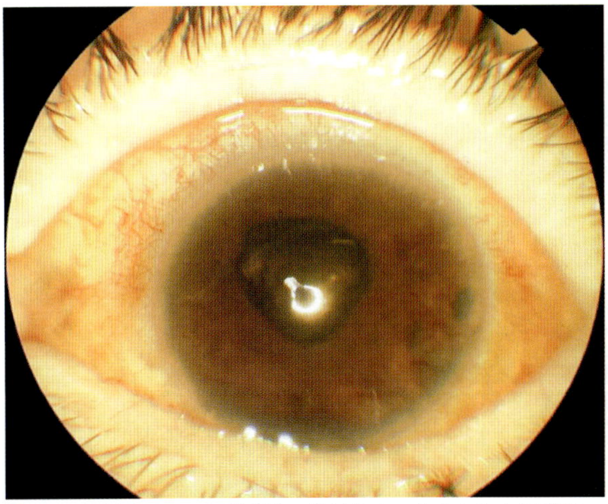

❾ VZV 虹彩炎による虹彩萎縮．比較的くっきりとした虹彩萎縮が広範囲にみられ，瞳孔不整も起こしている．
（蕪城俊克ら：ウイルス性虹彩毛様体炎．[13] p.178．図 5.）

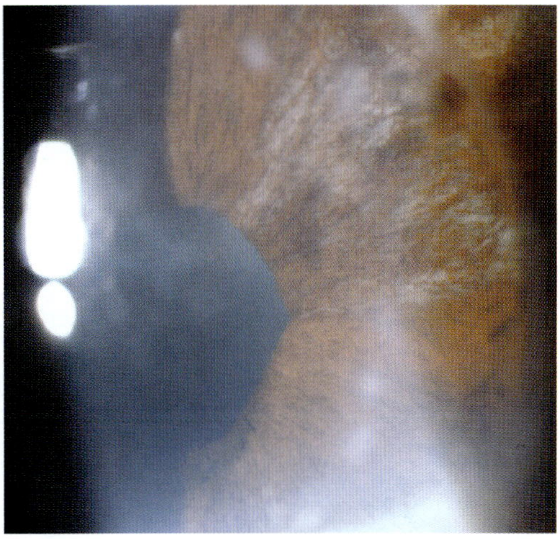

❿ VZV 虹彩炎による虹彩萎縮．比較的くっきりとした虹彩萎縮がみられ，瞳孔不整を起こしている．
（冲永貴美子ら：ヘルペスウイルスによる前部ぶどう膜炎．[15] p.182．図 4.）

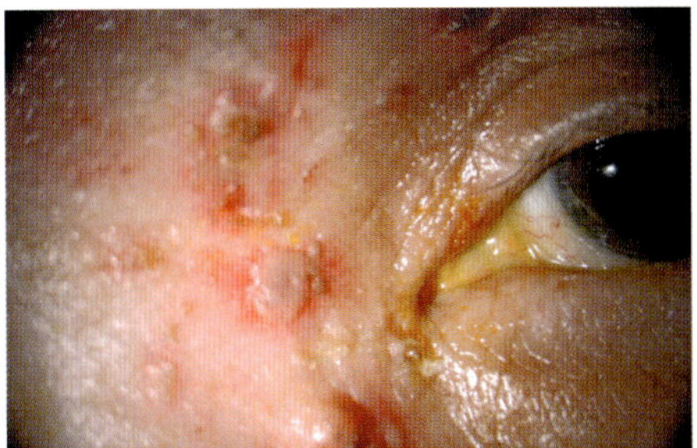

⓫ 眼部帯状疱疹．眼部帯状疱疹で鼻根部に皮疹を認める症例では，VZV 虹彩炎や角膜炎を起こしやすい．
（蕪城俊克ら：ウイルス性虹彩毛様体炎．[13] p.177．図 2.）

Subnote

HSV よりも VZV のほうが一度に多くの神経束に再発する傾向が強いため，VZV 虹彩炎のほうが眼瞼炎などの随伴症状を伴いやすい．

（蕪城俊克ら：ウイルス性虹彩毛様体炎．[13] p.177.）

Subnote

VZV の場合，経過中に虹彩萎縮と麻痺性散瞳を認めることがあるのが特徴である．もし，この前眼部の所見に加えて，進行する網膜壊死病巣が眼底にみられたら，急性網膜壊死を考慮する．

（杉田　直：ぶどう膜炎の診断の進め方．[15] p.171.）

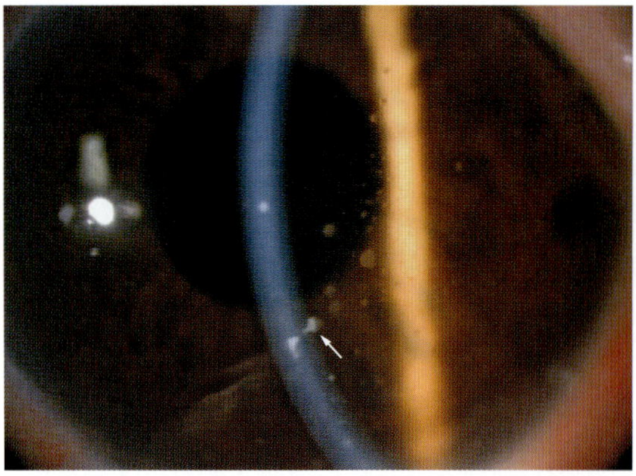

⑫ CMV 虹彩炎の角膜後面沈着物. さまざまな大きさの白色円形の小型 KPs がみられる. KPs に樹枝状の突起がみられることもある（星形 KPs，矢印）.
（蕪城俊克ら：ウイルス性虹彩毛様体炎. [13] p.179. 図 6.）

Editor's note 10

ウイルスなら "片眼性・固まり型炎症"

ウイルスは細胞内寄生体であるので，その排除のために必ず生体はリンパ球を呼び寄せ，感染細胞を刺激する反応形態をとる. 前眼部の "片眼性・固まり型炎症" をみたら，まずはウイルス性虹彩毛様体炎を鑑別に挙げてほしい.（園田康平）

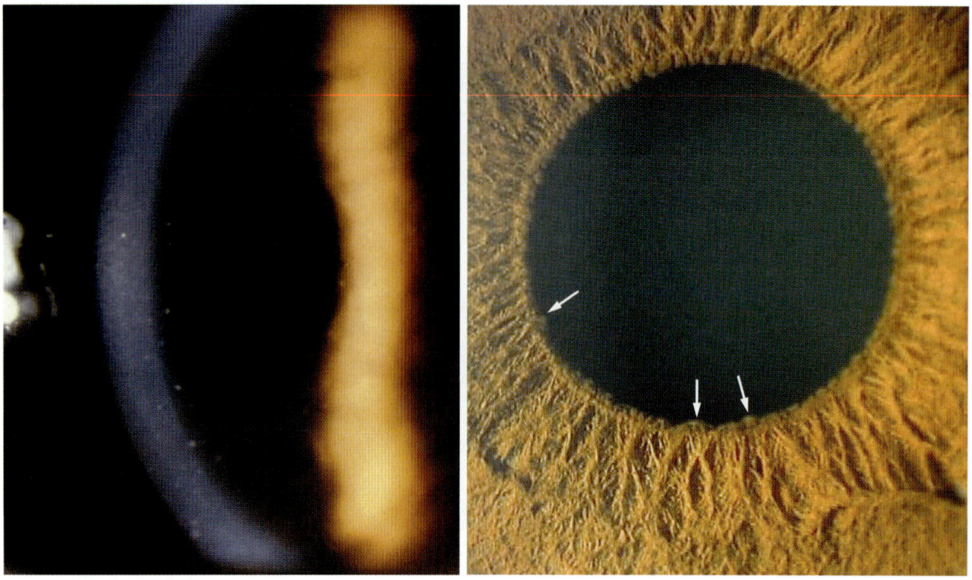

a.　b.

⑬ HAU 症例の前眼部写真. 32 歳，男性. 顆粒状の角膜後面沈着物（a）と瞳孔縁虹彩結節（b，矢印）がみられる.（TOPCON SL-8Z で撮影.）
HAU：HTLV-1-associated uveitis（HTLV-1 関連ぶどう膜炎）
（中尾久美子：HTLV-1 関連ぶどう膜炎. [13] p.172. 図 1.）

主な疾患とその所見／感染性（外因性）ぶどう膜炎
サイトメガロウイルス網膜炎

　CMV（cytomegalovirus；サイトメガロウイルス）は，ヘルペスウイルス科ベータヘルペス亜科に属する二本鎖 DNA ウイルスである．日本人の大半が小児期より無症状のまま潜伏感染している．悪性腫瘍や臓器移植後，後天性免疫不全症候群（acquired immunodeficiency syndrome；AIDS）などの免疫不全状態では，潜伏していた CMV が再活性化し，網膜を含め，肺や消化管をはじめ全身の諸臓器に感染症を引き起こす．

　主に眼底後極部に発症する劇症型と，周辺部に発症する顆粒型がある．劇症型は後極部のアーケード血管に沿った白色病巣と出血，血管炎が特徴で，癒合しながら周囲に次第に拡大していく．顆粒型は周辺部の白色顆粒状混濁として発症し，劇症型に比較すると進行は遅い．いずれも健常網膜と病巣部の境目には白色の点状病変が散在するのが特徴である．病変が眼底周辺部に生じた場合には，飛蚊症や視野欠損を自覚する場合から無症状のことも少なくない．しかし，後極から黄斑部に及ぶと著しい視力低下となる．

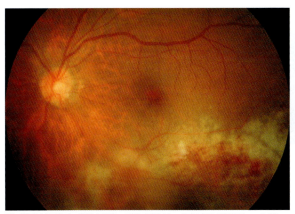

❶ CMV 網膜症（劇症型）の眼底所見．後極部に発症し，血管炎や出血を伴いながら周囲に進展する．
（岩橋千春ら：ウイルス性網脈絡膜炎．13 p.186．図 5．）

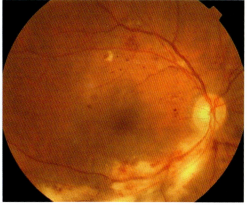

❷ サイトメガロウイルス網膜炎（劇症型）．アーケード血管に沿って，拡大癒合性の白色病巣と出血，血管炎を認める．また，健常網膜と病巣部の境目には，白色の点状病変が散在している．
（肱岡邦明：眼日和見感染症．13 p.200．図 1．）

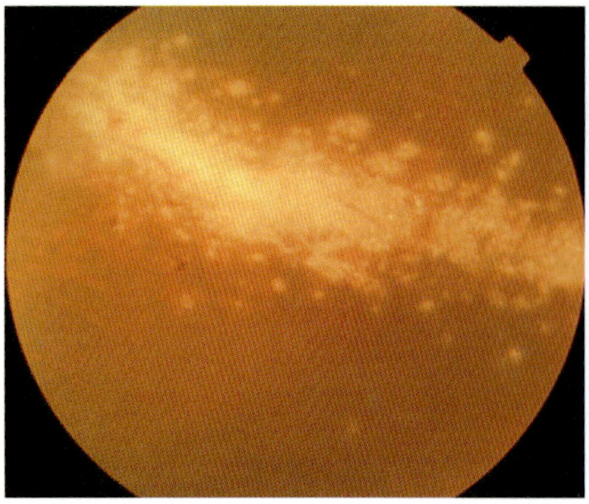

[3] CMV 網膜症（顆粒型）の眼底所見．周辺部に顆粒状の病変として発症する．
（岩橋千春ら：ウイルス性網脈絡膜炎．[13] p.186．図 6.）

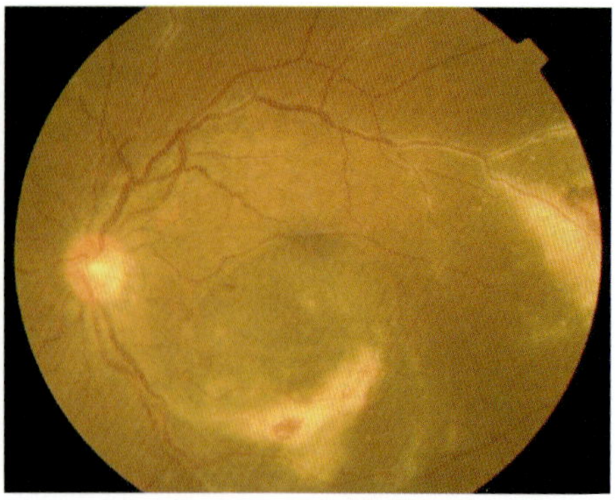

[4] CMV 網膜炎発症時の左眼眼底写真．29 歳，男性．急性骨髄性白血病（AML〈M2〉）に対し，末梢血幹細胞移植を施行後，CMV 網膜炎を発症．網膜アーケード血管炎および血管に沿って白色滲出斑および出血を認める．
（松田順子ら：サイトメガロウイルス網膜炎．[15] p.215．図 1.）

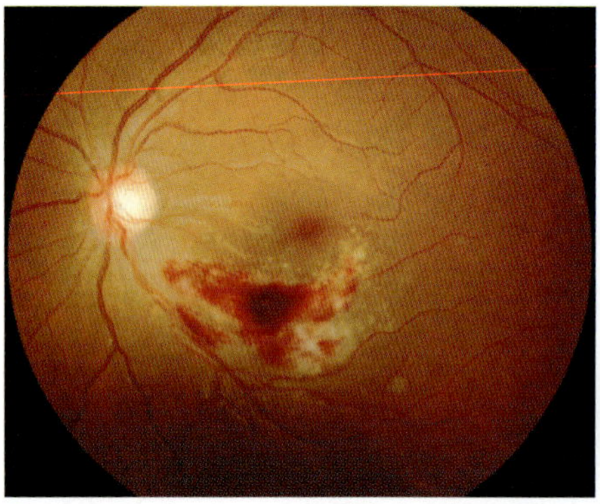

[5] サイトメガロウイルス網膜炎（29 歳，女性）．後極部血管を中心とした出血・滲出斑を認める．
（井上幸次：ヒトヘルペスウイルス感染症．[5] p.128．図 3.）

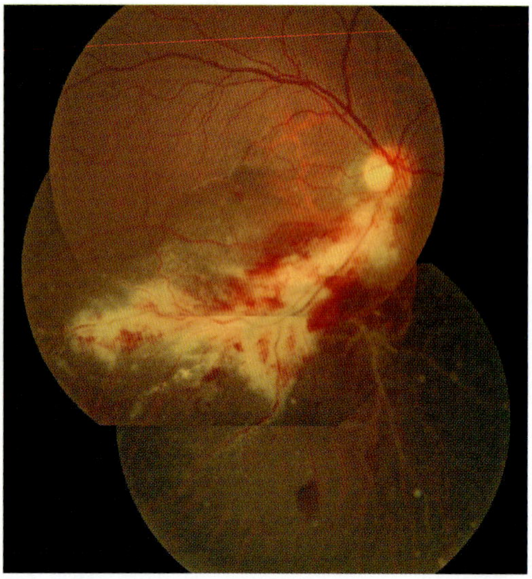

[6] サイトメガロウイルス網膜炎．アーケード血管に沿った白色滲出斑と網膜出血，動静脈炎がみられる．
（田口千香子：網膜血管炎・滲出斑の鑑別診断．[13] p.36．図 8.）

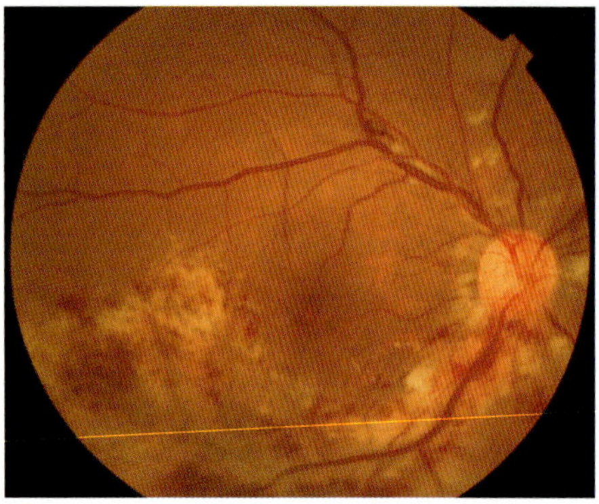

[7] AIDS によるサイトメガロウイルス網膜炎．眼底後極部に黄白色病巣と網膜出血を認める．
（西信良嗣：眼底所見のとらえ方．[13] p.60．図 6.）

Editor's note [11]

サイトメガロウイルス網膜炎いまむかし

サイトメガロウイルス網膜炎は免疫不全状態で起こるので付随炎症が少ない．前房細胞や硝子体混濁が少ないためにきれいな眼底写真が撮れることが多かった．しかし近年は内科的な治療の発達によって，そんな典型的な初発サイトメガロウイルス網膜炎で受診されることは少なくなり，むしろ大なり小なりの炎症を伴う"免疫回復ぶどう膜炎"の要素が入ることが多くなった．
（園田康平）

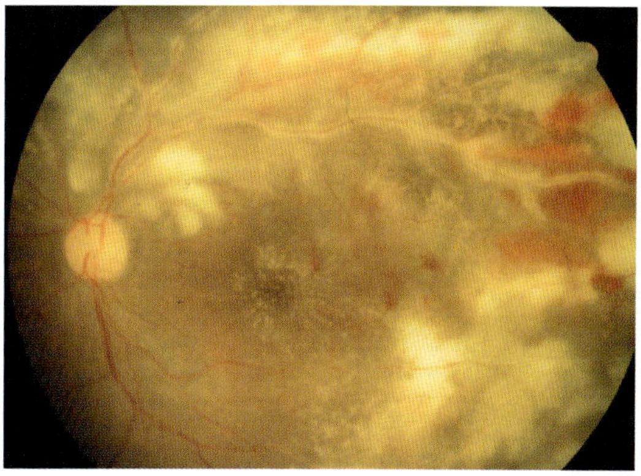

❽ SLE 患者に発症したサイトメガロウイルス網膜炎（45 歳，女性）
（藤野雄次郎：皮膚疾患に伴うぶどう膜炎．[13] p.245．図 8．）

immune recovery uveitis（IRU）

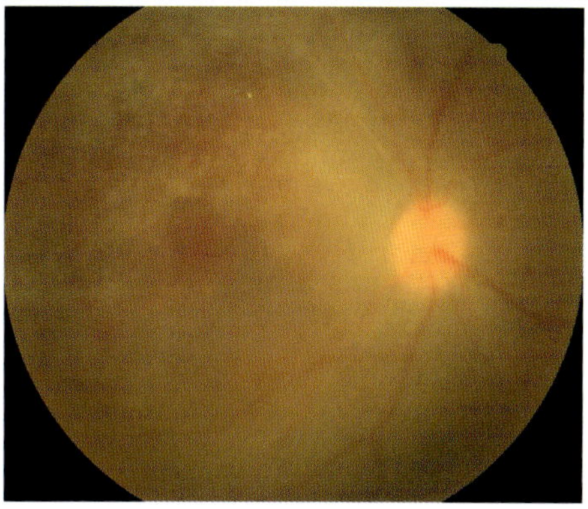

❾ IRU．CMV 網膜炎が鎮静化しているが，硝子体混濁を認める．
（肱岡邦明：眼日和見感染症．[13] p.204．図 3．）

Subnote

immune recovery uveitis

近年，highly active anti-retroviral therapy（HAART）などの導入により，CMV 網膜炎を有する患者で臨床的な免疫能の回復に伴って眼内炎症を生じるケースが認められるようになり，こう呼ばれている．強い前房内や硝子体の炎症を生じてくればステロイドによる治療が必要となり，硝子体混濁，黄斑浮腫，網膜上膜などを合併してくれば硝子体手術が必要となることもある．

（井上幸次：ヒトヘルペスウイルス感染症．[5] p.128．＊7．）

主な疾患とその所見／感染性（外因性）ぶどう膜炎
急性網膜壊死と進行性網膜外層壊死

急性網膜壊死

急性網膜壊死（acute retinal necrosis；ARN）は，わが国の浦山らにより網膜動脈周囲炎と網膜剥離を伴う急性発症のぶどう膜炎を"桐沢型ぶどう膜炎"として，1971年に最初に報告された疾患である[1]．単純ヘルペスウイルス（herpes simplex virus；HSV）1型か2型，および水痘・帯状疱疹ウイルス（varicella-zoster virus；VZV）が原因の汎ぶどう膜炎で，前房水からのウイルスPCR（polymerase chain reaction）法による原因ウイルスの同定により診断に至る．

初期：豚脂様角膜後面沈着物を伴った急性虹彩毛様体炎を生じ，多くが片眼性で発症．高眼圧を伴うことがある．やがて網膜周辺部に黄白色顆粒状病変が出現し，急速に癒合・拡大し，眼底周辺部のほぼ全周に及ぶ．棍棒状の出血が病巣部でみられることが多い．視神経乳頭の腫脹や発赤もみられる．

進行期：ヘルペスウイルスを排除しようとする免疫反応が生じ，硝子体混濁が増強する．網膜病変の進行は停止し，萎縮・瘢痕化とともに多発網膜裂孔による網膜剥離がみられる．

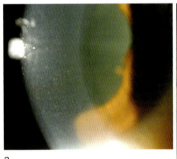

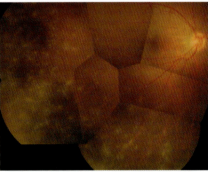

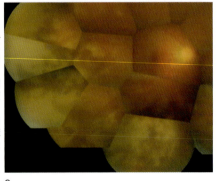

❶ 急性網膜壊死の病初期の所見
（50歳，男性）
a. 急性虹彩毛様体炎．前房水よりVZV-DNAが$2.0×10^6$ copies/mL検出された．このように，病初期には大小不同の豚脂様角膜後面沈着物がみられる．
b. 黄白色顆粒状病変．病初期では，網膜周辺部には顆粒状の黄白色病変が散在している．
c. 眼底周辺部のほぼ全周に及ぶ黄白色病変．顆粒状の黄白色病変が癒合・拡大して濃厚な黄白色病変を呈している．
（臼井嘉彦：急性網膜壊死．17 p.273. 図1, 2. p.274. 図3.）

❷ 急性網膜壊死の臨床所見

| 急性汎ぶどう膜炎 |
| 網膜動脈周囲炎 |
| 閉塞性血管炎 |
| 眼底周辺部から後極に拡大する黄白色の滲出病変 |
| 硝子体混濁 |
| 多発裂孔網膜剥離 |

（池田恒彦：急性網膜壊死．8 p.161. 表1.）

❸ 急性網膜壊死の初期病変

| 豚脂様角膜後面沈着物を伴う急性虹彩毛様体炎 |
| 網膜動脈周囲炎 |
| 網膜周辺部に散在する黄白色滲出斑 |
| 視神経乳頭の発赤・腫脹 |

（池田恒彦：急性網膜壊死．8 p.161. 表2.）

急性網膜壊死

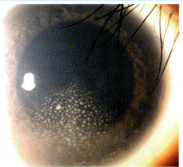

❹ 急性網膜壊死の発症時の所見. 色素性の豚脂様角膜後面沈着物を伴った, 片眼の急性虹彩毛様体炎で発症する.
(岩橋千春ら:ウイルス性網脈絡膜炎. ⑬ p.184. 図1.)

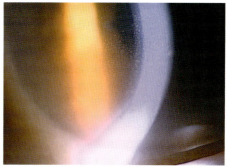

❺ 急性網膜壊死で観察された豚脂様角膜後面沈着物
(武田篤信:急性網膜壊死. ⑮ p.209. 図1.)

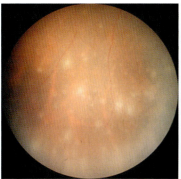 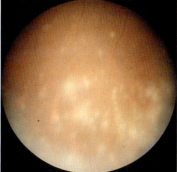 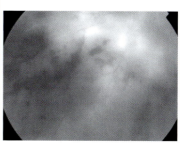

a. 発症から数日後の所見. 網膜周辺部に黄白色の顆粒状病変が出現する.

b. 発症数日からさらに経過した所見. 顆粒状病変の部位でウイルスの増殖が起こっており, 病変は次第に癒合・拡大する.

c. 病期進行後の蛍光眼底造影所見. 動脈に瘤状の色素漏出が連なり, 網膜動脈周囲炎および閉塞性血管炎を認める.

❻ 急性網膜壊死の進行期の所見
(岩橋千春ら:ウイルス性網脈絡膜炎. ⑬ p.184. 図2-4.)

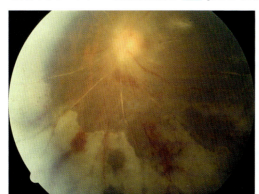 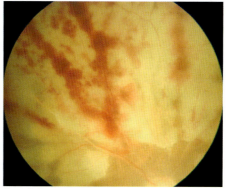

❼ 急性網膜壊死の典型例の眼底写真. 眼底周辺部の黄白色の滲出斑が融合・拡大し, 閉塞性血管炎, 網膜出血, 視神経乳頭の発赤, 腫脹も認められる.
(池田恒彦:急性網膜壊死. ⑧ p.161. 図1.)

❽ 病初期にみられる病巣部の棍棒状の出血 (55歳, 男性). VZV-ARN. 黄白色病変上に閉塞性血管炎, および網膜血管から染み出した棍棒状の出血がみられる.
(臼井嘉彦:急性網膜壊死. ⑰ p.274. 図4.)

急性網膜壊死

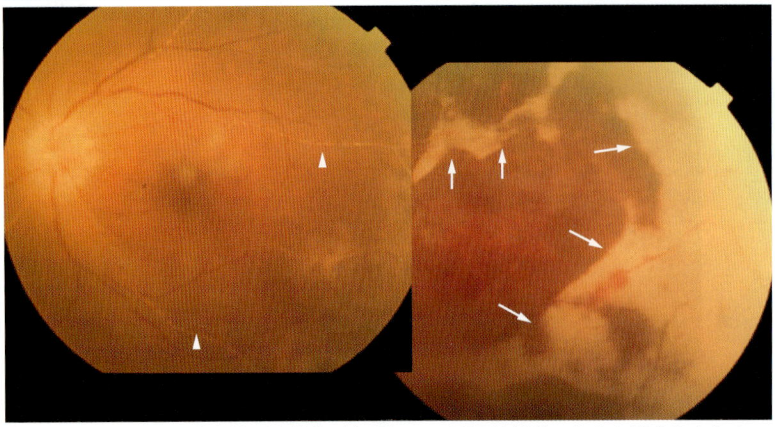

❾ 急性網膜壊死．網膜血管が白線化（矢頭）し，周辺部網膜に出血を伴う黄白色の滲出性病変（矢印）を斑状に認める．
（野崎実穂：インターフェロン網膜症．[8] p.126．図 8.）

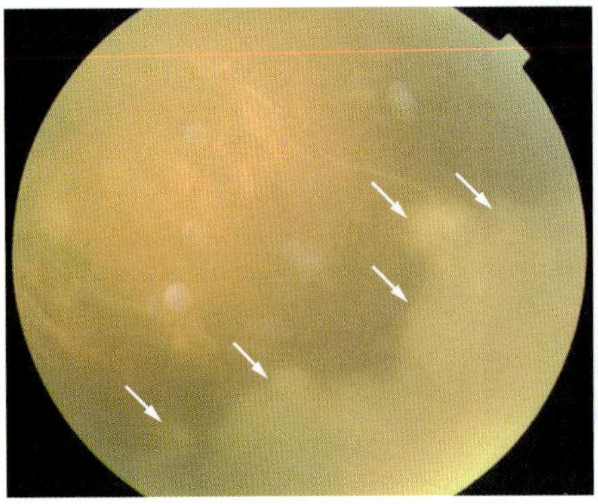

❿ 急性網膜壊死で観察された周辺部網膜滲出斑（白矢印）と動脈炎．
（武田篤信：急性網膜壊死．[15] p.210．図 2.）

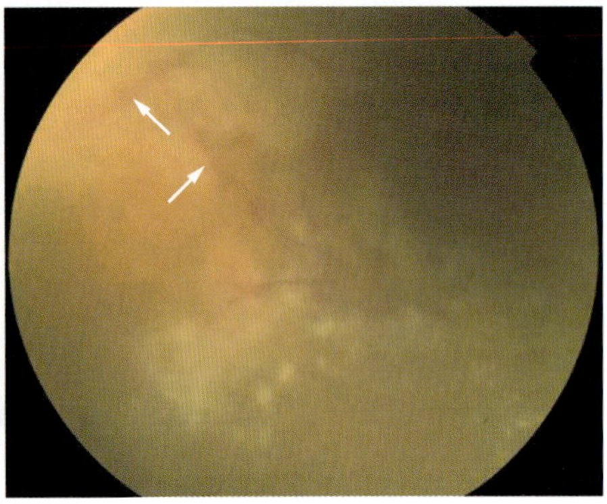

⓫ 急性網膜壊死で観察された網膜血管から染み出るような網膜出血（白矢印）と網膜滲出斑．
（武田篤信：急性網膜壊死．[15] p.210．図 3.）

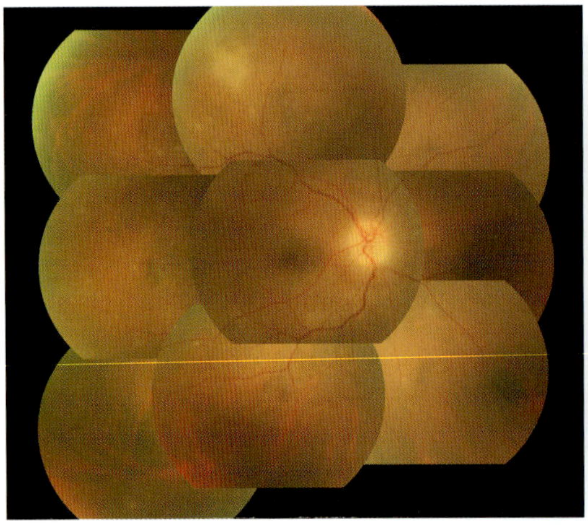

a.

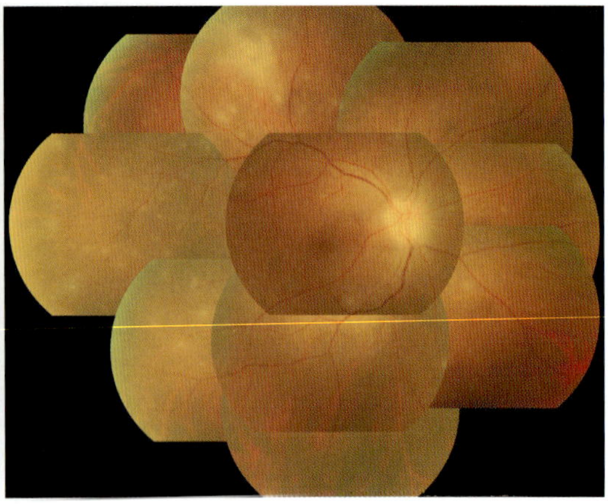

b.

⓬ 急性網膜壊死の眼底写真
a．初診時．周辺部の網膜に黄白色滲出病巣を認める．
b．a の 5 日後の眼底写真．抗ウイルス薬の全身投与を行っているが，周辺部の病巣の拡大を認める．
（西信良嗣：眼底所見のとらえ方．[13] p.58．図 5.）

急性網膜壊死

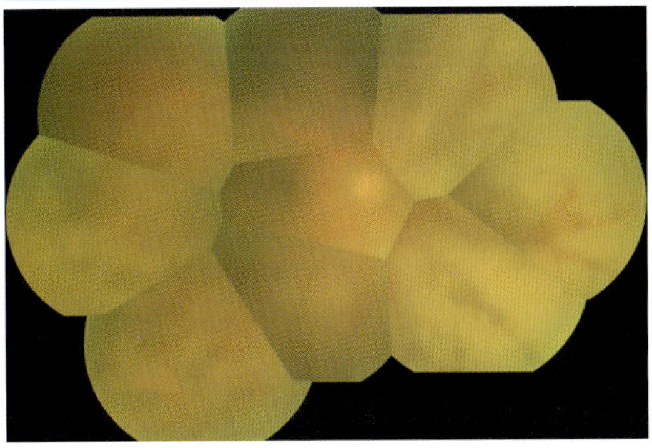

⑬ 急性網膜壊死の進行期にみられる硝子体混濁（40 歳，男性）．VZV-ARN．硝子体混濁が増強してきているため，眼底の透見性は不良である．
（臼井嘉彦：急性網膜壊死．[17] p.274．図 5.）

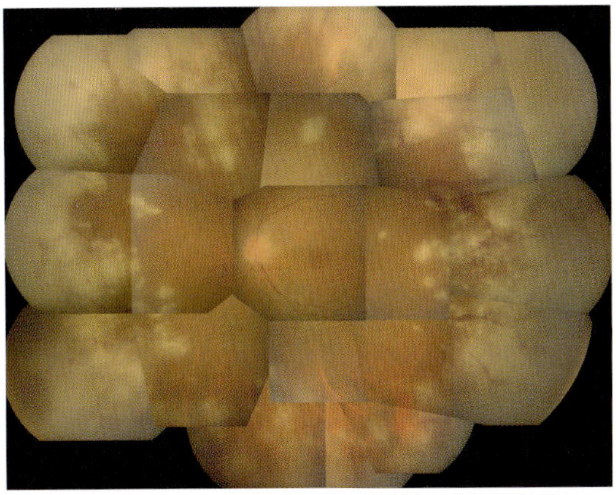

⑭ 急性網膜壊死の眼底像（31 歳，女性）．硝子体混濁とともに，周辺部から後極へ向けて網膜壊死巣が拡大している．
（庄司拓平ら：硝子体混濁．[21] p.67．図 1.）

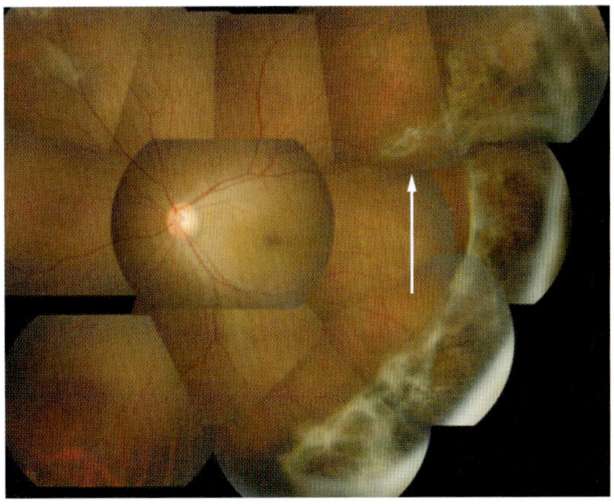

a．眼底所見

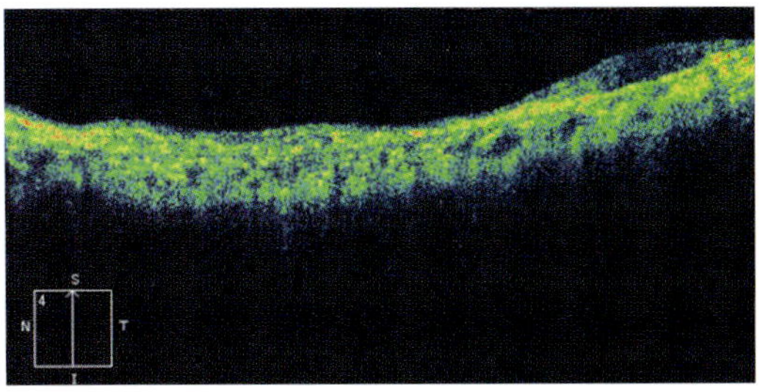

b．OCT 所見

⑮ HSV-ARN（27 歳，女性）．網膜の色調が一見正常にみえるが（a），OCT 所見で網膜の著しい菲薄化がみられる（b）．
（臼井嘉彦：急性網膜壊死．[17] p.274．図 6.）

Subnote

急性網膜壊死の臨床症状

発症から約 1 か月で，網膜病巣は萎縮巣となり，硝子体が器質化し，網膜硝子体牽引が強くなる．不完全後部硝子体剝離（posterior vitreous detachment；PVD）を生じることが多く，このタイミングで硝子体混濁は増強する．菲薄化，脆弱化している壊死部の網膜に網膜硝子体牽引が掛かり，多発裂孔を生じ，網膜剝離を発症することが多い．抗ウイルス療法を行っても，本症の約 7 割で網膜剝離を発症するとされている．

（岩橋千春ら：ウイルス性網脈絡膜炎．[13] p.185.）

急性網膜壊死

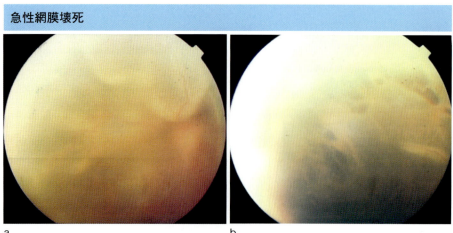

a.　　　　　　　　　　　　　　　　　b.
⓰ 高度の網膜壊死をきたした急性網膜壊死の眼底写真
a. 後極部．網膜全剥離を認める．
b. 周辺部．ぼろぞうきん様の多発裂孔を認める．
(池田恒彦：急性網膜壊死．⑧ p.163. 図2.)

進行性網膜外層壊死

　進行性網膜外層壊死（progressive outer retinal necrosis；PORN）は，高度の免疫不全状態の患者において，水痘・帯状疱疹ウイルス（varicella-zoster virus；VZV）や単純ヘルペスウイルス（herpes simplex virus；HSV）により引き起こされる，網膜外層における炎症を主体とした網膜炎である．1990年にAIDS患者に発症した壊死性ヘルペス網膜炎として，はじめて報告された[2]．AIDS患者以外でも臓器移植後などの免疫不全患者で発症する．発症時のCD4陽性T細胞数は50/μL以下のことが多い．

　眼底所見は，孤立性の黄白色点状混濁が眼底周辺部から後極の網膜深層（網膜外層）に多発し，それらが急速に拡大・癒合する．その後，広範囲の網膜全層壊死に至り，最終的には菲薄化した網膜に裂孔が多発し，網膜剥離に至る．これらの所見は，急性網膜壊死に似るが，網膜血管炎や網膜出血などの眼内炎症は軽微であるという点と，前眼部炎症は通常まったくないか，ごく軽微である点で鑑別する．ほとんどが両眼性である．

(文献)
1) 浦山　晃ら：網膜動脈周囲炎と網膜剥離を伴う特異な片眼性ぶどう膜炎について．臨床眼科 1971；25：607-617．
2) Forster DJ, et al：Rapidly progressive outer retinal necrosis in the acquired immunodeficiency syndrome. Am J Ophthalmol 1990；100：341-348.

進行性網膜外層壊死

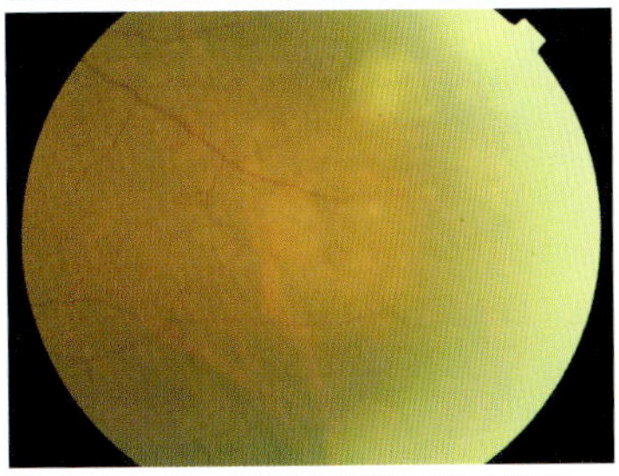

⑰ 発症初期．周辺部網膜に孤立性の黄白色点状病変がみられる．CD4 陽性 T 細胞数は 11/μL.
（上甲武志：進行性網膜外層壊死．[15] p.212．図 2.）

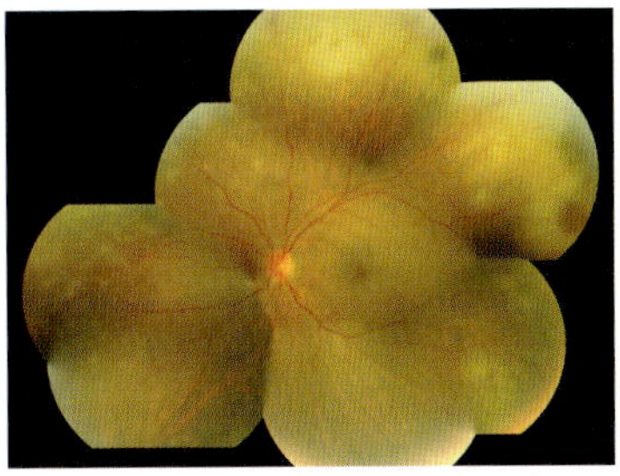

⑱ AIDS 患者の網膜所見. 36 歳, 男性. 点状・斑状・均一な黄白色病変が認められる．網膜出血はほとんどない．
（上甲武志：進行性網膜外層壊死．[15] p.212．図 1.）

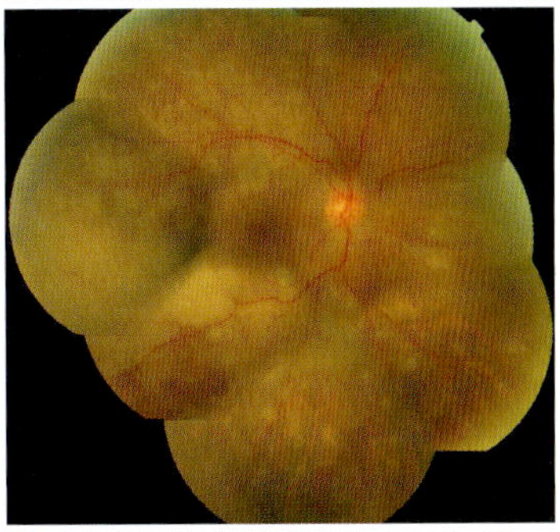

⑲ 進行性網膜外層壊死（PORN）. 孤立性の黄白色点状混濁が眼底周辺部から後極の網膜深層に多発し, 拡大・融合しながら黄斑部へ進行する．網膜血管炎や網膜出血は目立たない．
（肱岡邦明：眼日和見感染症．[13] p.202．図 2.）

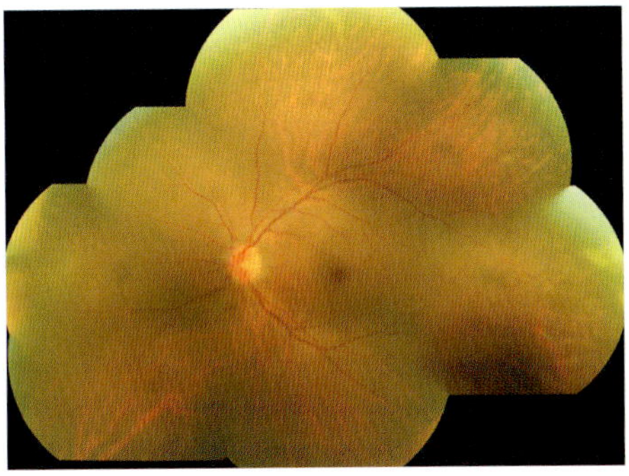

⑳ 黄白色病変の消退と萎縮病巣
（上甲武志：進行性網膜外層壊死. [15] p.213. 図 5.）

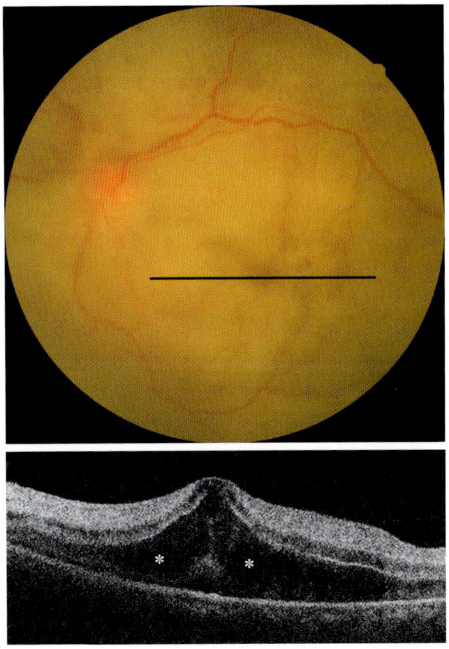

㉑ 急性進行性外層壊死にみられた黄斑下病変．黄斑部浮腫とは異なり，網膜外層が肥厚し低輝度に描出されている（*）.
（園田康平：ぶどう膜炎．[18] p.282．図 4.）

Editor's note ⑫

同じウイルスによる違う病態

急性網膜壊死と進行性網膜外層壊死は同じウイルスによって起こる網膜壊死だが，生体反応の違いによって異なる病態となる例である．感染症において，感染力と生体防御反応のバランスは常に念頭におくべきである．
（園田康平）

主な疾患とその所見／感染性（外因性）ぶどう膜炎
細菌性眼内炎

内因性細菌性眼内炎

　内因性眼内炎は，細菌や真菌などの病原体が（他臓器などから）血行性に眼内に至り，眼内で増殖する結果，視機能に重篤な障害を及ぼす感染症である．手術の既往がなく，糖尿病や免疫不全などの患者背景から本疾患を疑う．細菌性眼内炎（特にグラム陰性桿菌による眼内炎）では，急激に進行して受診後数日で失明に至ることもあり，きわめて予後不良である．

　臨床症状は急性から亜急性に発症する疼痛，結膜充血や浮腫，前房内炎症（時にフィブリン析出や前房蓄膿を伴う），硝子体混濁などである．超音波Bモード検査は不可欠である．眼所見のみで非感染性疾患（急性前部ぶどう膜炎，悪性リンパ腫，Behçet 病など）と鑑別を行うことはきわめて難しい．

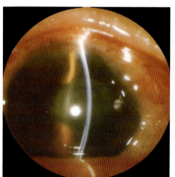 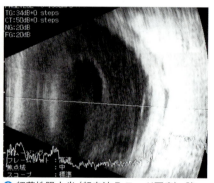

❶ 細菌性眼内炎（細隙灯顕微鏡写真）．強度の結膜充血浮腫，フィブリン析出がみられる．
（中島富美子ら：内因性転移性眼内炎．13 p.196. 図1.）

❷ 細菌性眼内炎（超音波Bモード写真）．強度の硝子体混濁がみられる．
（中島富美子ら：内因性転移性眼内炎．13 p.196. 図2.）

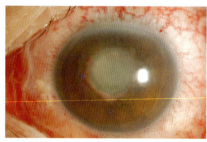 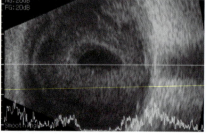

a．初診時における前眼部写真　　b．初診時における超音波Bモード検査
❸ 内因性細菌性眼内炎．51歳，女性．初診時，10cm手動弁．
a．散瞳不良，虹彩後癒着，線維素性の析出がみられる．
b．超音波Bモード検査では硝子体内膿瘍を認める．
血糖値は366mg/dL，HbA1cは13.0％であり，糖尿病は無治療であった．CRP 7.0mg/dL，赤沈76mm/1時間と高値であった．大腸菌が原因となって生じていた．
（臼井嘉彦：内因性眼内炎．16 p.164. 図2.）

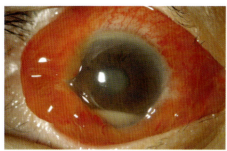

a. 初診時における前眼部写真

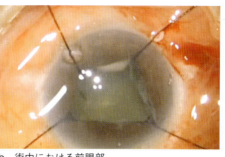

b. 術中における前眼部

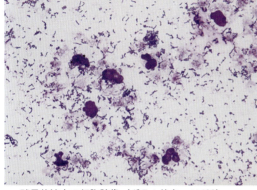

c. 硝子体液中の細胞診像（グラム染色，×400）

❹ 内因性細菌性眼内炎

a. 76歳，女性．初診時，光覚弁．角結膜の著明な浮腫と前房蓄膿がみられる．空腹時血糖値は335 mg/dL, HbA1cは8.1％であり，血糖コントロールは不良であった．CRP 21.2 mg/dL, 赤沈132 mm/1時間と高値であった．硝子体からはB群溶連菌が検出され，気管支膿瘍が後に見つかった．

b. 術中，散瞳が不良であったため虹彩リトラクターにより瞳孔領を拡大．粘着性の強いフィブリン膜がみられた．

c. 好中球を主体とした著明な炎症細胞の浸潤と連鎖状の球菌が多数みられる．

(臼井嘉彦：内因性眼内炎．16 p.164. 図1. p.166. 図3.)

Subnote

細菌性眼内炎の起炎菌

術後急性眼内炎	数日〜2週以内に発症．グラム陽性球菌が多い	*Staphylococcus* 属（MRSE を含むコアグラーゼ陰性ブドウ球菌，MRSA を含む黄色ブドウ球菌など）
		Streptococcus 属（溶血性レンサ球菌，肺炎球菌など）
		Enterococcus 属（腸球菌など）
白内障術後遅発性眼内炎	1か月以降に発症．グラム陽性桿菌が多い	*Propionibacterium acnes*（アクネ菌）
緑内障術後晩期眼内炎	発症時期不定．グラム陽性球菌のほか，グラム陰性桿菌も多い	*Streptococcus* 属，*Staphylococcus* 属，*Enterococcus* 属
		セラチア菌，インフルエンザ菌，モラクセラ菌など
内因性眼内炎	糖尿病や免疫不全が背景．グラム陰性桿菌が多い	*Klebsiella* 属（肺炎桿菌），*Escherichia* 属（大腸菌）

MRSE: methicillin-resistant *Staphylococcus epidermidis*
MRSA: methicillin-resistant *Staphylococcus aureus*

(薄井紀夫：眼内液検査．13 p.82. 表2.)

Editor's note

予後の悪い細菌性眼内炎

細菌性眼内炎は予後の悪いことが多い．転移性の場合は肝膿瘍−クレブシエラ，皮膚膿瘍−黄色ブドウ球菌，心内膜炎−レンサ球菌，など原発部位と眼内炎起炎菌の組み合わせパターンがあることが多い．（園田康平）

結核性ぶどう膜炎

結核性ぶどう膜炎は，眼内に結核菌が播種されて起こる疾患である．眼症状は，網膜血管炎，脈絡膜結核腫，脈絡膜粟粒結核腫の3型が主に知られており，静脈炎を主体とした網膜血管炎が最もよくみられる．肺病変を伴わないこともある．

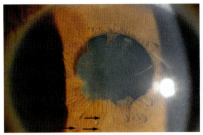
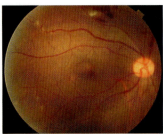
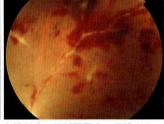

❺ 結核性ぶどう膜炎の前眼部所見（19歳，女性）．まれに虹彩に隆起性病変を伴うことがある（矢印）．血清抗TBGL抗体は28U/mLであった（正常2U/mL未満）．
TBGL：tuberculous glycolipid
（毛塚剛司：結核性ぶどう膜炎．⑮ p.223．図3．）

❻ 結核性ぶどう膜炎．静脈に沿った白鞘形成と静脈周囲炎，網膜出血がみられる．
（田口千香子：網膜血管炎・滲出斑の鑑別診断．⑬ p.34．図5．）

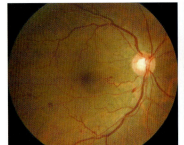
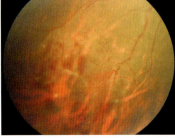

❼ 結核性網膜血管炎の眼底所見．後極部にも網膜静脈閉塞症に類似した網膜出血を伴うことがある．静脈血管の拡張などはみられない．
（毛塚剛司：結核性ぶどう膜炎．⑮ p.223．図2．）

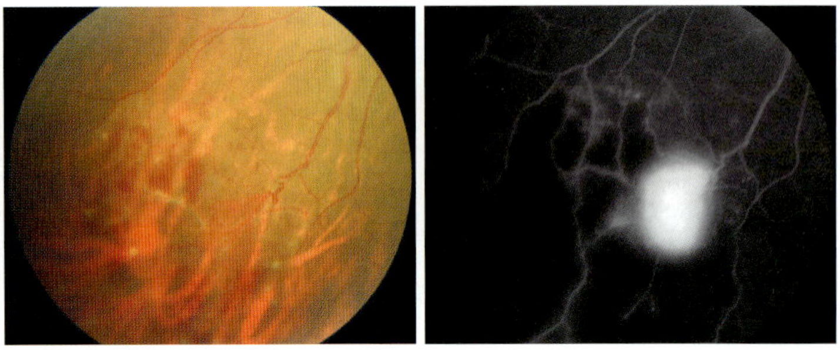

a.
b.
❽ 結核性網膜血管炎の眼底所見（28歳，男性）
a. 眼底写真．周辺網膜に静脈周囲炎，網膜出血を認める．
b. aと同部位の蛍光眼底造影写真．静脈周囲からの蛍光漏出がみられ，その周辺に無灌流領域を認める．
（毛塚剛司：結核性ぶどう膜炎．⑮ p.222．図1．）

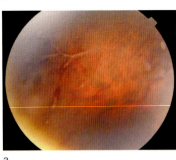
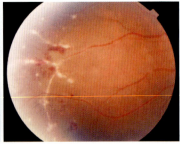
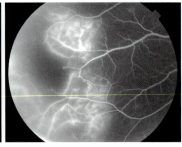

a.   b.   c.
❾ 結核性網脈絡膜炎症例．22歳，男性．近医で網膜静脈周囲炎の診断で紹介された．原因検索を行ったところ，胸部X線検査で肺結核が発見された．呼吸器内科で抗結核療法を行った．右眼耳側（a）に網膜血管の白鞘化と網膜出血を認めた．左眼鼻側（b）には網膜血管に沿って右眼より濃厚な白色滲出斑を認めた．左眼鼻側の蛍光眼底造影検査（c）では血管からの色素漏出と，無血管域の形成を認めた．両眼周辺部の無血管領域に網膜光凝固を行った．
（川野庸一：結核．⑬ p.163．図1．）

梅毒による眼炎症

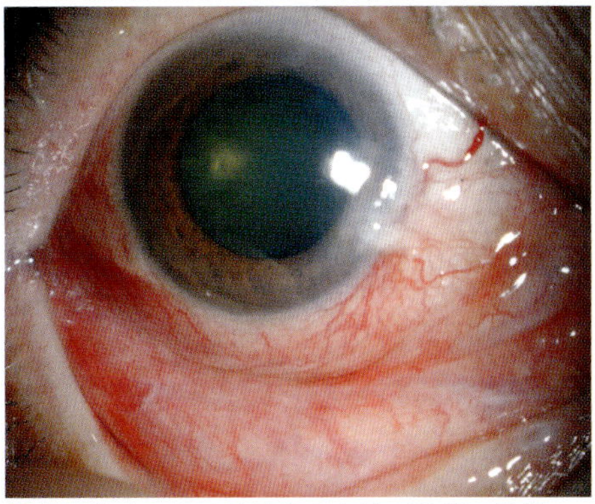

[10] 後天梅毒による強膜炎の症例．70 歳，男性．ステロイド抵抗性の強膜炎として紹介受診し，梅毒性強膜炎と診断．上強膜から結膜にかけて強い充血を認める．
（福島敦樹：梅毒．[5] p.130．図 1．）

Subnote

後天梅毒ぶどう膜炎の臨床像は“特徴的所見に乏しい”，“多彩な臨床像を示しうる”ことが特徴といってよい．虹彩毛様体炎，網膜色素上皮炎，網膜血管炎，視神経炎，強膜炎，角膜実質炎など多彩であり，“いかなるぶどう膜炎を診ても，必ず梅毒は鑑別診断に挙げておく必要がある”といっても過言ではない．治療はペニシリン系抗生物質とステロイドが用いられ，治療により病変は消失する場合が多い．（ステロイド抵抗性の）再発性ぶどう膜炎を診たときには，一度は本疾患を疑い，いたずらにステロイド投与を続けるのではなく，改めて血清学的検査を実施することも大切である．

（園田康平：梅毒．[13] p.168．）

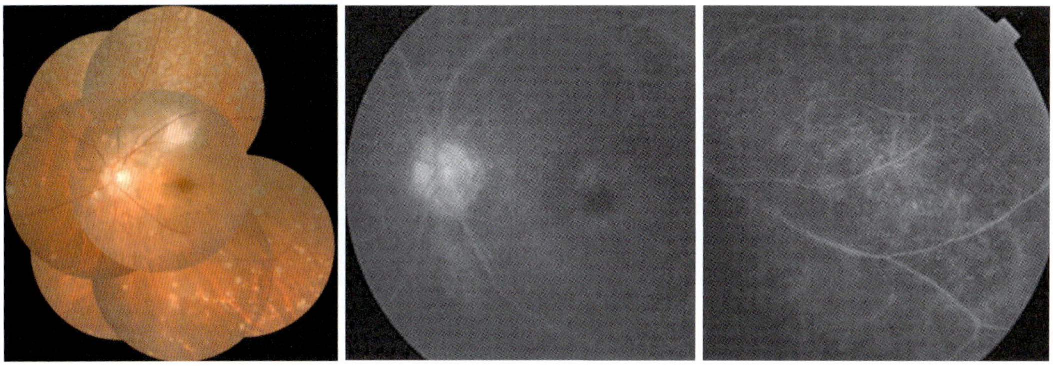

a.　b.　c.

[11] 梅毒性ぶどう膜炎の眼底所見
a. 広角眼底写真．散弾状萎縮病変が周辺部までみられた．
b, c. 蛍光眼底造影写真．梅毒により後眼部網膜血管炎（b）を繰り返した結果，散在性の萎縮病変（c）を呈するようになった．
（園田康平：梅毒．[13] p.168．図 1．p.169．図 2．）

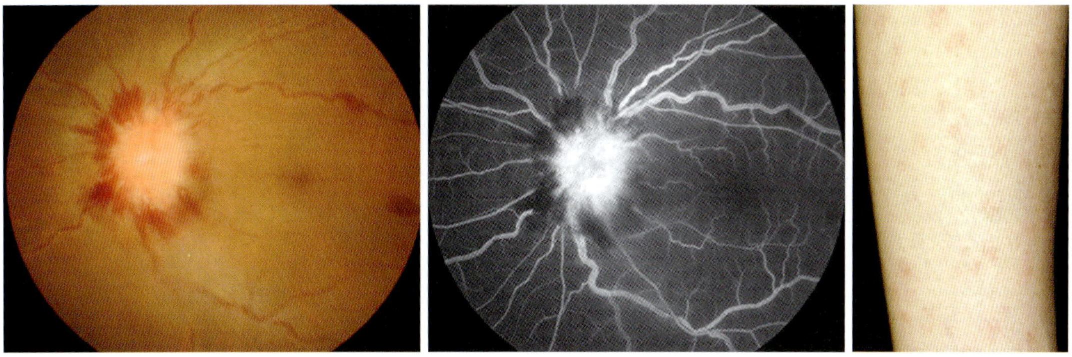

a.　b.　c.

[12] 梅毒性網膜視神経炎の眼底所見（a, b）および皮膚所見（c）（43 歳，女性）．左眼の視力低下．左視神経乳頭腫脹および前腕部の発疹，血清 RPR，TPLA 高値．
RPR：rapid plasma reagin
TPLA：*Treponema pallidum* latex agglutination
（毛塚剛司：網膜視神経炎の鑑別疾患．[13] p.31．図 5．）

主な疾患とその所見／感染性（外因性）ぶどう膜炎
真菌性眼内炎

　細菌性眼内炎と同様に，内因性のものと外因性のものがある．内因性真菌性眼内炎は，腫瘍や糖尿病，副腎皮質ステロイド投与などによる易感染性状態が背景にあり，血行性に眼内に病原体が移行して発症する．また，外因性真菌性眼内炎は白内障手術の際などの内眼手術，または外傷が原因となる．細菌性眼内炎と比べると症状の進行は緩やかであり，発症初期の劇症感を欠く．このため，適正な診断に至らずステロイドを漫然と投与してしまうことがある．こうすると，視力予後が不良となる場合があるので，注意を要する．

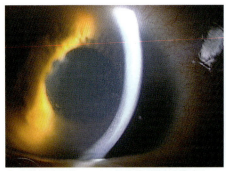

❶ 真菌性眼内炎における前眼部所見．毛様充血，角膜後面沈着物，前房内炎症細胞が観察される．
（中尾新太郎ら：真菌性眼内炎．15 p.240. 図 2.）

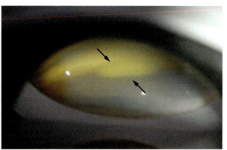

❷ 真菌性眼内炎における隅角鏡所見．前房蓄膿が観察される（矢印）．
（中尾新太郎ら：真菌性眼内炎．15 p.240. 図 3.）

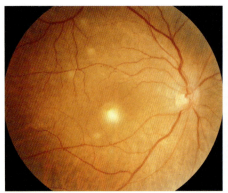

❸ 真菌性眼内炎 II 期（眼底写真）．網膜の白色滲出病巣がみられる．
（中島富美子ら：内因性転移性眼内炎．13 p.197. 図 3.）

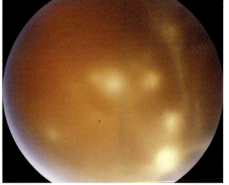

❹ 真菌性眼内炎 III 期（眼底写真）．びまん性および塊状硝子体混濁がみられる．
（中島富美子ら：内因性転移性眼内炎．13 p.197. 図 4.）

❺ 真菌性眼内炎の病期

I 期	II 期	III 期	IV 期
初期には前房内あるいは硝子体内に炎症細胞を認める．	次第に網脈絡膜の白色円形滲出斑，それから立ち上がる羽毛状硝子体混濁が出現する（❸）．	やがて高度の硝子体混濁により，眼底は透見不能となる（❹）．	末期には網膜剝離や網膜壊死を発症する．

（中島富美子ら：内因性転移性眼内炎．13 p.196. 表 1.）

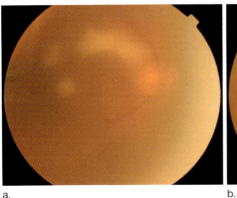 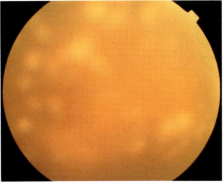

a.　　　　　　　　　　　　　　　b.

❻ カンジダによる真菌性眼内炎
a. 硝子体混濁と後極部に白色の滲出病巣を認める．
b. 眼底が透見できないほどの硝子体混濁を認める．
(西信良嗣：眼底所見のとらえ方．⑬ p.62. 図16.)

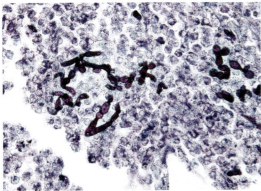

> **Editor's note** ⓮
>
> **比較的多いカンジダによる眼内炎**
> カンジダによる眼内炎が多い．体内カテーテルはカンジダ血症のハイリスク因子となる．(園田康平)

❼ 真菌性眼内炎の硝子体中から検出された *Candida albicans*（Gomori methenamine 銀染色）
(後藤　浩：病理検査．⑬ p.92. 図2.)

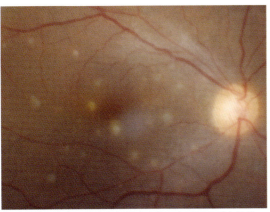 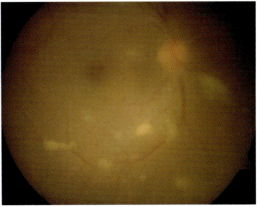

❽ 真菌性眼内炎．眼底後極部を中心に小円形の黄白色滲出斑がみられる．
(喜多美穂里：真菌性眼内炎の特徴を教えてください．㉑ p.331. 図1.)

❾ 真菌性眼内炎の眼底像（74歳，男性）．網膜の類円形散在性黄白色病巣，火炎状の網膜出血とともに硝子体混濁が認められる．
(庄司拓平ら：硝子体混濁．㉑ p.67. 図2.)

> **Subnote**
>
> 易感染性状態で経中心静脈高カロリー輸液（intravenous hyperalimentation；IVH）や各種カテーテルを施されている患者の視力低下では，内因性真菌性眼内炎を念頭におき診察を進めていく．

(中尾新太郎ら：真菌性眼内炎．⑮ p.239.)

主な疾患とその所見／感染性（外因性）ぶどう膜炎
眼トキソプラズマ症

　眼トキソプラズマ症は，わが国の代表的な後部ぶどう膜炎の原因疾患の一つである．トキソプラズマ原虫（*Toxoplasma gondii*）がヒトやほかの動物を中間宿主，ネコを終宿主とする人畜共通感染症である．感染様式には先天感染と後天感染がある．

先天感染　母体の血液から胎盤を通じて栄養型（trophozoite）が胎児に移行する．妊娠初期では重症化しやすく，流産，死産を生じやすい．一方，妊娠中〜後期では低出生体重児となりやすく，後遺症を残すことが多い．Sabin-Feldmanの四徴，すなわち脳水腫，脳内石灰化，精神発達遅滞に加えて，網脈絡膜炎を両眼性に発症する．

後天感染　中間宿主であるウシ，ブタ，ヒツジなどの生肉に潜む囊子（cyst）や，終宿主であるネコの糞便やそれに汚染された土壌中の囊胞体（oocyst）を経口摂取することにより生じる．その大部分は不顕性感染であるが，発症した場合には片眼性に限局性の網脈絡膜炎を生じる．

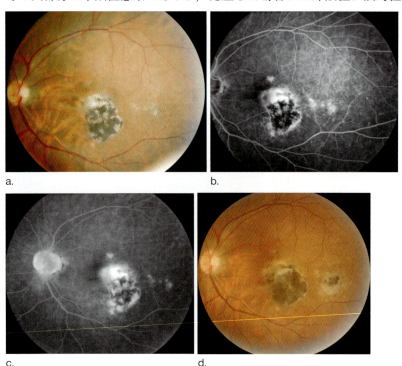

❶ 眼トキソプラズマ症．陳旧性病巣と娘病巣（58歳，男性）．後極部に脱色素輪で囲まれた，境界明瞭な壊死性瘢痕病巣が孤立性に存在する．病巣内部の黄斑部付近には白色の増殖組織があり，その周囲には色素沈着と脱色素白斑が混在している．耳側網膜には娘病巣が数個散在している（a）．蛍光眼底造影検査では，造影初期には病巣をとり囲む輪状の過蛍光と，耳側網膜の娘病巣の過蛍光があり（b），造影後期には病巣内部の蛍光漏出は拡大している（c）．5年後の眼底写真では，主病巣内部の色素沈着が増加し，耳側網膜の娘病巣も拡大，色素沈着を生じ周辺網膜との境界は明瞭になっている（d）．
（望月　學ら編：眼底所見で診る網膜・ぶどう膜疾患96．東京：メジカルビュー社；2009．p.72-73．）
（髙瀬　博：眼トキソプラズマ症．⓭ p.189．図1．）

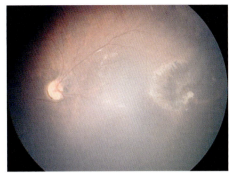

❷ 先天性眼トキソプラズマ症．5か月，女児．抗原虫薬の内服加療で炎症が鎮静した．耳側への牽引網膜と広範囲に網脈絡膜瘢痕病巣を認める．
（中山百合ら：ぶどう膜炎．⑨ p.181．図2．）

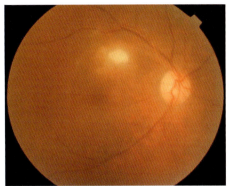

❸ 眼トキソプラズマ症の後天感染病巣．硝子体混濁を伴う境界不鮮明な滲出病巣を認めるが，周囲に陳旧性瘢痕病巣を認めなかった．
（西信良嗣：眼底所見のとらえ方．⑬ p.62．図14．）

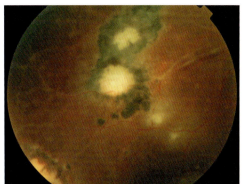

❹ 眼トキソプラズマ症の再燃．色素を伴う瘢痕病巣の近傍に黄白色の活動性のある病巣を認める．
（西信良嗣：眼底所見のとらえ方．⑬ p.62．図15．）

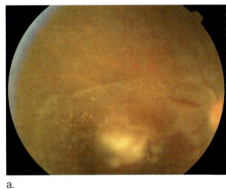
a.

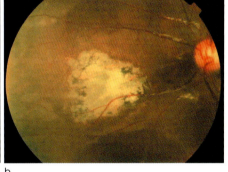
b.

❺ 眼トキソプラズマ症
a. 白色滲出斑，動静脈炎，硝子体混濁がみられる．
b. 瘢痕化した滲出病巣．
（田口千香子：網膜血管炎・滲出斑の鑑別診断．⑬ p.37．図9．）

Editor's note

先天性か後天性か？見分けにくい眼トキソプラズマ症
先天性と後天性の見分けかたは，決定的なものはない．前者は色素を伴う瘢痕病巣を伴うことが多く，見た目は大事である．（園田康平）

主な疾患とその所見／内因性ぶどう膜炎
サルコイドーシス

　サルコイドーシスは，近年，わが国における非感染性ぶどう膜炎の原因疾患の第1位を占める．女性にやや多く発症する．原因不明の肉芽腫性炎症疾患であり，非乾酪性類上皮細胞肉芽腫（noncaseating epithelioid cell granuloma）が肺，リンパ節，筋肉，心臓，皮膚，眼，肝臓，神経など，全身多臓器に生じる．

　発見時の自覚症状では視力低下，霧視，羞明，飛蚊症などの眼症状が最も多い．咳，呼吸困難などの呼吸器症状，皮疹，結節性紅斑などの皮膚症状のほか，全身倦怠感，発熱，関節痛などがみられることがある．まったく自覚症状を伴わないこともある．サルコイドーシスに特徴的な所見を有すること，そして，最終的には非乾酪性類上皮細胞肉芽腫を確認することで診断する．

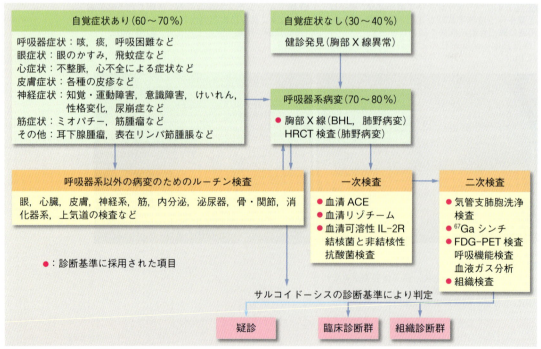

❶ サルコイドーシス診断の手順
ACE：angiotensin-converting enzyme（アンギオテンシン変換酵素）
BHL：bilateral hilar lymphadenopathy（両側肺門リンパ節腫脹）
HRCT：high-resolution computed tomography（胸部高分解能 CT）
（日本サルコイドーシス／肉芽腫性疾患学会：サルコイドーシスの診断基準と診断の手引き—2015.）
（朱さゆり：サルコイドーシス． 5 p.147．図1を改変．）

❷ サルコイドーシスの診断基準
（『サルコイドーシスの診断基準と診断の手引き―2015』の要約）

組織診断群
全身のいずれかの臓器で壊死を伴わない類上皮細胞肉芽腫が陽性であり，かつ，既知の原因の肉芽腫および局所サルコイド反応を除外できているもの．ただし，特徴的な検査所見および全身の臓器病変を十分検討することが必要である．

臨床診断群
類上皮細胞肉芽腫病変は証明されていないが，呼吸器，眼，心臓の3臓器中の2臓器以上において本症を強く示唆する臨床所見を認め，かつ，特徴的検査所見の5項目中2項目以上が陽性のもの．

特徴的な検査所見（5項目中2項目以上陽性の場合に陽性）
① 両側肺門リンパ節腫脹 ② 血清アンジオテンシン変換酵素（ACE）活性高値または血清リゾチーム値高値 ③ 血清可溶性インターロイキン-2受容体（sIL-2R）高値 ④ ^{67}Ga citrate シンチグラムまたは ^{18}F fluorodeoxyglucose PET における著明な集積所見 ⑤ 気管支肺胞洗浄検査でリンパ球比率上昇，CD4/CD8比が3.5を超える上昇

（日本サルコイドーシス／肉芽腫性疾患学会：サルコイドーシスの診断基準と診断の手引き―2015．）
（朱さゆり：サルコイドーシス．⑤ p.149．表3を改変．）

> **Editor's note** ⑯
> **サルコイドーシス治療を始める前にちょっと待って！**
> 難病に指定されているので，診断基準にかかわる検査が終わっていることを確認してから治療を開始する．ステロイド治療が始まってからでは診断がつかないことも多い．将来的に高額な生物製剤を使う可能性も考えると，これまで以上に診断基準を熟知する必要がある．
> （園田康平）

全身所見

❸ 全身所見（抜粋）

臓器	所見	臓器	所見
呼吸器	両側肺門リンパ節腫脹（BHL） CT/HRCT画像で気管支血管周囲間質の肥厚やリンパ路に沿った多発粒状影	神経	中枢神経（水頭症，脳室周囲白質病変，静脈洞血栓症など） 末梢神経（顔面神経麻痺，舌咽・迷走神経障害，聴神経障害，視神経障害，三叉神経障害，嗅神経障害，脊髄神経麻痺など）
皮膚	皮膚サルコイドーシス（特異的病変） 瘢痕浸潤	その他	肝腫，脾腫 腎病変（カルシウム代謝異常に伴う腎病変，糸球体腎炎など） 耳下腺腫大 レース状の骨梁像 腹腔内リンパ節腫大，表在リンパ節腫大 慢性ミオパチー，腫瘤型ミオパチー 生殖器腫瘤 消化管病変（潰瘍，粘膜肥厚，隆起）など
心臓 （主徴候）	高度房室ブロックまたは持続性心室頻拍 心室中隔基部の菲薄化または心室壁の形態異常 左室収縮不全または局所的心室壁運動異常 ^{67}Ga citrate シンチグラムまたは ^{18}F fluorodeoxyglucose PET での心臓への異常集積 Gadolinium造影MRIにおける心筋の遅延造影所見		

（日本サルコイドーシス／肉芽腫性疾患学会：サルコイドーシスの診断基準と診断の手引き―2015．）
（朱さゆり：サルコイドーシス．⑤ p.147．表1を改変．）

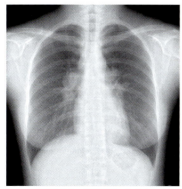

❹ 両側肺門リンパ節腫脹（bilateral hilar lymphadenopathy；BHL）の胸部単純X線写真（30歳，女性）
（朱さゆり：サルコイドーシス．⑤ p.148．図2．）

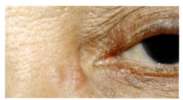

❺ 顔面皮膚サルコイド結節型（76歳，女性）
（朱さゆり：サルコイドーシス．⑤ p.148．図3．）

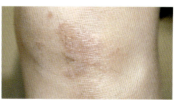

❻ 膝蓋皮膚瘢痕浸潤（71歳，女性）
（朱さゆり：サルコイドーシス．⑤ p.148．図4．）

眼病変

[7] 眼病変を強く示唆する所見（抜粋）

下記眼病変の 6 項目中 2 項目以上 ① 肉芽腫性前部ぶどう膜炎（豚脂様角膜後面沈着物，虹彩結節） ② 隅角結節またはテント状周辺虹彩前癒着 ③ 塊状硝子体混濁（雪玉状，数珠状） ④ 網膜血管周囲炎（主に静脈）および血管周囲結節 ⑤ 多発するろう様網脈絡膜滲出斑または光凝固斑様の網脈絡膜萎縮巣 ⑥ 視神経乳頭肉芽腫または脈絡膜肉芽腫
除外診断
結核性・ヘルペス性ぶどう膜炎，HTLV-I 関連ぶどう膜炎，Posner-Schlossman 症候群，Behçet 病，眼内悪性リンパ腫などを除外する．

（日本眼炎症学会・日本サルコイドーシス／肉芽腫性疾患学会：サルコイドーシス診断基準と診断の手引き—2006．日本眼科学会雑誌 2007；111：117-121.）
（朱さゆり：サルコイドーシス．[5] p.149．表 4.）

[8] サルコイドーシス眼病変の治療指針

ステロイド全身投与の適応	以下のような活動性病変があり，視機能障害のおそれのある場合 1. 局所投与に抵抗する重篤な前眼部炎症 重症の虹彩毛様体炎，隅角または虹彩結節が大きく多数，あるいは虹彩上に新生血管を伴う場合 2. 高度の硝子体混濁 3. 広範な網脈絡膜炎および網膜血管炎 4. 網膜無血管領域を伴わない網膜あるいは視神経乳頭新生血管 5. 黄斑浮腫 6. 視神経乳頭の浮腫，肉芽腫 7. 脈絡膜肉芽腫
ステロイドの全身投与法	1. 第一選択薬はプレドニゾロンの経口投与 2. 初期投与量は 30～40 mg/日・連日，重症の場合は 60 mg/日・連日 3. 初期投与量の投与期間は 2 週間から 1 か月 4. 1～2 か月ごとに 5～10 mg ずつ減量 5. 最終投与量を 2.5～5 mg/日相当とし，1～数か月続けて終了する 6. 全投与期間は 3 か月から 1 年以上
治療中止の判定	1. 視力，その他を含む視機能の改善 2. 眼内病変の改善・鎮静化・消失

（石原麻美：サルコイドーシス．[13] p.212．表 3.）

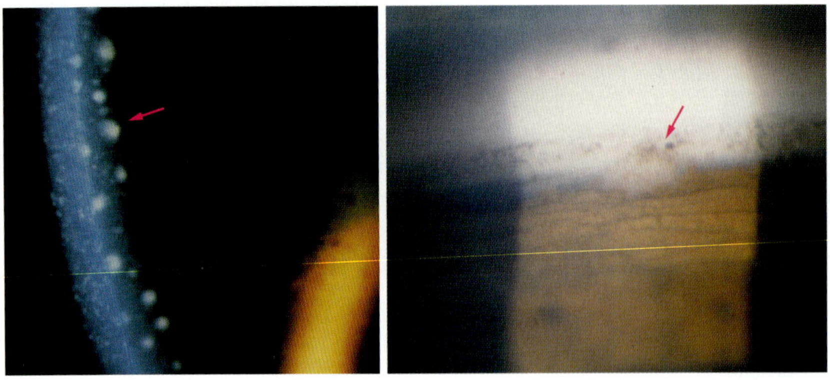

a.　b.

[9] サルコイドーシスぶどう膜炎の代表症例

a. 慢性，両眼性，時に高眼圧，ステロイド有効の豚脂様 KP が集積（矢印）．
b. 隅角所見で，写真のような灰白色の結節がみられることがある（矢印）．またテント状 PAS（peripheral anterior synechia；周辺虹彩前癒着）もしばしばみられる．

（杉田　直：ぶどう膜炎の診断の進め方．[15] p.172．図 2.）

眼病変

豚脂様角膜後面沈着物，虹彩結節

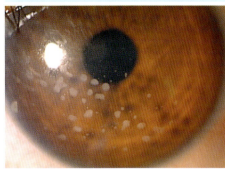

❿ 豚脂様角膜後面沈着物（26歳，女性）
（朱さゆり：サルコイドーシス．5️⃣ p.149. 図5.）

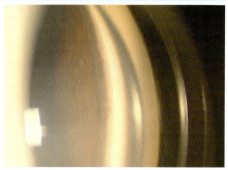

⓫ 虹彩結節（Busacca結節）（26歳，女性）
（朱さゆり：サルコイドーシス．5️⃣ p.149. 図6.）

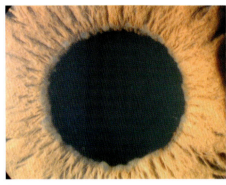

a.   b.

⓬ サルコイドーシスの虹彩結節
a. 瞳孔縁の結節（Koeppe nodule）．
b. 虹彩実質にある大きな結節（Busacca nodule）．
（眞下 永：虹彩結節・隅角結節・虹彩癒着の種類と鑑別．13️⃣ p.16. 図1.）

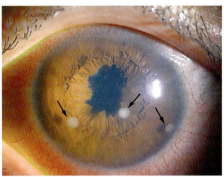

⓭ 虹彩結節（40歳，男性）．前眼部写真．毛様充血，虹彩後癒着，虹彩上に大型のBusacca結節（矢印）がみられる．
（石原麻美：サルコイドーシス．13️⃣ p.207. 図1.）

眼病変

隅角結節，テント状周辺虹彩前癒着

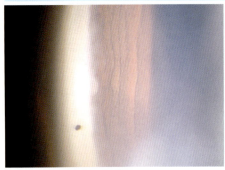

⓮ 隅角結節（22歳，女性）
（朱さゆり：サルコイドーシス．5️⃣ p.149．図7．）

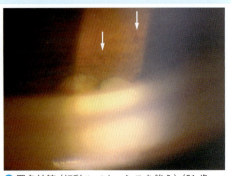

⓯ 隅角結節（虹彩ルベオーシスを伴う）（31歳，男性）
（朱さゆり：サルコイドーシス．5️⃣ p.149．図8．）

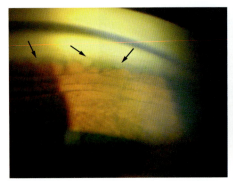

⓰ 隅角結節（30歳，男性）．大小の隅角結節がみられる．
（石原麻美：サルコイドーシス．1️⃣3️⃣ p.207．図2．）

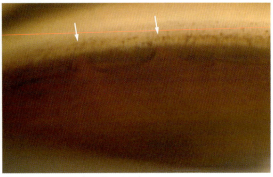

⓱ テント状 PAS（22歳，女性）
（朱さゆり：サルコイドーシス．5️⃣ p.150．図9．）

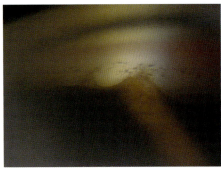

a.　　　　　　　　　　　　b.

⓲ 周辺虹彩前癒着（PAS）．63歳，女性．サルコイドーシス症例の隅角にみられた．
PAS：peripheral anterior synechia
（澤田　有：ぶどう膜炎に伴う続発緑内障，Posner-Schlossman 症候群．1️⃣5️⃣ p.158．図1．）

眼病変

虹彩後癒着

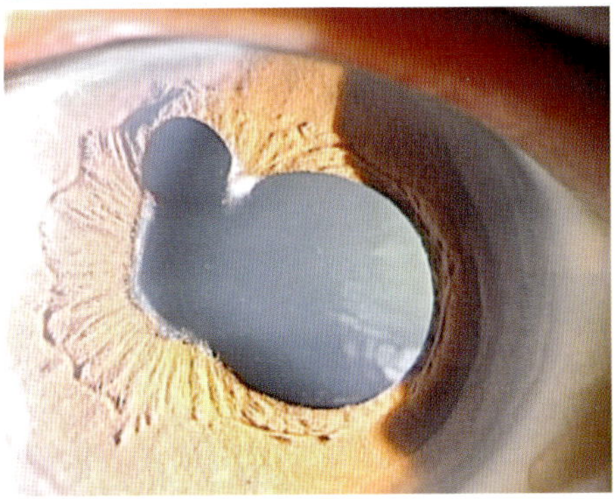

⑲ 慢性的に繰り返す炎症のため虹彩と水晶体との間に癒着を生じている．サルコイドーシスによるぶどう膜炎患者では，このような変化を起こしていることが多い．
（渡邊交世：結核．[8] p.149．図 3b.）

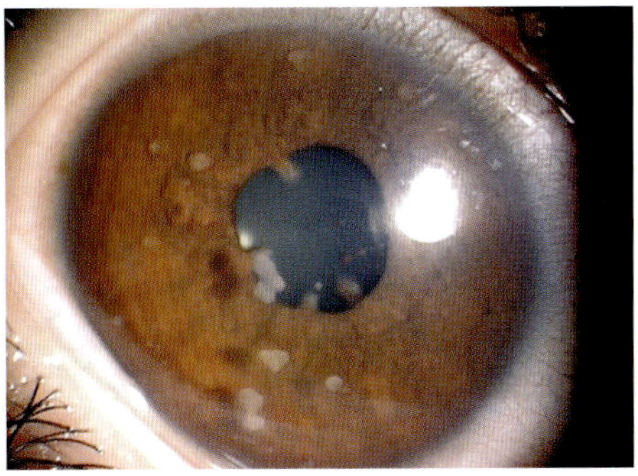

⑳ サルコイドーシスの虹彩後癒着．Koeppe nodule のある部分で虹彩後癒着をきたしている．
（真下　永：虹彩結節・隅角結節・虹彩癒着の種類と鑑別．[13] p.19．図 6.）

硝子体混濁

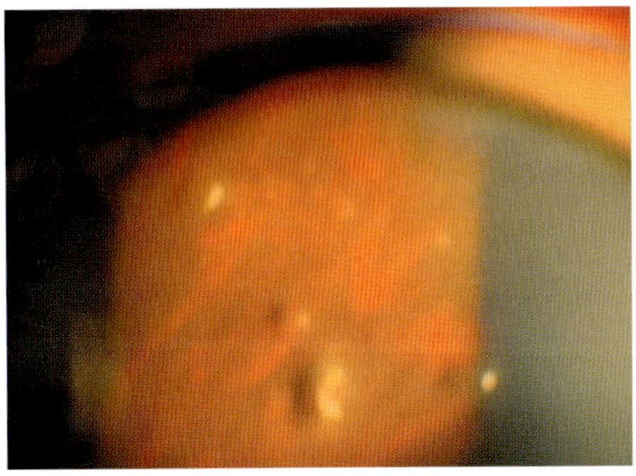

㉑ 雪玉状混濁（22 歳，女性）
（朱さゆり：サルコイドーシス．[5] p.150．図 10.）

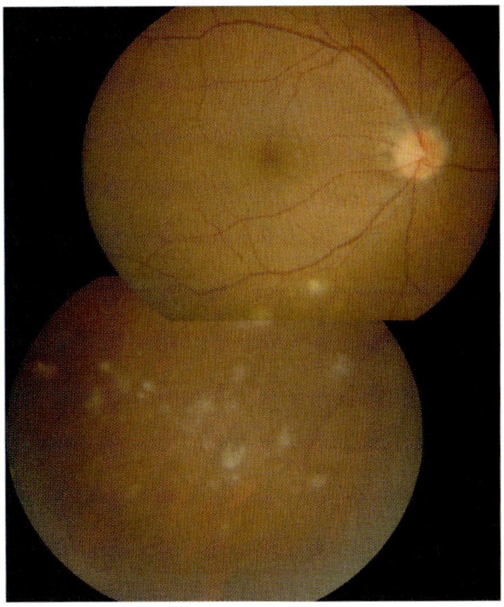

㉒ サルコイドーシスによる雪玉状混濁（59 歳，女性）．眼底下方に認められる．
（庄司拓平ら：硝子体混濁．[21] p.67．図 3.）

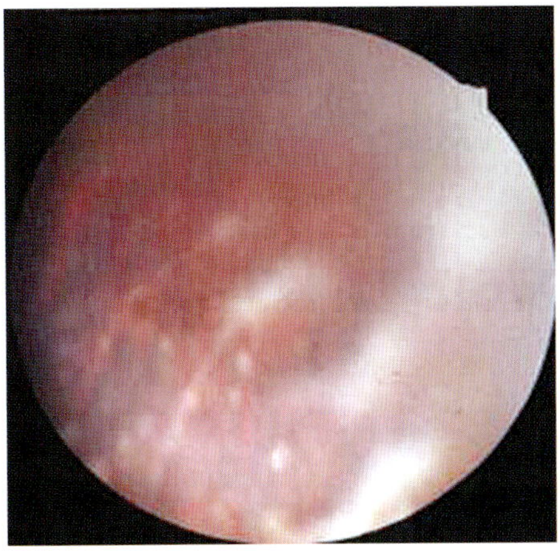

㉓ サルコイドーシス．塊状の硝子体混濁がみられる．
（川口龍史ら：中間部ぶどう膜炎．[15] p.229．図 2.）

眼病変

網膜血管周囲炎，視神経炎

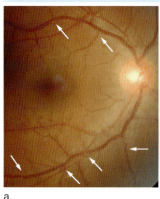
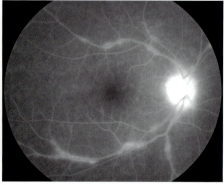

a. b.

㉔ 網膜静脈周囲炎
a. 39歳，男性．血管走行に沿って静脈をとり囲む結節（矢印）がみられる．
b. 蛍光眼底造影にて分節状の壁染色や，棍棒状の過蛍光を呈する．
（堀　純子：サルコイドーシス．⑧ p.141. 図1.）

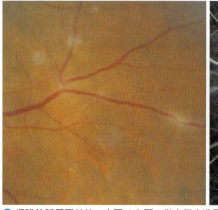
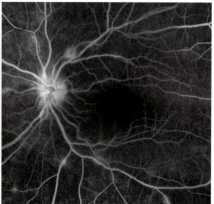

㉕ 網膜静脈周囲結節．右図は左図の蛍光眼底造影写真
（朱さゆり：サルコイドーシス．⑮ p.194. 図1d,e.）

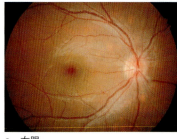
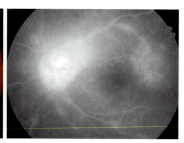

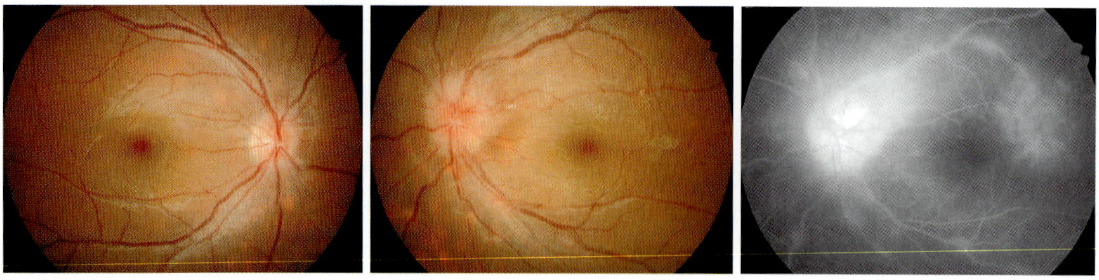

a. 右眼　　　　　　　　b. 左眼　　　　　　　　c.

㉖ サルコイドーシスの眼底所見（24歳，男性）
a, b. 両眼：霧視，視力矯正（1.5）．左右眼で異なる視神経発赤を認める．
c. 蛍光眼底造影所見．視神経より蛍光漏出，静脈周囲炎を認める．
（毛塚剛司：網膜視神経炎の鑑別疾患．⑬ p.30. 図3.）

眼病変

網膜血管周囲炎，視神経炎

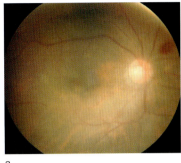
a.

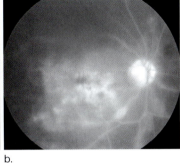
b.

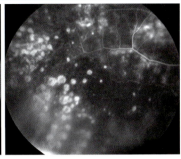
c.

㉗ サルコイドーシスの FA 所見．網膜出血は蛍光を block するため，黒く抜け，網膜滲出斑は造影初期から後期にかけて過蛍光を呈する（a, b）．網脈絡膜萎縮病巣は，window defect により初期から過蛍光となる（c）．
（竹内　大：眼底検査／造影検査，OCT，MP-1®. ⑬ p.65. 図 2.）

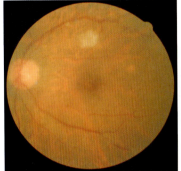

㉘ 網脈絡膜滲出斑（60 歳，女性）
（朱さゆり：サルコイドーシス. ⑤ p.151. 図 14.）

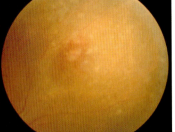

㉙ サルコイドーシスにおける網脈絡膜滲出斑．静脈周囲炎と散在する不定形・白色点状の網脈絡膜滲出斑．出血は小範囲であり，ほかに snow ball 状の硝子体混濁（特に下方）や視神経乳頭の発赤・腫脹，黄斑浮腫を伴うことがある．
（渡邊交世：結核. ⑧ p.149. 図 3a.）

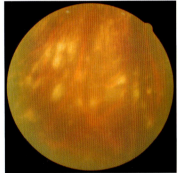

㉚ 光凝固斑様網脈絡膜萎縮病巣（67 歳，女性）
（朱さゆり：サルコイドーシス. ⑤ p.151. 図 15.）

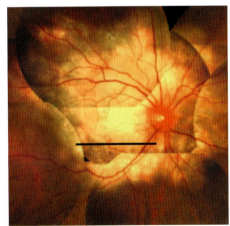
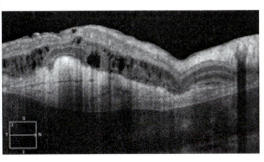

㉛ サルコイドーシス患者にみられた網膜下結節
（園田康平：ぶどう膜炎. ⑱ p.282. 図 3.）

眼病変

黄斑浮腫

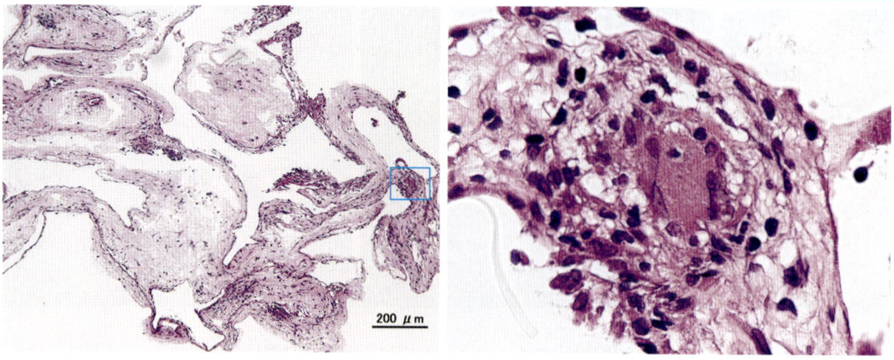

a.　b.

[32] サルコイドーシスにみられた黄斑上膜の病理組織像（ヘマトキシリン-エオジン染色）．膜状組織の中に巨細胞を含む肉芽腫（b）が観察される．b は a の□部の拡大．
（後藤　浩：病理検査．[13] p.93．図 4.）

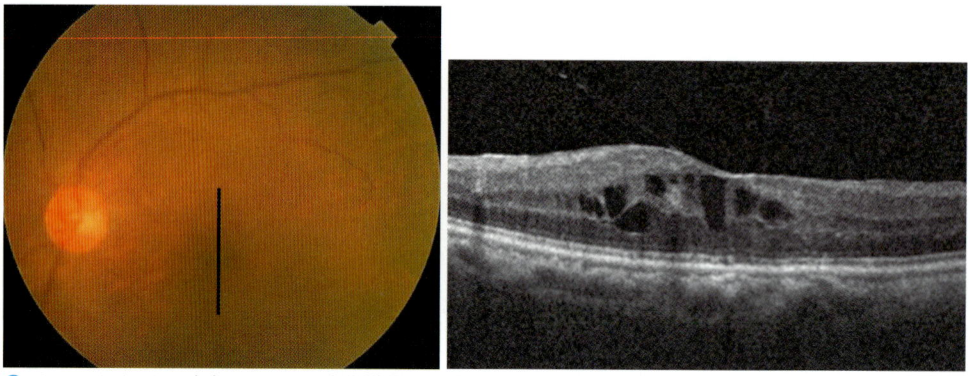

[33] サルコイドーシス患者にみられた囊胞様黄斑浮腫．サルコイドーシス患者でしばしば観察される所見である．また，ぶどう膜炎では黄斑上膜などの黄斑部牽引を伴うことも多い．
（園田康平：ぶどう膜炎．[18] p.281．図 1.）

トリアムシノロンアセトニド（TA）Tenon 囊下注射効果

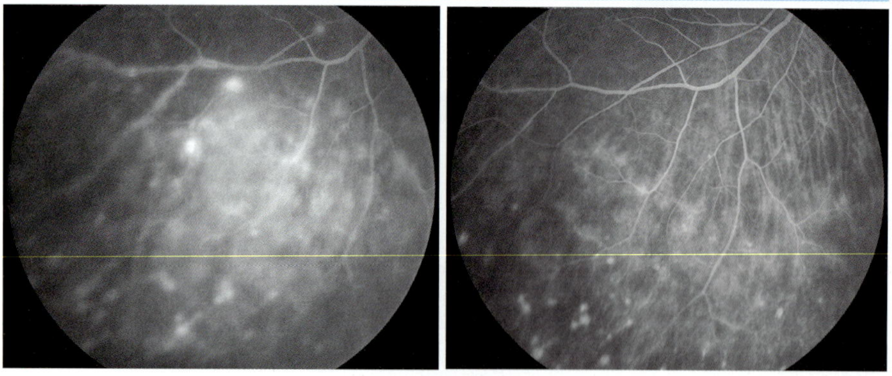

a.　b.

[34] トリアムシノロンアセトニド（TA）の経 Tenon 囊球後注射の効果．76 歳，女性．TA 投与前（a）に比較し，投与 1 か月後（b）には静脈周囲結節が消失し，血管からのびまん性蛍光漏出も軽減した．
（堀　純子：サルコイドーシス．[8] p.144．図 7.）

トリアムシノロンアセトニド（TA）Tenon 囊下注射効果

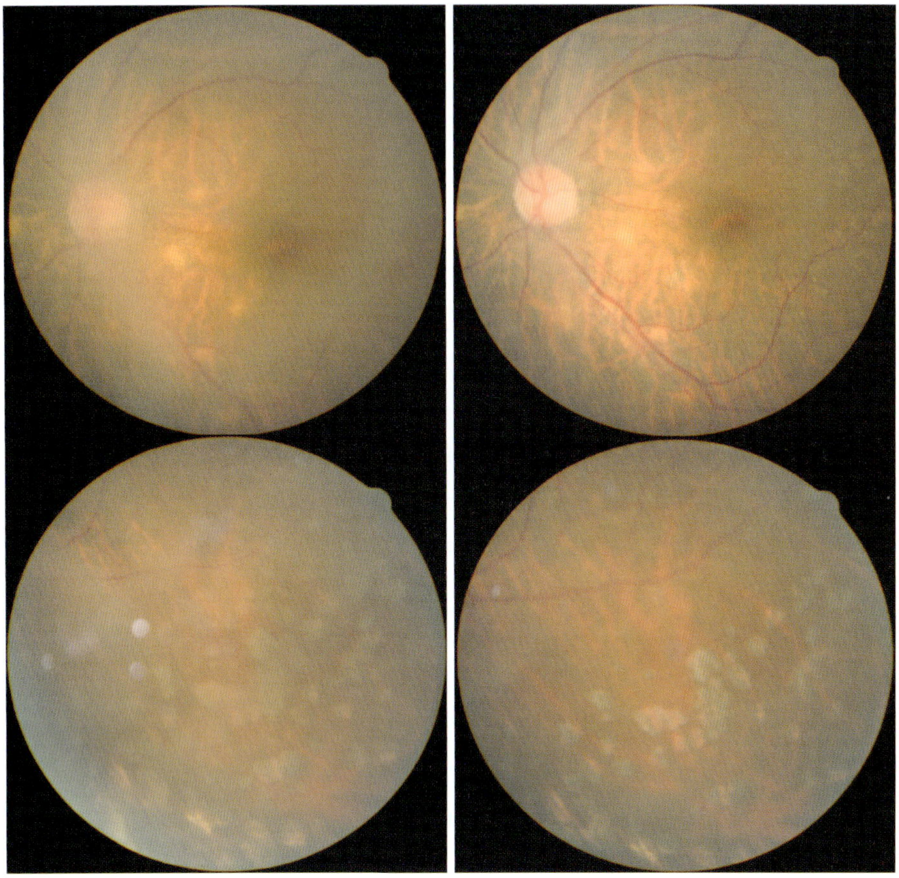

a.　　　　b.

[35] ケナコルト-A® Tenon 囊下注射を行った症例（70 歳，女性．上図：後極部，下図：耳下側周辺部）
a. ケナコルト-A® Tenon 囊下注射前 LV＝(0.8)．
b. 注射 7 週後 LV＝(1.0)．硝子体混濁が消退，網脈絡膜滲出斑が瘢痕化してきた．
（朱さゆり：サルコイドーシス．[15] p.196．図 3.）

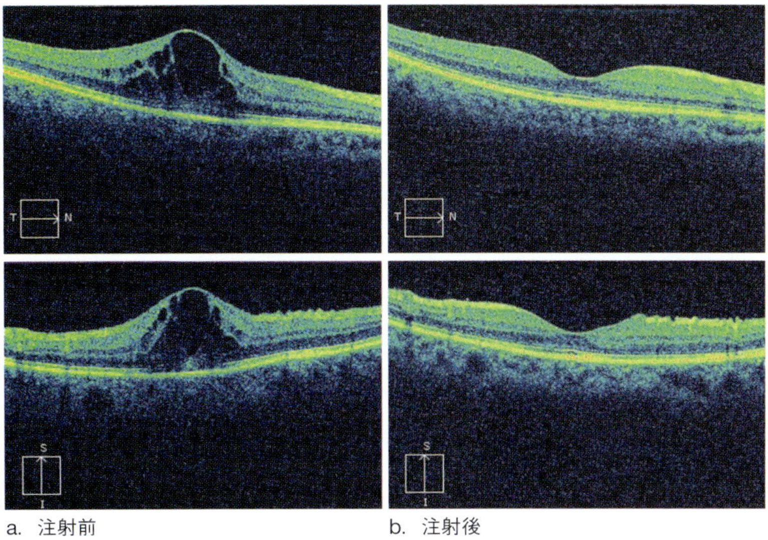

a. 注射前　　　　b. 注射後

[36] 黄斑浮腫を伴うサルコイドーシスの一例．トリアムシノロン Tenon 囊下注射施行後，黄斑浮腫は速やかに改善した．
（神野英生：副腎皮質ステロイド局所投与法バリエーション．[13] p.116．図 2.）

主な疾患とその所見／内因性ぶどう膜炎
Vogt-小柳-原田病

　Vogt-小柳-原田病は，全身メラノサイトを標的にする自己免疫疾患である．有色人種に多く，白色人種には少ない．発症者のほとんどが HLA-DR4 陽性である．真の病因はわかっていないが，ウイルス感染症などがトリガーとなると考えられている．臨床症状は，前駆期，眼病期，回復期に分けられる．交感性眼炎は，病態の基本は Vogt-小柳-原田病と変わりなく，炎症に先行する眼外傷がある場合である．

前駆期　軽度感冒様症状，全身倦怠感，頭痛などの髄膜炎症状，耳鳴り・めまい・感音難聴などの内耳症状などがある．前駆期から1～2週間ほどで眼症状が出現する．

眼病期　急激な両眼性の視力低下をきたす．初期には，前眼部炎症所見と同時に浅前房をきたし，毛様体浮腫に加えて，毛様体・脈絡膜が強膜から剥離している像が観察される．急性期眼症状は基本的に汎ぶどう膜炎で，前房，硝子体に細胞浸潤，混濁を生じる．脈絡膜炎症は網膜色素上皮，網膜下にも波及し，胞状滲出性網膜下液の貯留がみられ，これは Vogt-小柳-原田病に特異的な症状と考えられている．網膜皺襞を伴うことも多い．急性期を過ぎてから，夕焼け眼底，皮膚脱色，脱毛・白髪などを併発する．

回復期　眼病期の後，眼炎症がいったん鎮静化し，回復期となる．この時期の60～70％に夕焼け眼底や角膜輪部色素が脱出する（杉浦徴候）などが出現し始める．回復期とはいっても，自己免疫性反応が完全に消退したわけではない．

❶ Vogt-小柳-原田病の国際診断基準

1. 眼外傷，内眼手術の既往なし		
2. ほかの眼疾患を示唆する眼所見，検査なし		
3. 両眼性	A. 病初期	びまん性脈絡膜炎，漿液性網膜剥離 FA にて多発性の漏出点，US にて脈絡膜肥厚
	B. 後期	夕焼け眼底，杉浦徴候など脱色素所見
4. 髄膜炎症状，耳鳴り，髄液細胞増多，のいずれか		
5. 脱毛，白髪，皮膚の白斑，のいずれか		
1～5のすべてがみられる場合：完全型 1～3のすべてと4もしくは5がみられる場合：不全型		

FA：フルオレセイン蛍光造影検査
US：超音波 B モードエコー
（大黒伸行：病態に則した，適切なぶどう膜検査項目を教えてください．
13　p.77．表3．）

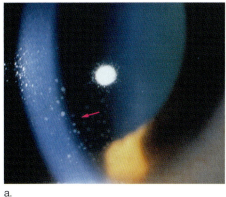

a.

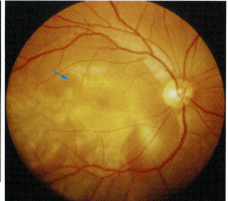

b.

❷ Vogt-小柳-原田病ぶどう膜炎の代表症例
a. 慢性，両眼性，ステロイド有効の豚脂様KPが集積（矢印）．
b. 活動期を示す両眼性の漿液性網膜剥離がみられる（矢印）．
c. 夕焼け眼底所見．

ポイント　夕焼け眼底はVogt-小柳-原田病回復期の所見で，脈絡膜のメラノサイト崩壊を示す所見．

（杉田　直：ぶどう膜炎の診断の進め方．[15] p.173．図4．）

c.

Subnote

Vogt-小柳-原田病の診断は国際診断基準（❶）に準じて行うのが一般的である．ただ，髄膜刺激症状や耳鳴りといった全身症状がない場合には，髄液検査を施行することが推奨されている．たとえば❸のような乳頭浮腫型で，国際診断基準に照らして確定診断がつかない場合に髄液検査は有用である．また，髄液検査を積極的に行ったほうが，診断が早く確定し，視力予後もよいという報告もある．ただ髄液検査はリスクもあり，最終的には患者の希望を確認して行うべき検査であると考えられる．

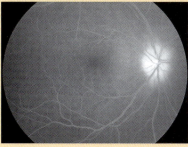
a. 右眼

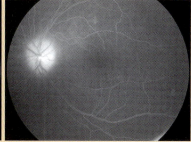
b. 左眼

❸ Vogt-小柳-原田病の眼底所見．乳頭浮腫型で国際診断基準に照らして確定診断がつかない．

（大黒伸行：病態に則した，適切なぶどう膜炎検査項目を教えてください．[13] p.77, 78．図3．）

眼病期

前眼部所見

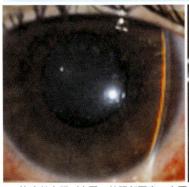
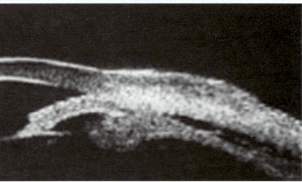

a. 治療前左眼（左図：前眼部写真，右図：UBM所見）．

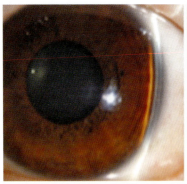
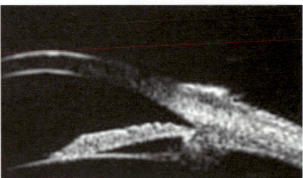

b. 治療後左眼（左図：前眼部写真，右図：UBM所見）．

❹ 急性期前眼部所見．63歳，男性．毛様体浮腫により，浅前房となっている．ステロイド全身投与によって，治療前に存在した毛様体浮腫と毛様体剥離が消失した．
UBM：ultrasound biomicroscope（超音波生体顕微鏡）
（園田康平ら：Vogt-小柳-原田病．⑤ p.155, 図2．）

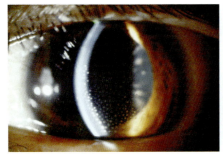
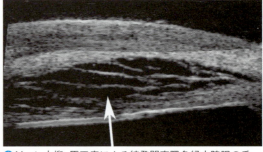

❺ 急性期の細隙灯顕微鏡所見．前房，硝子体に細胞浸潤，混濁を生じ，毛様体，脈絡膜は炎症により肥厚する．
（山木邦比古：Vogt-小柳-原田病．⑬ p.215, 図1．）

❻ Vogt-小柳-原田病による続発閉塞隅角緑内障眼の毛様体脈絡膜剥離のUBM像．全周性の毛様体脈絡膜剥離で，眼底検査でも周辺部の脈絡膜剥離として観察可能だが診断は容易ではない．毛様体脈絡膜剥離により毛様体が強膜岬を中心に前方に回旋するため水晶体が前方に移動し，浅前房化と隅角閉塞をきたした．毛様体脈絡膜剥離は，眼球の全周性に確認された．
（酒井　寛：眼底検査でわからない毛様体脈絡膜剥離はあるのですか？ ㉔ p.308, 図2．）

眼病期

眼底所見

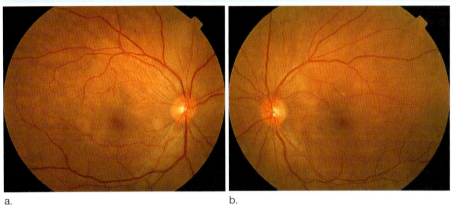

a.　　　　　　　　　　　b.

❼ 急性期眼底．57歳，女性．後極を中心に胞状滲出性網膜剥離を形成．視神経乳頭は発赤．
（園田康平ら：Vogt-小柳-原田病．⑤ p.155．図1．）

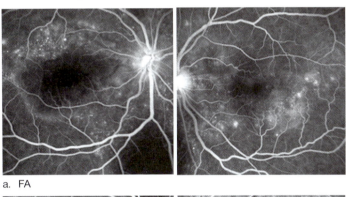

a. FA

b. IA

❽ 急性期蛍光眼底造影所見
（❼と同一症例）
フルオルセイン蛍光眼底造影検査（fluorescein angiography；FA）の初期相では，網膜色素上皮細胞層から点状，斑状の色素漏出がみられる．後期相になると，網膜剥離の範囲に一致して蛍光色素が網膜下に貯留する（a）．インドシアニングリーン造影検査（indocyanine green angiography；IA）では，脈絡膜への炎症細胞浸潤によって脈絡膜血管の狭窄が生じるため，初期相ではICGの流入遅延による後極部背景低蛍光（dark background）が観察される（b）．時間経過とともに有窓血管から脈絡膜組織間質にインドシアニングリーン（ICG）が貯留するが，脈絡膜の炎症部位に一致して充盈欠損が残存する．
（園田康平ら：Vogt-小柳-原田病．⑤ p.154-156．図3．）

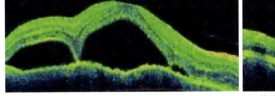

a. 治療前　　　　　　　b. 治療後3日

❾ OCT所見（❼と同一症例）．ステロイド全身投与によって，速やかな網膜剥離の減少を認める．
（園田康平ら：Vogt-小柳-原田病．⑤ p.157．図4．）

眼病期

眼底所見

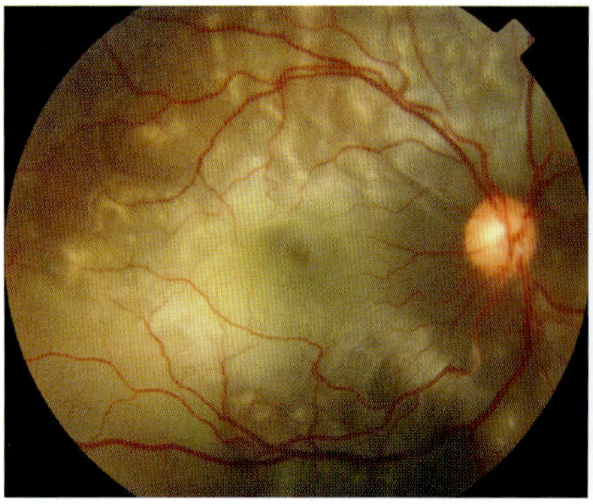

⑩ 急性期の眼底所見．脈絡膜炎症は網膜色素上皮，網膜下にも波及し，胞状滲出性網膜下液の貯留がみられる．
（山木邦比古：Vogt-小柳-原田病．[13] p.215．図 2.）

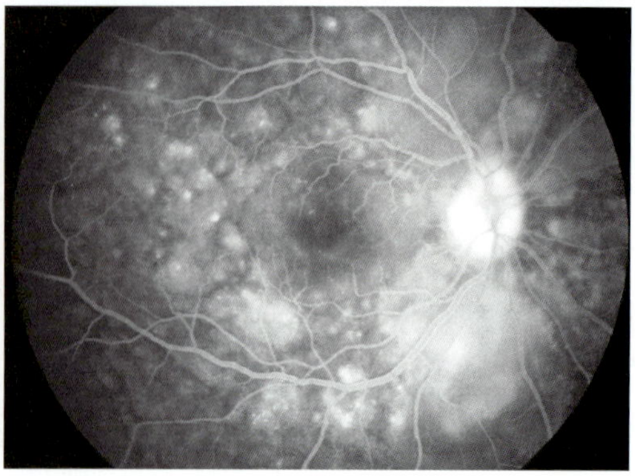

⑪ 急性期の蛍光眼底造影．造影初期からのびまん性点状蛍光漏出が拡大・癒合する胞状の漏出となる．
（山木邦比古：Vogt-小柳-原田病．[13] p.215．図 3.）

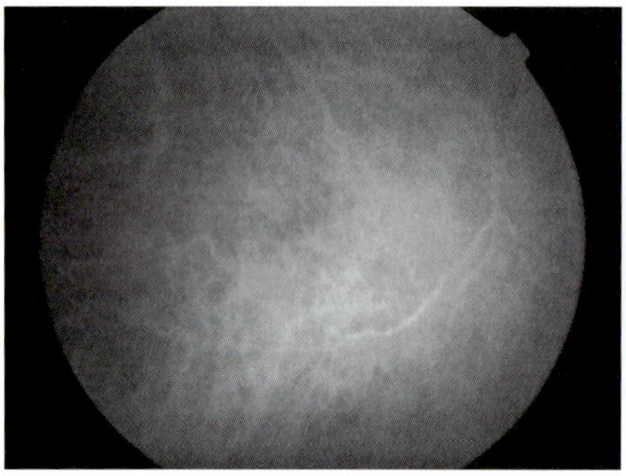

⑫ 急性期の ICG 蛍光眼底造影．脈絡膜肉芽腫形成部位がダークスポットとなり，この周囲から蛍光が漏出する．
（山木邦比古：Vogt-小柳-原田病．[13] p.215．図 4.）

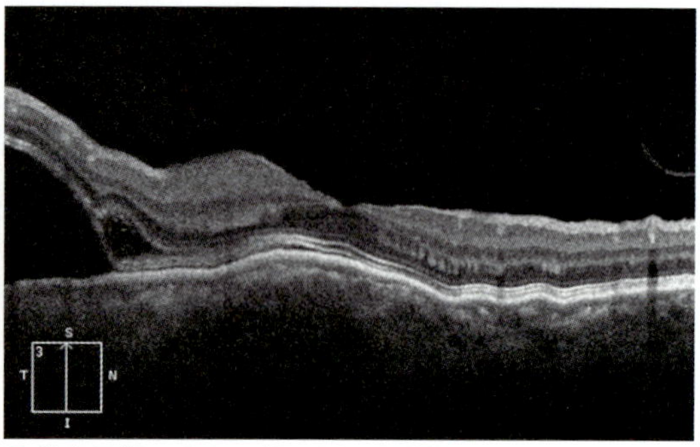

⑬ 発症早期の OCT 所見．厚さを計測することが困難なほど，脈絡膜が肥厚しているのも判読できる．
（山木邦比古：Vogt-小柳-原田病．[13] p.215．図 5.）

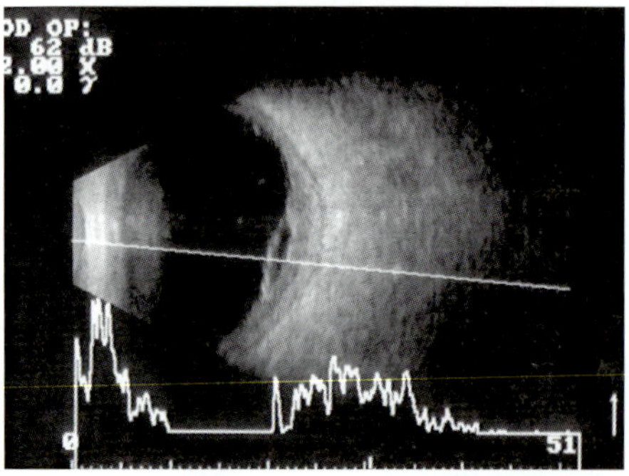

⑭ 発症初期の超音波検査図．脈絡膜は著しく肥厚している．
（山木邦比古：Vogt-小柳-原田病．[13] p.215．図 6.）

Editor's note 17

やはり OCT は便利

OCT が進化したことで，治療効果や再発を脈絡膜厚で判定することが多くなった．（園田康平）

眼病期

眼底所見

⓯ Vogt-小柳-原田病患者の網膜視感度. 治療前にみられた滲出性網膜剝離は (a, b), ステロイドパルス療法開始後2週間で消失した (c, d). しかし, 滲出性網膜剝離がみられた領域の網膜視感度は低下しており (e), 治療開始後4か月目で網膜視感度は正常に回復した (f).
(竹内 大:眼底検査/造影検査, OCT, MP-1®. ⓭ p.72. 図 13.)

眼病期

眼底所見

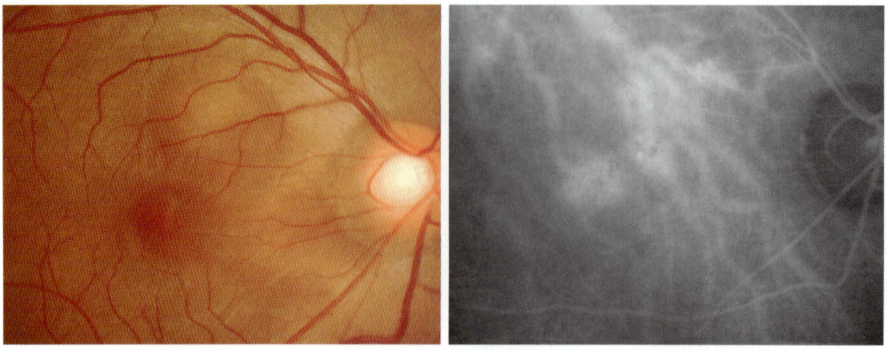

a. 眼底写真　　b. IA 所見

⑯ 初発 Vogt-小柳-原田病患者の IA 所見．滲出性網膜剝離がみられる領域の脈絡膜血管は，炎症により staining，leakage を呈する．
（竹内　大：眼底検査／造影検査，OCT，MP-1®．[13] p.66．図 5．）

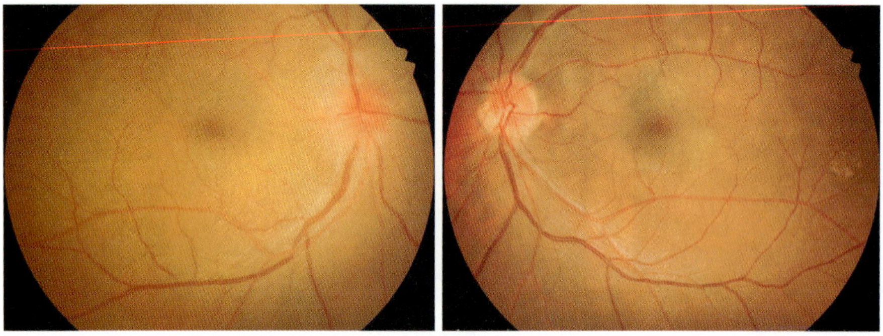

a. 右眼　　b. 左眼

⑰ Vogt-小柳-原田病の眼底所見（42 歳，女性）．急激な視力低下，感音難聴，頭痛をきたしていた．両眼の視神経乳頭腫脹および漿液性網膜剝離．
（毛塚剛司：網膜視神経炎の鑑別疾患．[13] p.29．図 2．）

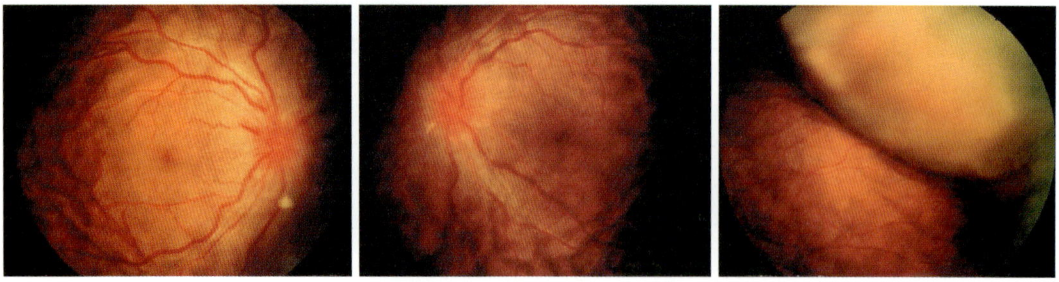

a. 右眼　　b. 左眼　　c.

⑱ Vogt-小柳-原田病（59 歳，女性）
a, b. 視神経乳頭浮腫，網膜血管の蛇行，脈絡膜皺襞がみられる．
c. 眼底周辺部にはドーム状に隆起した脈絡膜剝離が存在する．
（Yamamoto N, et al：Annular choroidal detachment in a patient with Vogt-Koyanagi-Harada disease. Graefe's Arch Clin Exp Ophthalmol 2004；242：355-358.）
（川口龍史ら：脈絡膜剝離の鑑別診断．[13] p.44．図 2．）

回復期

前眼部所見

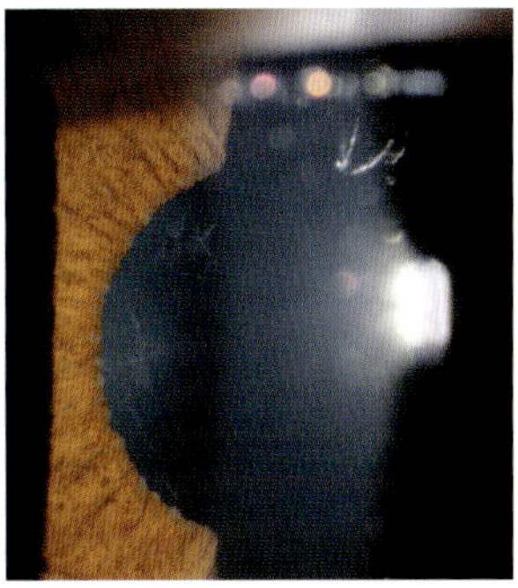

⑲ Vogt-小柳-原田病の遷延例．46 歳，女性．瞳孔縁の虹彩結節（Koeppe 結節）を多数認める．
（近藤由樹子：肉芽腫性炎症と非肉芽腫性炎症．[13] p.9．図 3．）

眼底所見

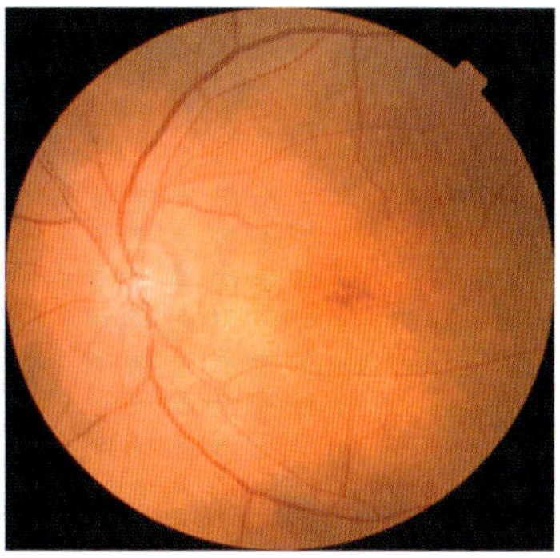

㉑ 慢性期眼底．色素が減少するために，脈絡膜血管が目立つようになっている．黄斑部に一部色素沈着が始まっている．
（園田康平ら：Vogt-小柳-原田病．[5] p.157．図 5．）

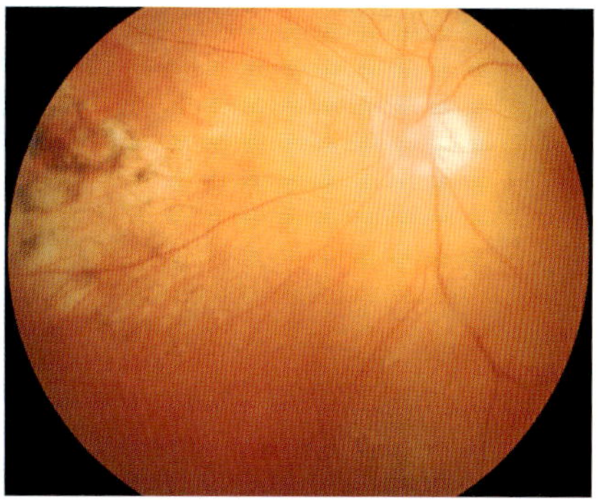

㉒ 夕焼け眼底
（山木邦比古：Vogt-小柳-原田病．[13] p.216．図 7．）

皮膚所見

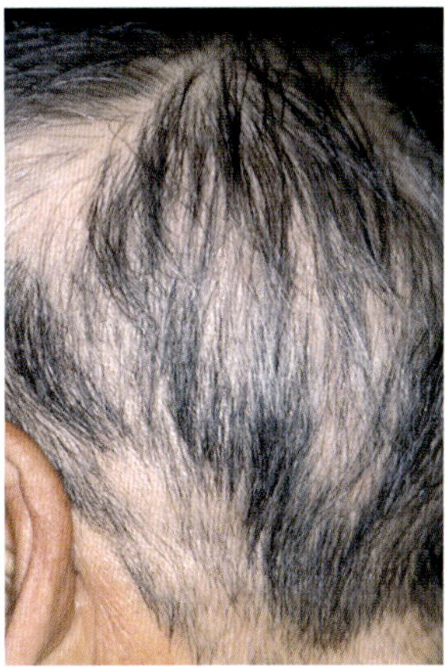

⑳ 皮膚症状．脱毛，白髪，皮膚の白斑などの皮膚症状がみられる．
（山木邦比古：Vogt-小柳-原田病．[13] p.217．図 10．）

Subnote

夕焼け眼底となりつつあっても前眼部，後眼部に明らかな炎症がなければ，眼炎症は鎮静化していると漠然と考えられてきたが，これは誤りである．炎症がなければ夕焼け眼底になる理由が説明できない．実際に ICG（indocyanine green）蛍光眼底造影でも OCT でも炎症の存在が証明される（㉓㉔）．

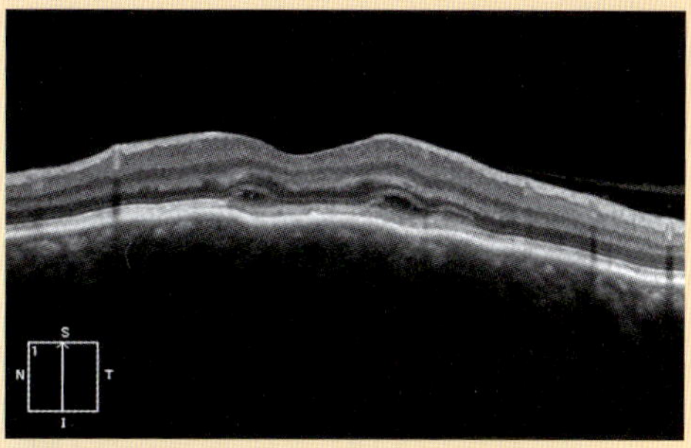

㉓ 再発時の OCT 所見

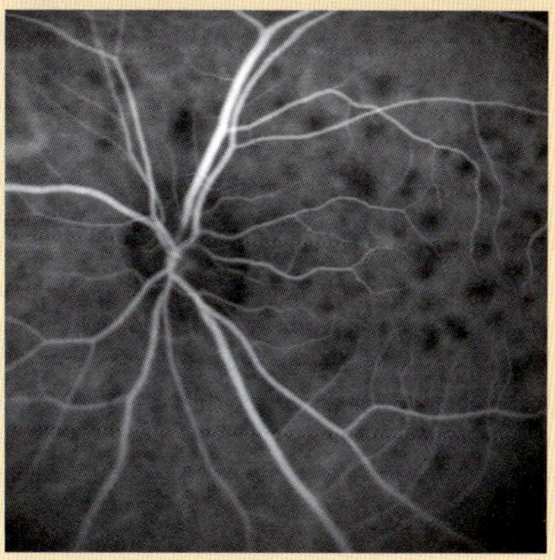

㉔ 再発時の ICG 蛍光眼底造影

（山木邦比古：Vogt-小柳-原田病．[13] p.216．図 8, 9．）

回復期

眼底部所見

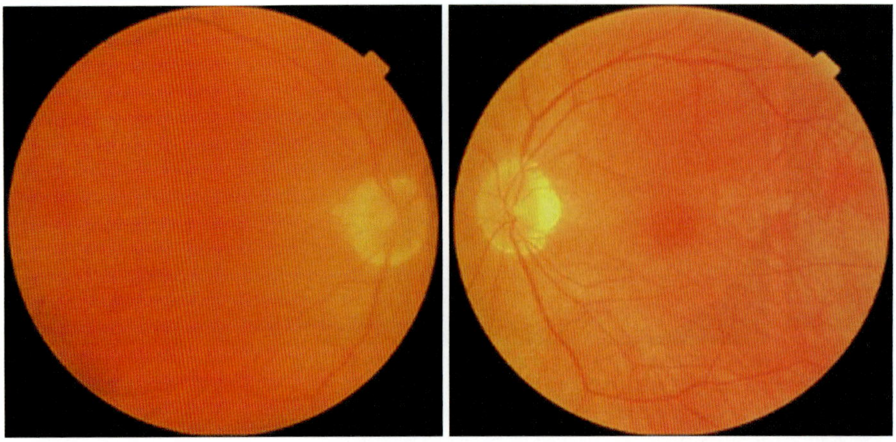

a.

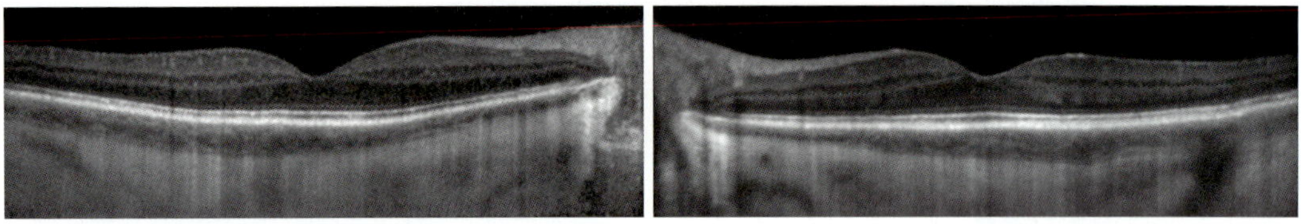

b.

㉕ 夕焼け眼底の発症 2 年後の所見（58 歳，男性）

a. 眼底カラー写真．両眼とも色素脱失のため眼底は赤色状を呈している．視神経乳頭周囲に傍乳頭萎縮（peripapillary atrophy；PPA）がみられる．

b. 光干渉断層計所見．網膜の層構造は保持され，滲出性網膜剝離もみられないが，脈絡膜が菲薄化している．

（丸子一朗：Vogt-小柳-原田病．[18] p.277．図 6.）

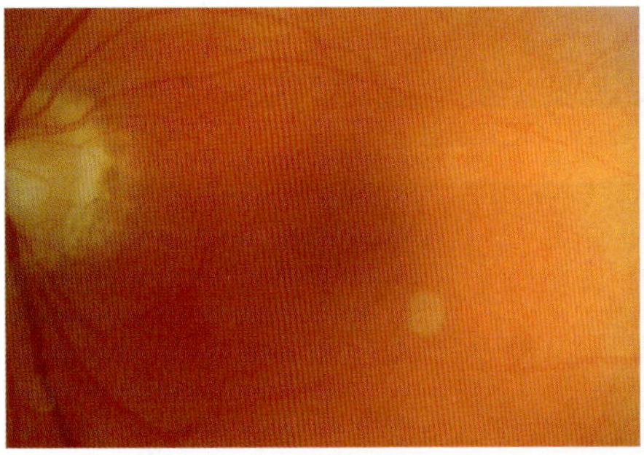

a. 眼底所見

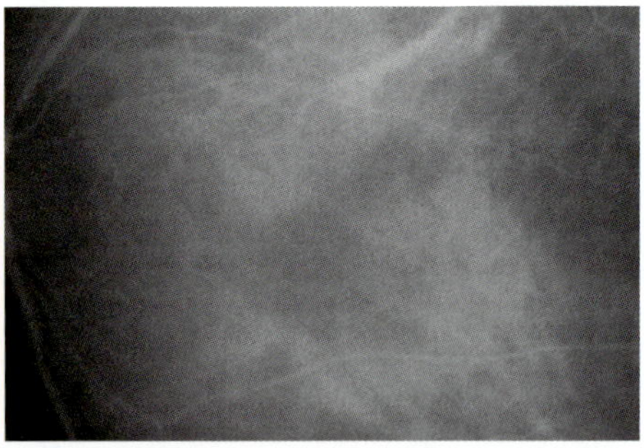

b. IA 所見

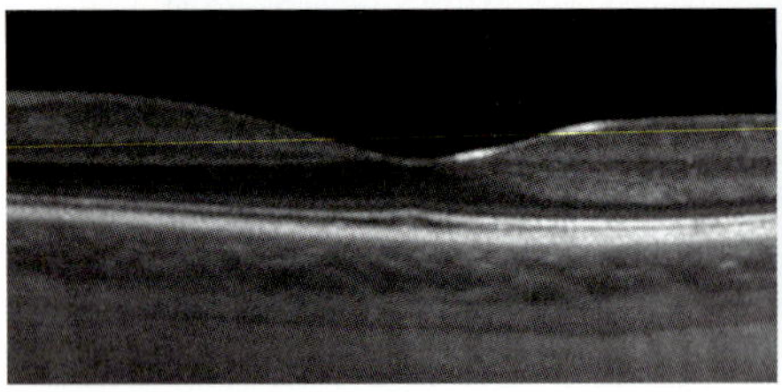

c. EDI-OCT 所見（正常眼）

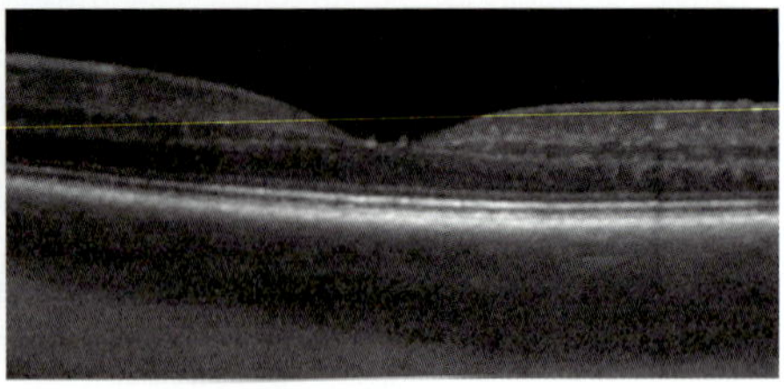

d. EDI-OCT 所見（患眼）

㉖ 遷延型 Vogt-小柳-原田病の所見．前眼部に炎症所見はなく，眼底は夕焼け状を呈しているが（a），漿液性網膜剝離などはなく，矯正視力（1.0）の症例である．しかし，IA では脈絡膜血管の staining，filling defect がみられ（b），EDI-OCT では，正常眼（c）と比較して脈絡膜の肥厚が観察される（d）．

（竹内　大：眼底検査／造影検査，OCT，MP-1®．[13] p.71．図 12.）

非典型所見

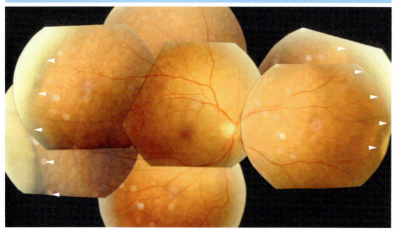

a.

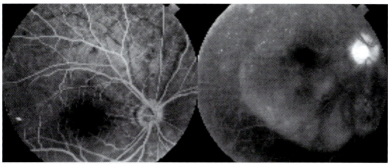

b.

㉗ 非典型的な Vogt-小柳-原田病
a. 眼底は後極部に SRD，周辺部に脈絡膜剥離（a，矢頭）および眼底全体に脈絡膜皺襞を伴う．
b. FA では，網膜静脈後期に後極部のびまん性低蛍光（背景蛍光）と脈絡膜皺襞による線状低蛍光がみられる（左図）．晩期には，びまん性網膜下点状漏出による SRD と乳頭からの蛍光漏出を伴う（右図）．

SRD：serous retinal detachment（漿液性網膜剥離）
（竹田宗泰：網膜剥離をきたす疾患の特徴的 FA 所見を教えてください．⑰ p.50. 図3．）

主な疾患とその所見／内因性ぶどう膜炎
Behçet 病

　Behçet 病は，トルコなどの中近東から中国を経てわが国に至る，いわゆるシルクロード沿いに患者が多いことで知られる疾患である．その病因はいまだ不明である．健常群に比べ患者群で有意に HLA-B*51 の保有率が高く，遺伝的素因がその発症に関与していると推察されている．Behçet 病は自然寛解傾向の強い疾患である．重篤な炎症発作が生じた場合でも，炎症自体は無治療で軽快する場合がほとんどである．炎症による二次的障害と炎症再燃の防止が診療の主眼となる．

❶ Behçet 病の診断基準（厚生省特定疾患ベーチェット病調査研究班，1987 年改変）

1. 主症状
1) 口腔粘膜の再発性アフタ潰瘍
2) 皮膚症状
　a. 結節性紅斑
　b. 皮下の血栓性静脈炎
　c. 毛嚢炎様皮疹，痤瘡様皮疹
　参考所見：皮膚の被刺激性亢進
3) 眼症状
　a. 虹彩毛様体炎
　b. 網膜ぶどう膜炎（網脈絡膜炎）
　c. 以下の所見があれば a．b．に準じる
　　a．b．を経過したと思われる虹彩後癒着，水晶体上色素沈着，網脈絡膜萎縮，視神経萎縮，併発白内障，続発緑内障，眼球癆
4) 外陰部潰瘍

2. 副症状
1) 変形や硬直を伴わない関節炎
2) 副睾丸炎
3) 回盲部潰瘍に代表される消化器病変
4) 血管病変
5) 中等度以上の中枢神経病変

3. 病型診断の基準
1) 完全型：経過中に 4 主症状が出現したもの
2) 不全型
　a. 経過中に 3 主症状，あるいは 2 主症状と 2 副症状が出現したもの
　b. 経過中に定型的眼症状とその他の 1 主症状，あるいは 2 副症状が出現したもの
3) 疑い：主症状の一部が出現するが，不全型の条件を満たさないもの，および定型的な副症状が反復あるいは増悪するもの
4) 特殊な病型
　腸管（型）ベーチェット病
　血管（型）ベーチェット病
　神経（型）ベーチェット病

4. 参考所見
1) 皮膚の針反応
2) 炎症反応：赤血球沈降速度の亢進，血清 CRP の陽性化，末梢白血球数の増加
3) HLA-B51（B5）の陽性

（後藤　浩：Behçet 病．5 p.160．表 1．）

口腔口唇のアフタ性潰瘍

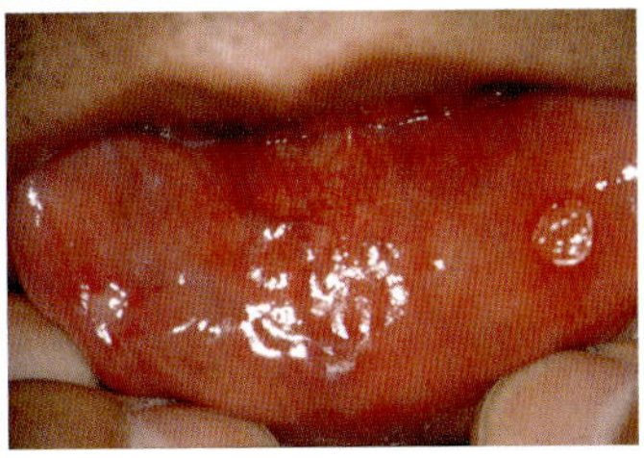

❷ 口腔内アフタ性潰瘍．口唇粘膜に類円形の潰瘍が多発している．
（竹本裕子ら：Behçet 病．[13] p.221．図 1.）

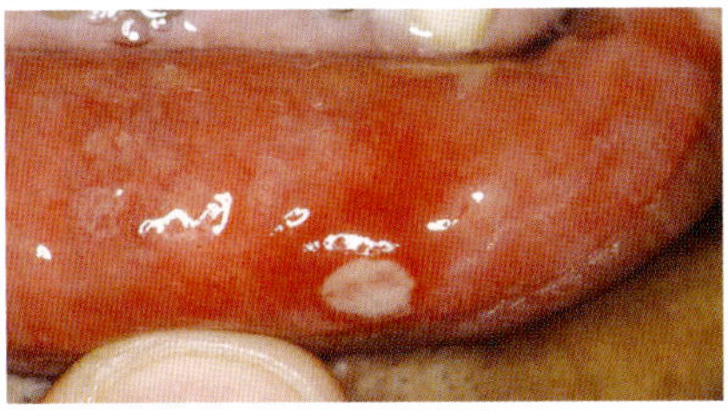

❸ 口唇にみられたアフタ性潰瘍
（川野庸一：Behçet 病．[15] p.188．図 1.）

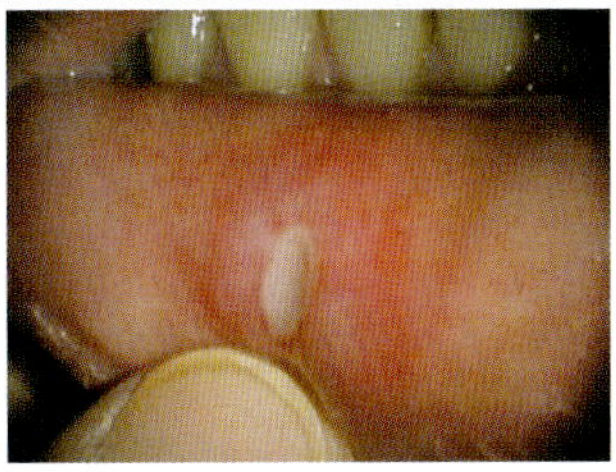

❹ Behçet 病の口腔内アフタ性潰瘍．Behçet 病でも，急性前部ぶどう膜炎がしばしばみられる．Behçet 病では，口腔内アフタ性潰瘍がほぼ必発である．
（北市伸義：糖尿病虹彩炎．[16] p.159．図 2.）

皮膚症状

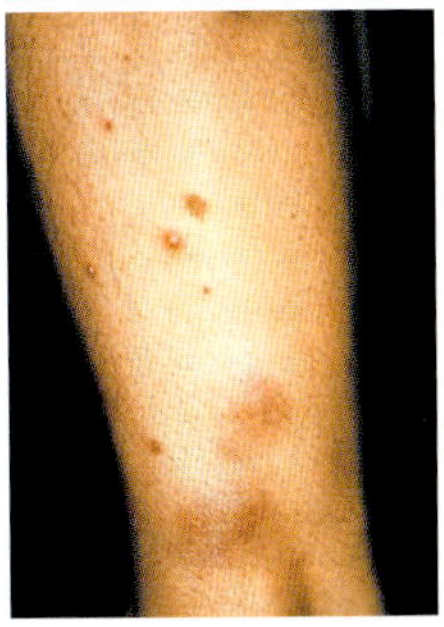

❺ Behçet 病で，再発性の急性結膜炎を呈する患者にみられる所見．下腿部に結節性紅斑と毛嚢炎様皮疹も認められた．
（大橋裕一：Behçet 病．[2] p.199．図 1c.）

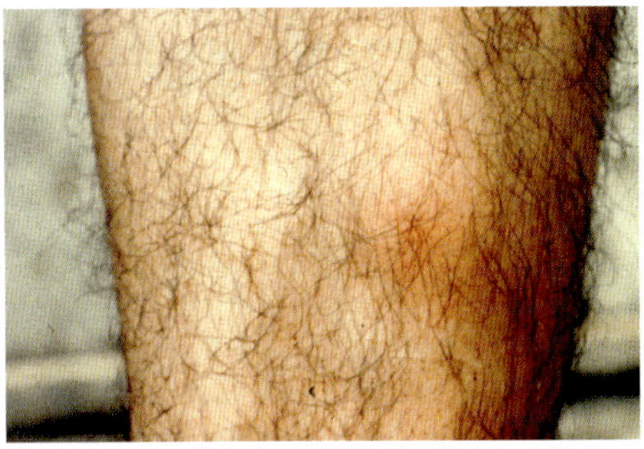

❻ 結節性紅斑様皮疹．下腿伸側に発赤した隆起性病変を認める．
（南場研一ら：Behçet 病．[8] p.133．図 6.）

非発作時の眼症状

隅角蓄膿

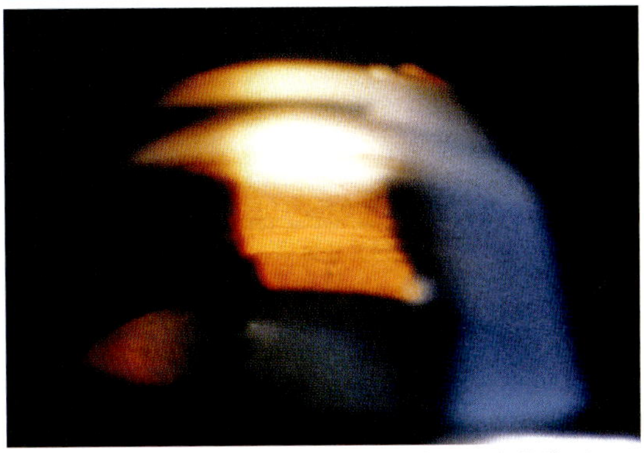

❼ Behçet 病（30 歳，男性）．下方隅角に隅角蓄膿がみられる．
（沖波　聡：前房蓄膿の鑑別診断．[13] p.20．図 1.）

非発作時の眼症状

眼底所見

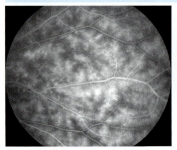

❽ 網脈絡膜炎の蛍光眼底造影所見にみられるシダ状の蛍光漏出
(後藤 浩：Behçet 病. ⑤ p.161. 図 4.)

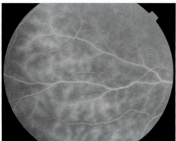

❾ シダ状蛍光漏出
(竹本裕子ら：Behçet 病. ⑬ p.222. 図 5.)

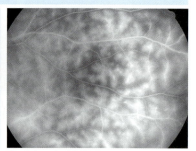

❿ 蛍光眼底造影検査でみられた典型的なシダ状の蛍光漏出
(川野庸一：Behçet 病. ⑮ p.190. 図 8.)

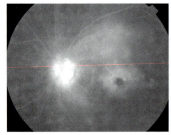

⓫ 蛍光眼底造影検査でみられた遷延した囊胞様黄斑浮腫
(川野庸一：Behçet 病. ⑮ p.190. 図 9.)

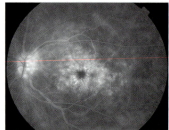

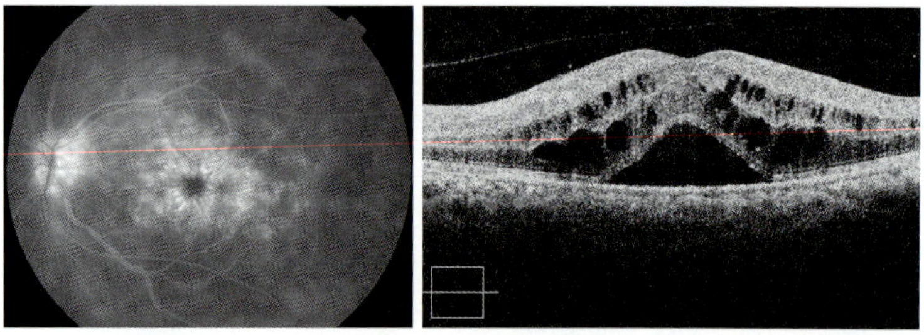

⓬ Behçet 病患者にみられた黄斑部病変. 急性期には, 炎症細胞が網膜血管近傍を中心に浸潤する. 発作を繰り返す患者では, 急性期でなくとも黄斑部浮腫や網膜剝離を合併することがある.
(園田康平：ぶどう膜炎. ⑱ p.281. 図 2.)

Subnote

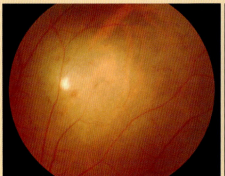
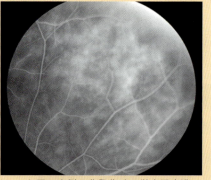

a. 白色滲出斑と出血斑を認める.

b. a と同一症例の非発作時の蛍光眼底造影写真. 白色斑は消失したが, 蛍光眼底造影を施行してみると, 一見正常な部位にもシダ状の網膜毛細血管からの漏出がみられた.

⓭ Behçet 病患者の眼底

(渡邊交世：結核. ⑧ p.150. 図 4c, d.)

Editor's note ⑱

非発作時でも油断ならず
炎症が治まっているようでも, 蛍光眼底造影や OCT で所見があることがある. (園田康平)

非発作時の眼症状

眼底所見

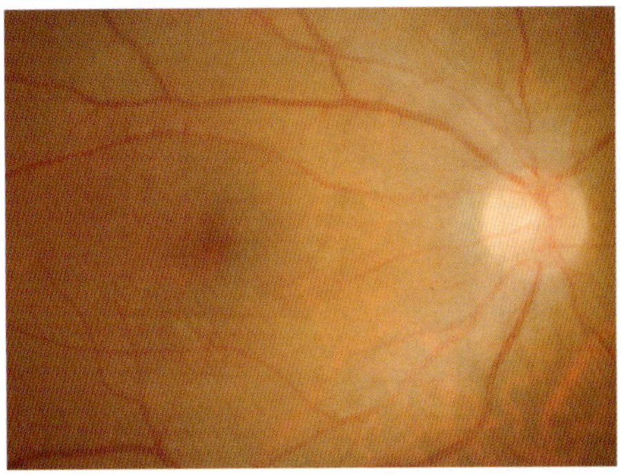

a.

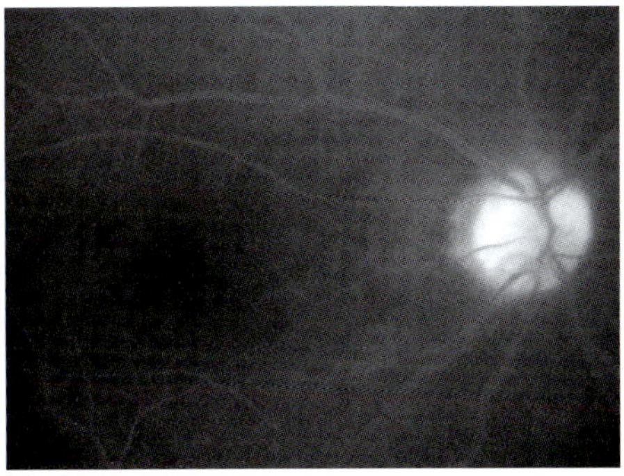

b.

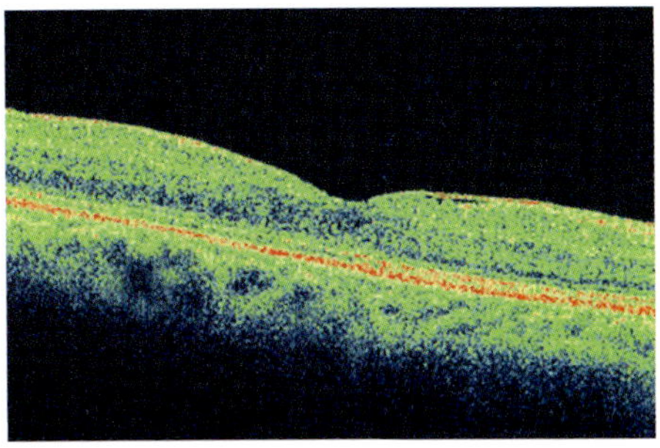

c.

[14] Behçet 病患者のぶどう膜炎所見．検眼鏡的な異常所見はみられず（a），FA においても視神経乳頭が過蛍光以外は正常である（b）．しかし，黄斑部の IS/OS が途絶え，COST ラインが消失している（c）．本症例の矯正視力は（0.1）と不良である．
（竹内 大：眼底検査／造影検査, OCT, MP-1®. [13] p.69．図 9．）

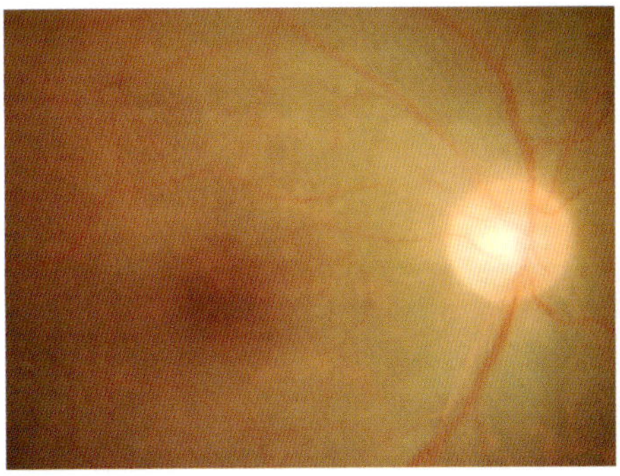

a.

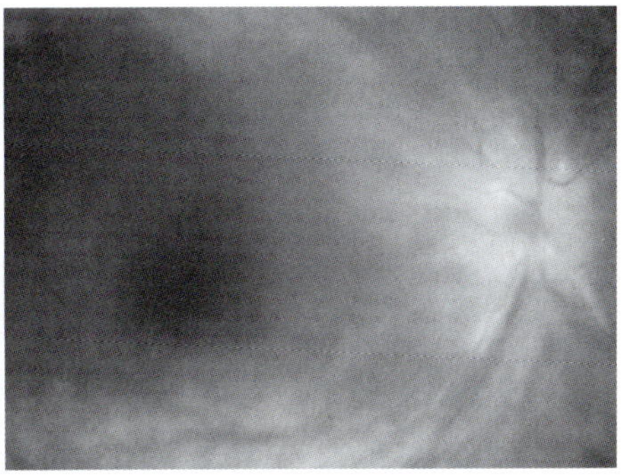

b.

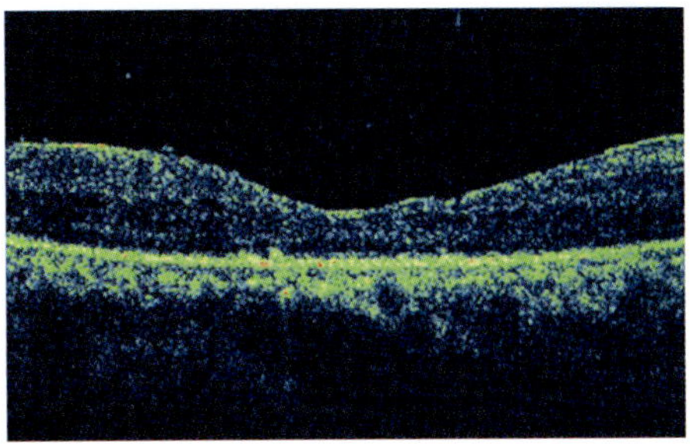

c.

[15] 眼炎症発作を繰り返した Behçet 病患者の所見（[14] と異なる症例）．検眼鏡的な異常所見はみられないが（a），FA において活動性の血管炎（b），OCT にて網膜外層の萎縮がみられ，外境界膜，IS/OS，および COST ラインは消失している（c）．矯正視力は（0.02）である．
（竹内 大：眼底検査／造影検査, OCT, MP-1®. [13] p.70．図 10．）

発作時の眼症状

前眼部型発作

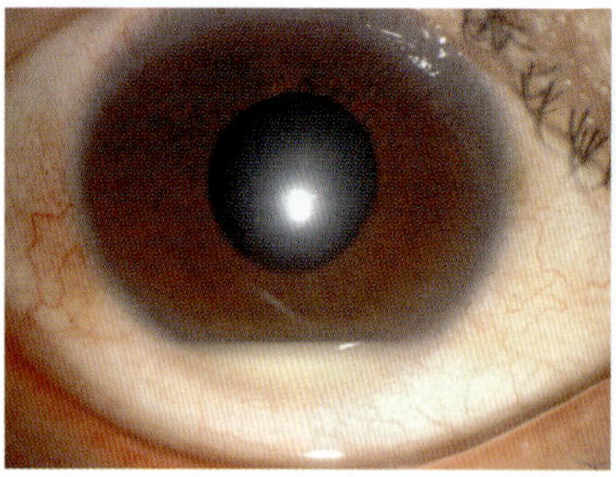

[16] Behçet 病の前房蓄膿．前房に浸潤した好中球が沈殿している．きれいなニボーを形成するのが特徴である．
（南場研一ら：Behçet 病．[8] p.132．図 2.）

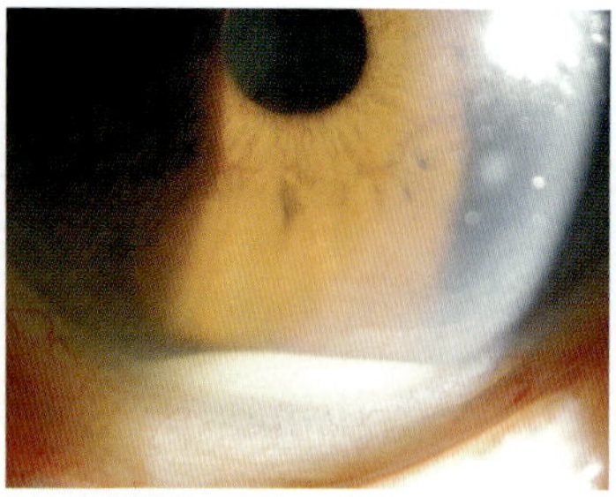

[17] 前房蓄膿
（後藤　浩：Behçet 病．[5] p.160．図 1.）

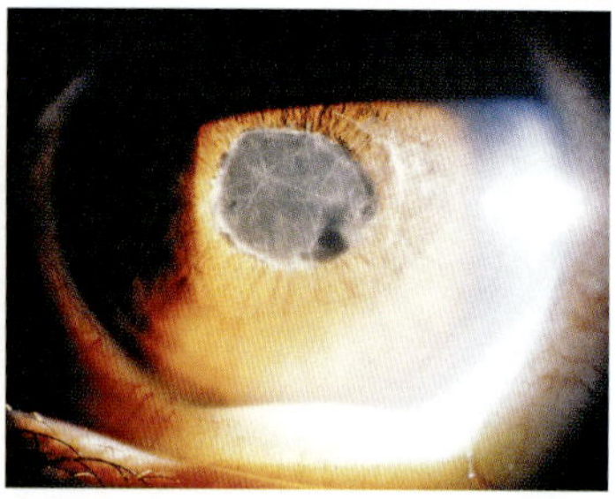

[18] Behçet 病（27 歳，男性）．前房蓄膿と瞳孔領にフィブリン（線維素）がみられる．
（沖波　聡：前房蓄膿の鑑別診断．[13] p.22．図 2.）

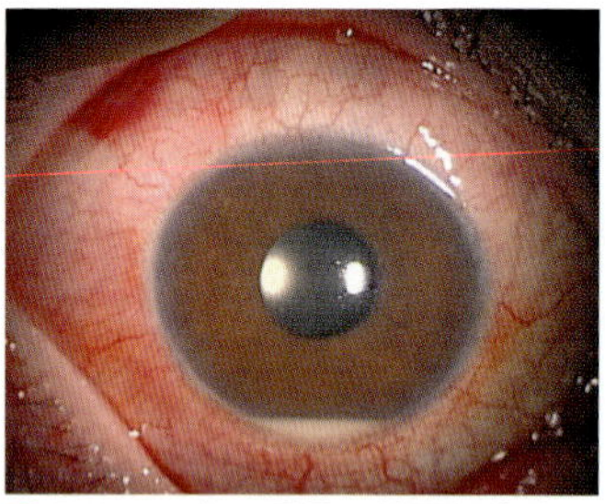

[19] Behçet 病の所見．前眼部炎症発作．前房蓄膿を伴う強い炎症発作を起こしている．
（渡邊交世：結核．[8] p.150．図 4a.）

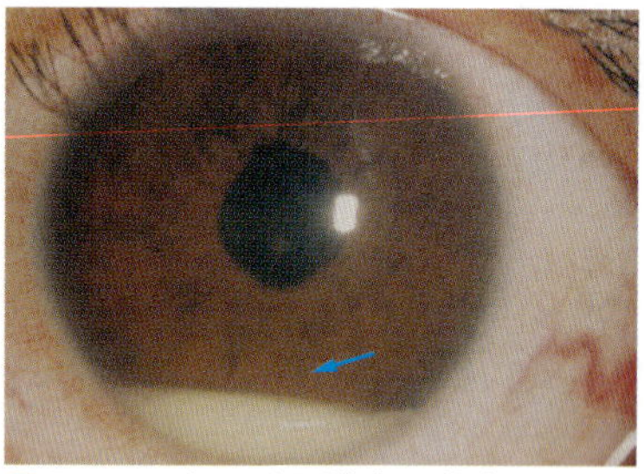

[20] Behçet 病ぶどう膜炎の代表症例．急性（発作性），反復性で，たまに前房蓄膿がみられる（矢印）．両眼性が多いが，眼発作は片眼ずつが多い．Behçet 病の前房蓄膿はさらさらとしたもので，体位で移動する．
（杉田　直：ぶどう膜炎の診断の進め方．[15] p.172．図 3a.）

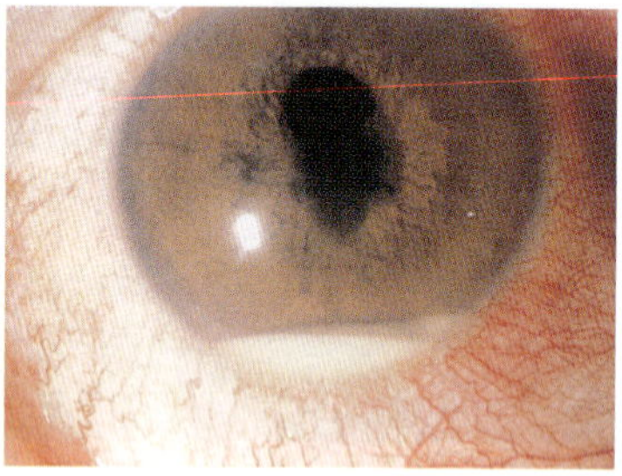

[21] Behçet 病の前房蓄膿．さらさらしていて，体位によってニボーが変化する．
（木村育子：前房蓄膿．[21] p.54．図 1.）

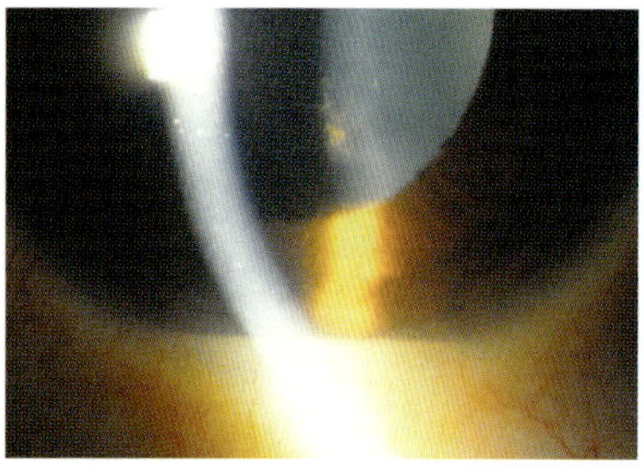

[22] 眼発作時にみられた前房蓄膿
（川野庸一：Behçet 病．[15] p.188．図 2.）

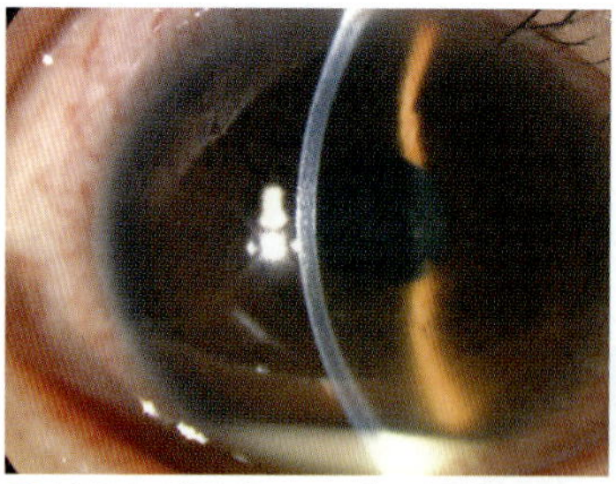

[23] 前眼部型発作．28 歳，男性．前房蓄膿が認められる．
（大黒伸行：Behçet 病眼炎症発作時の治療について教えてください．[8] p.137．図 1.）

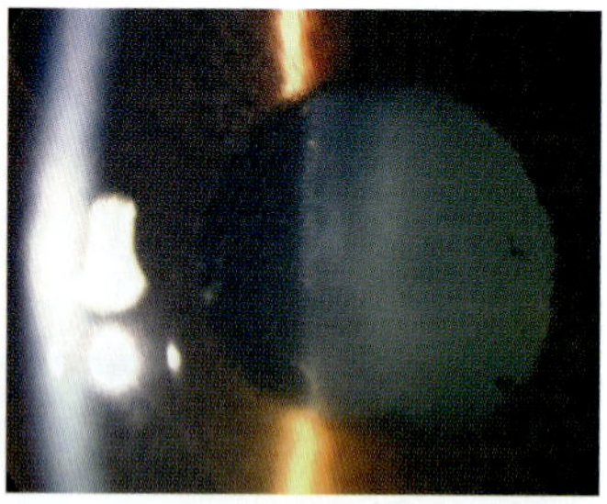

[24] Behçet 病の虹彩後癒着．線維素の析出とともに虹彩後癒着をきたしている．
（眞下　永：虹彩結節・隅角結節・虹彩癒着の種類と鑑別．[13] p.18．図 5.）

発作時の眼症状

周辺部型網膜発作

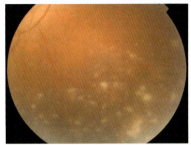

㉕ 周辺部型網膜発作．36歳，女性．白色小円形病巣が多数認められるが，通常2週間前後でこのような病巣は自然消失する．
（大黒伸行：Behçet病眼炎症発作時の治療について教えてください．⑧ p.137．図2．）

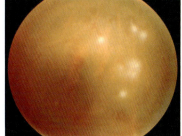

㉖ Behçet病の所見．後眼部炎症発作．比較的軽い発作であり周辺部に白色の滲出斑と出血を認めるが，一過性であり数週間で消退することが多く，結核と鑑別できる．
（渡邊交世：結核．⑧ p.150．図4b．）

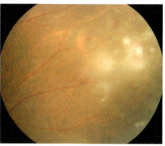

㉗ 網脈絡膜炎にみられる眼底周辺部の網膜滲出斑
（後藤 浩：Behçet病．⑤ p.160．図2．）

後極部型発作

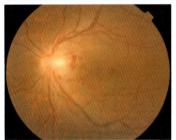

㉘ 後極部型発作．22歳，男性．視神経乳頭周囲に線状出血をきたしており，黄斑浮腫も認められる．
（大黒伸行：Behçet病眼炎症発作時の治療について教えてください．⑧ p.137．図3．）

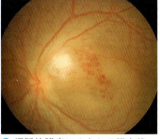

㉙ 網脈絡膜炎にみられる眼底後極部の網膜滲出斑
（後藤 浩：Behçet病．⑤ p.160．図3．）

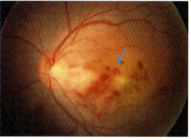

㉚ Behçet病ぶどう膜炎の代表症例．閉塞性血管炎で，網膜滲出斑や出血を伴う（矢印）．
（杉田 直：ぶどう膜炎の診断の進め方．⑮ p.172．図3b．）

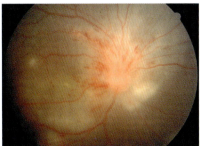

㉛ Behçet病の網脈絡膜炎型眼発作．火炎状網膜出血，網膜滲出斑，網膜浮腫がみられる．
（南場研一ら：Behçet病．⑧ p.132．図3．）

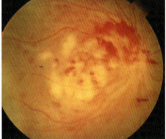

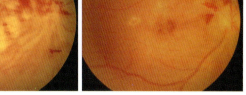

a. b.
㉜ 眼発作時にみられた後極の著明な滲出斑と網膜出血．bは，aの10日後の眼底写真．著明に改善している．
（川野庸一：Behçet病．⑮ p.189．図5．）

発作時の眼症状

後極部型発作

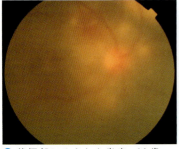

㉝ 後極部にみられた炎症. 14歳, 男性. 硝子体混濁とともに後極部にも炎症発作が認められる.
（大黒伸行：Behçet病眼炎症発作時の治療について教えてください. ⑧ p.140. 図7.）

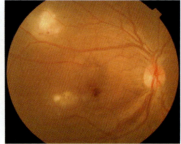
a. b.

㉞ 自然消退した炎症. 31歳, 男性. シクロスポリンを内服しているにもかかわらず後極部型発作（a）が生じたが, 2週間後には消失した（b）.
（大黒伸行：Behçet病眼炎症発作時の治療について教えてください. ⑧ p.139. 図6.）

硝子体混濁型発作

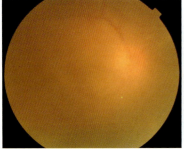

㉟ 硝子体混濁型. 35歳, 男性. 中等度の硝子体混濁が認められる. 透見可能な限りでは, 後極部に炎症病巣は認めない.
（大黒伸行：Behçet病眼炎症発作時の治療について教えてください. ⑧ p.138. 図4.）

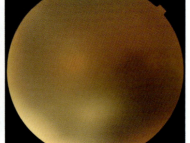

㊱ 炎症状態が把握しづらい症例. 33歳, 男性. 硝子体混濁が強く, 眼底の状態は詳細不明である.
（大黒伸行：Behçet病眼炎症発作時の治療について教えてください. ⑧ p.140. 図8.）

劇症型発作

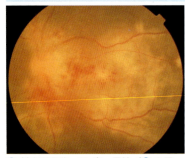

㊲ 劇症型発作. 31歳, 男性（㉞の反対眼）. 後極部を中心に広範囲に高度の炎症発作が生じている.
（大黒伸行：Behçet病眼炎症発作時の治療について教えてください. ⑧ p.138. 図5.）

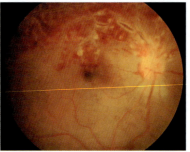

㊳ 網膜血管炎による網膜静脈分枝閉塞症様の出血
（後藤 浩：Behçet病. ⑤ p.161. 図5.）

発作時の眼症状

劇症型発作

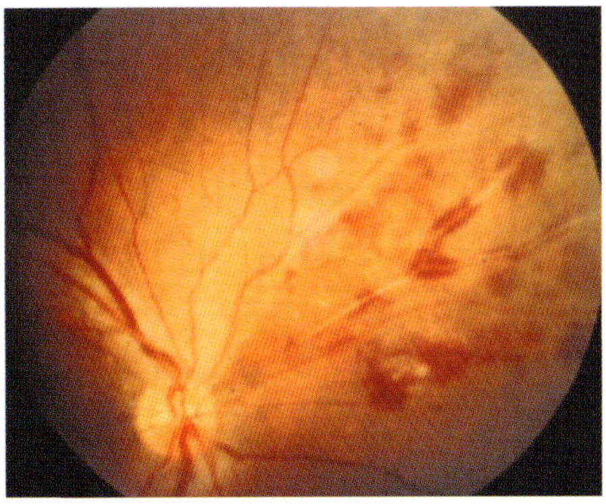

㊴ 網膜静脈分枝閉塞症様の網膜出血．小さな滲出斑を伴っている．
（川野庸一：Behçet 病．[15] p.189．図 6.）

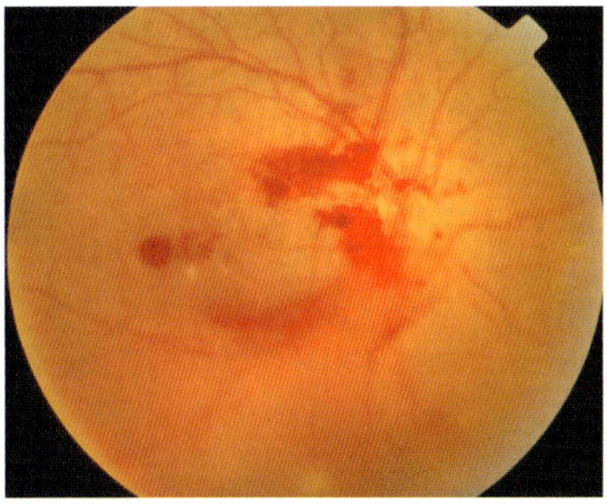

㊵ 視神経乳頭部新生血管からの硝子体出血
（川野庸一：Behçet 病．[15] p.189．図 7.）

終末期の眼底所見

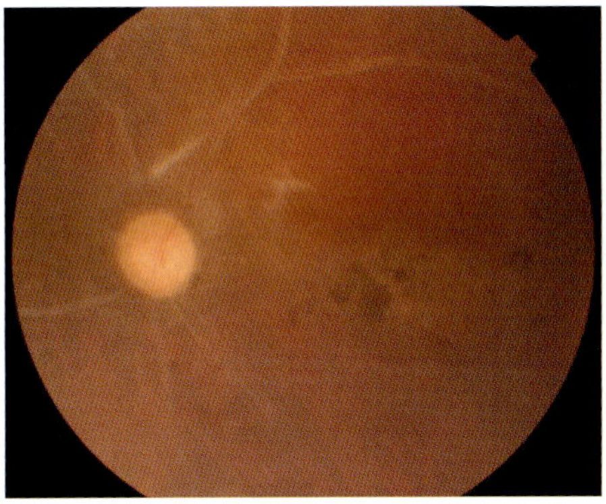

㊶ Behçet 病の終末期眼底．網膜血管閉塞，黄斑変性，視神経萎縮を認める．
（西信良嗣：眼底所見のとらえ方．[13] p.60．図 9.）

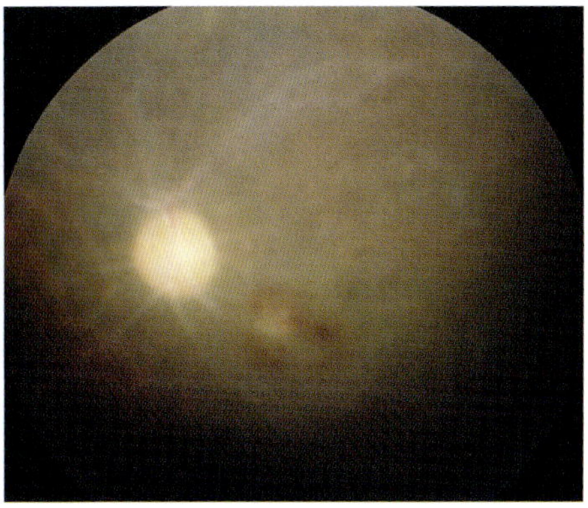

㊷ 眼症末期の視神経萎縮と網膜血管の白線化．乳頭外下方に，さらに眼発作が生じている．
（川野庸一：Behçet 病．[15] p.190．図 10.）

終末期の眼底所見

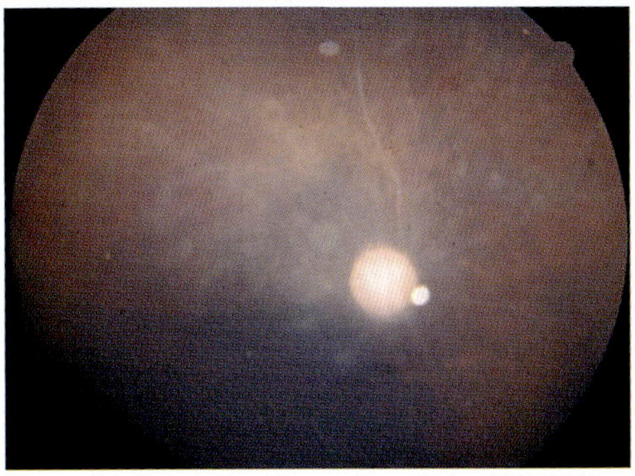

㊸ 網脈絡膜炎を繰り返した後の眼底．視神経萎縮，網膜動静脈白線化，網脈絡膜萎縮に至っている．
（南場研一ら：Behçet 病．[8] p.132．図 4.）

外陰部潰瘍

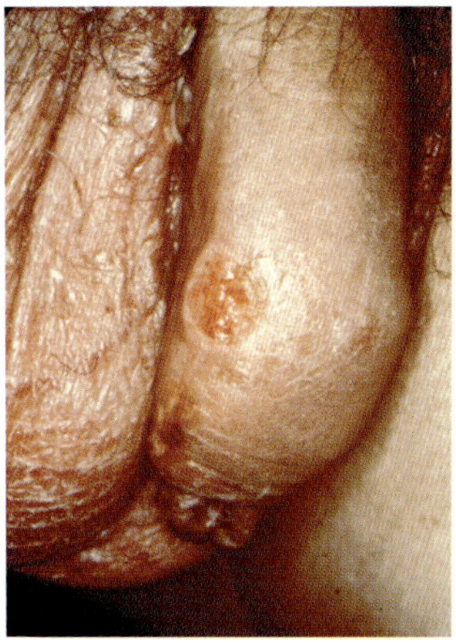

㊹ 外陰部潰瘍．陰茎および陰嚢に潰瘍がみられる．
（南場研一ら：Behçet 病．[8] p.133．図 7.）

Editor's note [19]

TNFα 阻害薬投与は必要最低限に

抗 TNFα 治療が定着しており，失明に至る患者が激減した．一方で，近年の Behçet 病は軽症化しており，既存治療で十分コントロールできるケースも多い．抗 TNFα 治療が必ずしも必要でない患者への生物製剤の投与は避けるべきである．（園田康平）

主な疾患とその所見／内因性ぶどう膜炎
Posner-Schlossman 症候群

眼圧上昇を伴う再発性の虹彩毛様体炎である．通常は片眼性であり，急激な眼圧上昇（40～60 mmHg）と軽微な虹彩毛様体炎をきたす．10～50 歳代の男性に多い．眼圧上昇と炎症症状はほぼ同時に現れ，数時間から数週間の間に自然治癒する．角膜後面沈着物は少し遅れてみられる．数か月から 1～2 年の間隔をおいて反復発症する．寛解期には，眼圧は健眼に比べて低くなり，薬剤投与の必要はない．後遺障害はないことが多いが，時に開放隅角緑内障に移行する．高眼圧のわりに自覚症状が乏しいのも特徴で，眼痛を訴えることはなく，霧視や光視症を感じる程度．検眼鏡的にはフレアと小型で無色素性の角膜後面沈着物を認める．また，線維柱帯の色素量が，患眼で減少する．ステロイドに良好に反応する．

前眼部所見

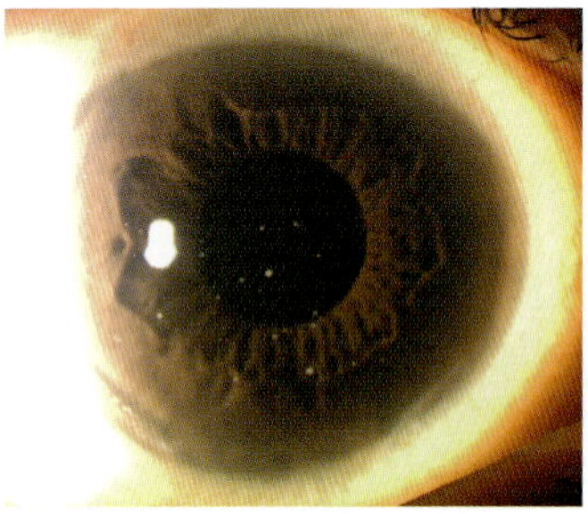

❶ Posner-Schlossman 症候群の発作時の前眼部所見（スクレラルスキャッター法）．無色素性の微細な角膜後面沈着物が散在する．ほかの炎症所見に乏しい．
（三木篤也：Posner-Schlossman 症候群の薬物治療．[11] p.235．図 1.）

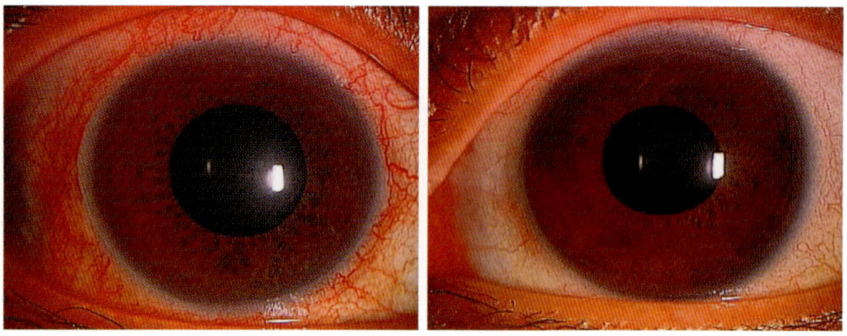

a．患眼（右眼）　　b．健眼（左眼）
❷ 右眼（患眼，a）に軽度の充血を認める．
（写真提供：東北大学医学部眼科学教室 中澤　徹先生.）
（丸山和一：Posner-Schlossman 症候群．[13] p.230．図 1.）

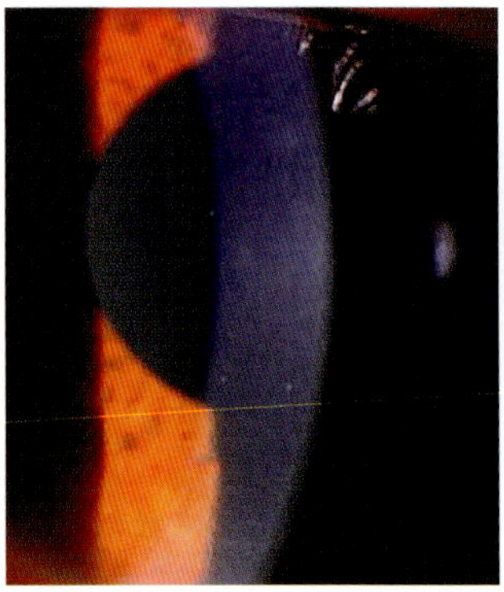

❸ 細隙灯顕微鏡所見．小さな白色の角膜後面沈着物を認める．
（写真提供：東北大学医学部眼科学教室 中澤　徹先生.）
（丸山和一：Posner-Schlossman 症候群．[13] p.230．図 2.）

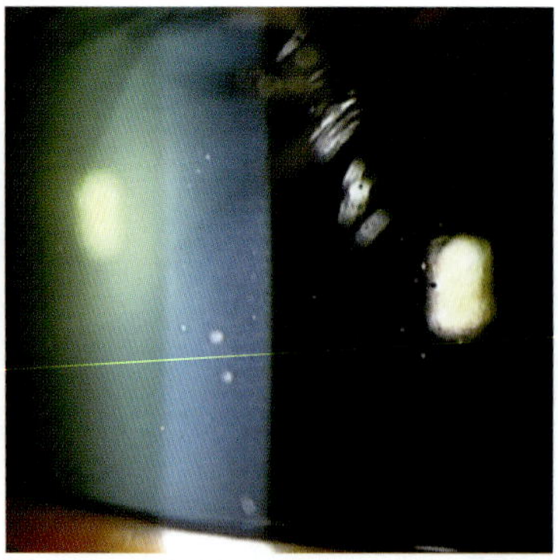

❹ Posner-Schlossman 症候群（29 歳，男性）．白色，小円形の角膜後面沈着物がみられる．0.1% ベタメタゾン点眼により速やかに消退した．
（髙瀬　博：前房浸潤細胞，角膜後面沈着物の種類と鑑別．[13] p.14．図 4.）

❺ Posner-Schlossman 症候群診断のポイント

片眼性（期間をおいて僚眼に出現することがあるが，同時発症はほぼなし）
反復性虹彩毛様体炎・色素沈着を伴わない角膜後面沈着物
眼圧上昇（寛解期は正常）
開放隅角（隅角は色素脱失）
片眼性虹彩萎縮
発作の持続期間は 1 か月以内

（丸山和一：Posner-Schlossman 症候群．[13] p.232．表 1.）

隅角所見

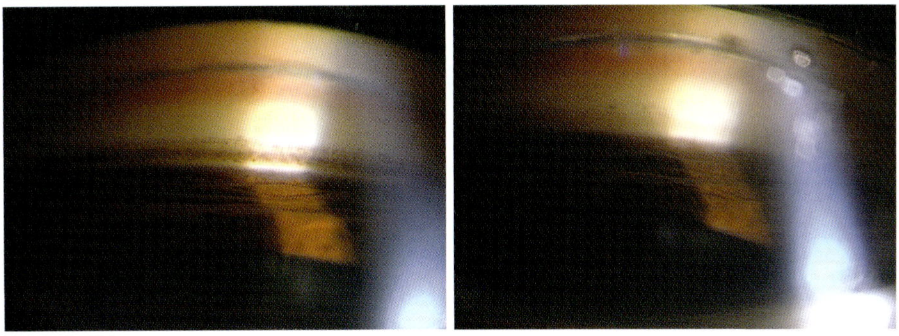

a. 健眼　b. 患眼

❻ Posner-Schlossman 症候群の隅角所見．74 歳，男性．線維柱帯の色素が患眼で減少している．
(澤田　有：ぶどう膜炎に伴う続発緑内障，Posner-Schlossman 症候群．[15] p.159．図 2.)

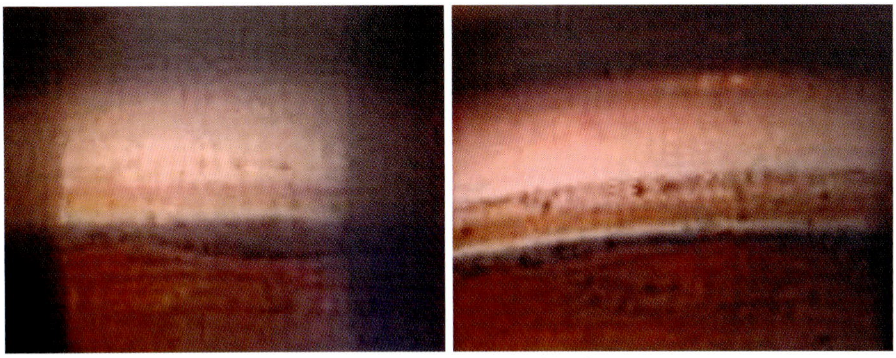

a. 患眼（右眼）　b. 健眼（左眼）

❼ 隅角検眼鏡所見．患眼（右眼）の隅角色素脱失を認める（a）．健眼（左眼，b）と比較すると，明らかに色素脱失を認める．
(写真提供：東北大学医学部眼科学教室 中澤　徹先生．)
(丸山和一：Posner-Schlossman 症候群．[13] p.231．図 3.)

緑内障性変化

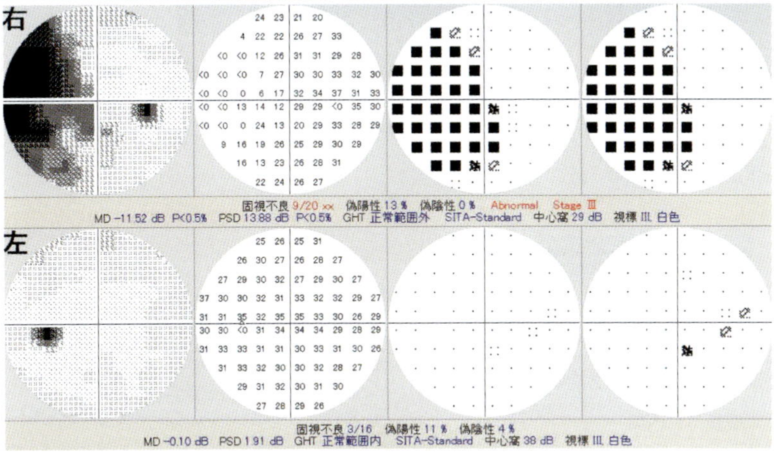

❽ 視野検査所見．右眼に視野変化を認めるが，左眼には認めない．
(写真提供：東北大学医学部眼科学教室 中澤　徹先生．)
(丸山和一：Posner-Schlossman 症候群．[13] p.231．図 4.)

主な疾患とその所見／内因性ぶどう膜炎
Fuchs 虹彩異色性虹彩毛様体炎

　Fuchs 虹彩異色性虹彩毛様体炎は，虹彩異色，虹彩毛様体炎，白内障を三主徴とする疾患である．罹患眼にみられる白内障が，鑑別のための重要な所見である．虹彩異色が必発と考えられていたが，虹彩異色は必ずしも全例に認められる所見ではなく，虹彩実質の萎縮がまずあり，その結果，虹彩異色が出現することが指摘された．虹彩異色は，白人のように虹彩色素が薄ければ発見されやすいが，日本人にみられることは少なく，また褐色虹彩では発見されにくい．虹彩紋理が不明瞭となることで虹彩萎縮があると気づかれ，診断に至る．

　角膜後面沈着物は，白色，小型で，通常の虹彩炎では角膜下半分への付着を認めるが，本疾患では角膜後面全体にわたる．色素を伴わず，豚脂様沈着物もみられない．虹彩結節は比較的高頻度に認められ，虹彩後癒着は生じない．

　自覚症状は後嚢下白内障のための視力低下，霧視，硝子体混濁による飛蚊症など軽度なことが多い．強い充血や眼痛などの急性刺激症状は認めない．眼圧上昇は持続的である．炎症は慢性でステロイドにほとんど反応しない．基本的には無治療でよい．

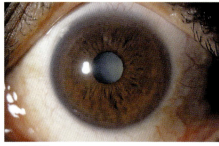 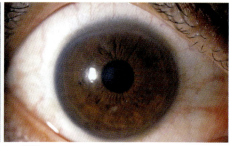

a. 罹患眼　　　　　　　　　　　b. 健眼

❶ Fuchs 虹彩異色性虹彩毛様体炎．罹患眼では健眼（b）と比べ，びまん性に虹彩色素の脱出および白内障を認める．
（蕪城俊克ら：ウイルス性虹彩毛様体炎．⑬ p.180．図 7, 8．）

❷ La Hey らによる診断基準

基本所見（すべて満たす）	関連所見（二つ以上満たす）
急性症状（発赤，痛み）なし	片眼性ぶどう膜炎
特徴的な角膜後面沈着物および軽度の前房炎症細胞，フレア	虹彩異色
びまん性虹彩実質萎縮	虹彩後面の色素上皮萎縮
虹彩後癒着なし	後嚢下白内障
	眼圧上昇
	硝子体混濁
	網脈絡膜病変

（中井 慶：Fuchs 虹彩異色性虹彩毛様体炎．⑬ p.226．表 1．）

Subnote

本疾患は比較的まれとされていたが，1980 年代以降わが国でも報告が増え，広く認識されるようになった．現在では前眼部ぶどう膜炎の 2〜11％ を占め，決してまれな疾患ではない．性差はなく，初発年齢は 10 歳代から 70 歳代まで幅広いが，20〜40 歳代の青壮年期に多いとされる．

（肱岡邦明：Fuchs 虹彩異色性虹彩毛様体炎．⑮ p.183．＊1．）

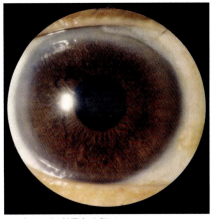 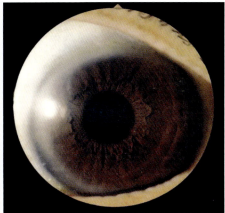

a. 患眼．虹彩異色を認める．　　　　　　b. 健眼の前眼部写真
❸ Fuchs 虹彩異色性虹彩毛様体炎（廣岡一行：続発閉塞隅角緑内障．③ p.194．図 4．）

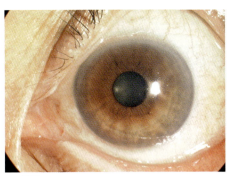 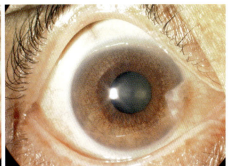

a. 健眼　　　　　　　　　　　　　　　　b. 患眼
❹ Fuchs 虹彩異色性虹彩毛様体炎．患眼（b）では，健眼（a）に比して虹彩実質の脱色素があり，著明な左右差を認める．（中井　慶：Fuchs 虹彩異色性虹彩毛様体炎．⑬ p.226．図 1．）

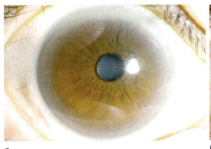 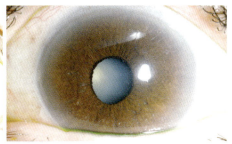

a.　　　　　　　　　　　　　　　　　　b.
❺ Fuchs 虹彩異色性虹彩毛様体炎の所見
a. 健眼．虹彩異色，萎縮はみられない．
b. 患眼．びまん性に虹彩萎縮がみられる．
（肱岡邦明：Fuchs 虹彩異色性虹彩毛様体炎．⑮ p.183．図 1．）

Subnote

Amsler sign
前房穿刺・隅角圧迫により，その対側の隅角より出血がある所見のこと（新生血管が存在するため）．本疾患の隅角には新生血管を認めることがあり，隅角撮影（造影剤による）が有用である．さらには Amsler sign も重要な所見である．

（丸山和一：Posner-Schlossman 症候群．⑬ p.232．＊1．）

Editor's note ⓴

Fuchs 虹彩異色性虹彩毛様体炎の原因はウイルス？
片眼性で肉芽腫性の炎症であり，何らかの虹彩を萎縮させるウイルス感染だと考えるのが自然だと思われる．前房穿刺をした際に血液の前房内逆流がみられる Amsler 徴候については，本疾患に特異的なものではない．（園田康平）

主な疾患とその所見／内因性ぶどう膜炎
急性前部ぶどう膜炎

急性前部ぶどう膜炎（acute anterior uveitis；AAU）は，強い毛様充血と線維素（フィブリン）析出を伴う激しい前眼部炎症を急性に発症する虹彩毛様体炎で，HLA-B27 と強い相関を示す．非感染性で，発症が比較的急で，眼痛・充血・羞明感・軽度視力低下・流涙などの多彩な症状を呈する．強い毛様充血とフィブリン形成を伴った前房蓄膿を形成する眼所見が特徴的である．AAU でみられる前房蓄膿はフィブリンを伴った粘性の強いものであり，さらさらとしてニボーを形成する Behçet 病に伴う前房蓄膿とは異なる性質を有する．また，虹彩後癒着をよく起こす．

男性に発症者が多く，若年層に多い．通常は片眼の発症であるが，時期を異にして僚眼に発症することもある．再燃をきたしやすい．

前房蓄膿

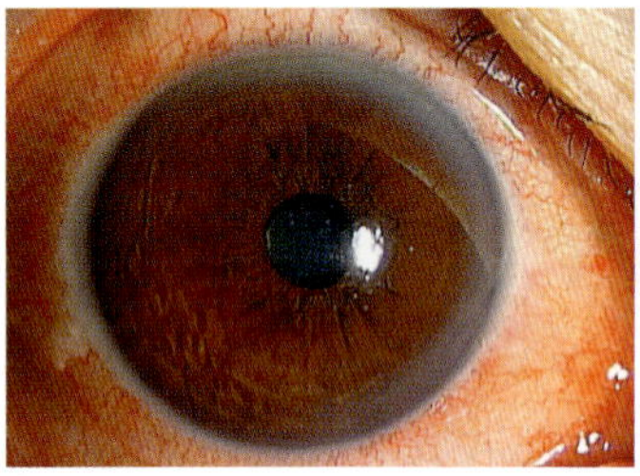

❶ 潰瘍性大腸炎でみられたぶどう膜炎．67 歳，女性．結膜充血，毛様充血がみられる．前房炎症は軽度．
（北市伸義：炎症性腸疾患に伴うぶどう膜炎．[13] p.240．図 3.）

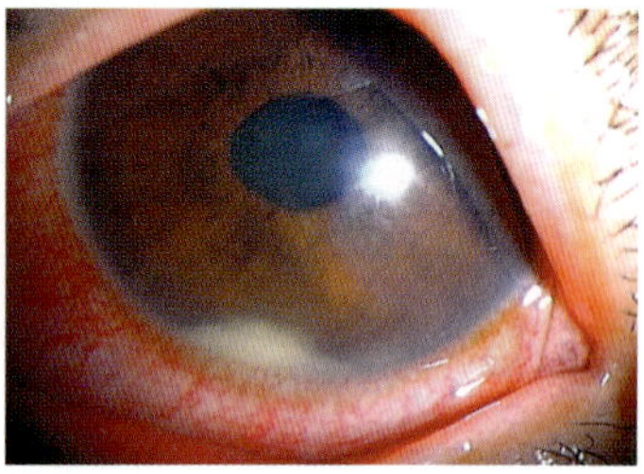

❷ 急性前部ぶどう膜炎の前房蓄膿．ねっとりと粘稠であり，移動性が少ない．
（木村育子：前房蓄膿．[21] p.54．図 2.）

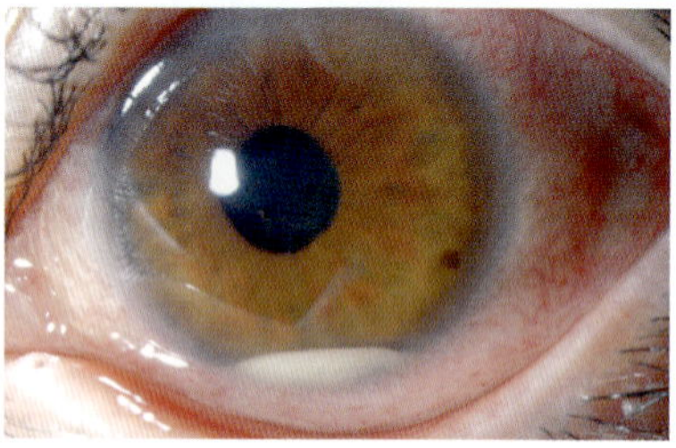

❸ 急性前部ぶどう膜炎（AAU）でみられる前房蓄膿．Behçet 病の前房蓄膿と異なり，AAU の前房蓄膿は粘稠度が高く，ニボーを形成せずに上面は上に凸となり，また可動性がない．
（肱岡邦明：急性前部ぶどう膜炎．[13] p.235．図 3.）

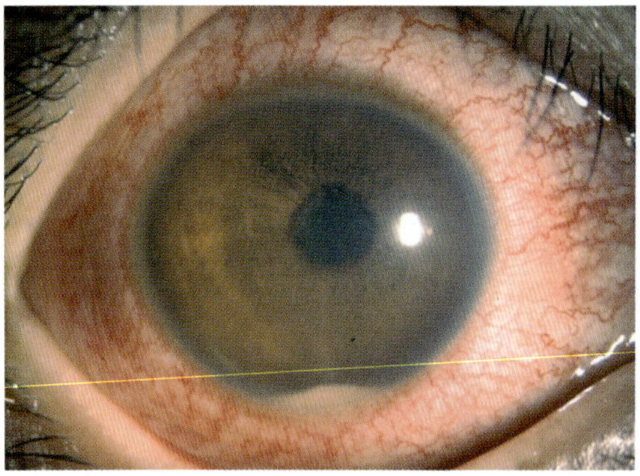

❹ HLA-B27 関連ぶどう膜炎の前眼部写真．強い毛様充血，線維素析出，虹彩後癒着，前房蓄膿がみられる．前房蓄膿は Behçet 病とは異なり，粘稠で中央部が隆起している．
（北市伸義：急性前部ぶどう膜炎．[21] p.317．図 1.）

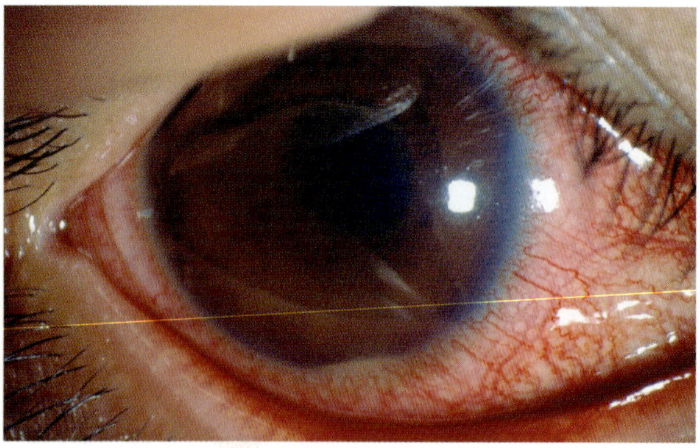

❺ HLA-B27 陽性ぶどう膜炎患者の発作時の前眼部写真．毛様充血と前房蓄膿がみられる．
（川野庸一：HLA-B27 関連疾患．[5] p.171．図 1.）

線維素（フィブリン）析出，虹彩後癒着

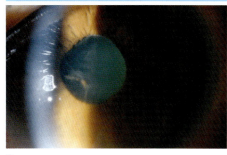 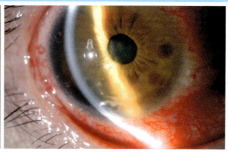

a.　　　　　　　　　　　　　　　　b.

❻ AAU の前眼部所見
a. 瞳孔領にフィブリン析出を認め，虹彩後癒着が起こりかけている．
b. 強い毛様充血と前房内のフィブリン析出を認める．
（肱岡邦明：急性前部ぶどう膜炎．13 p.235．図1, 2.）

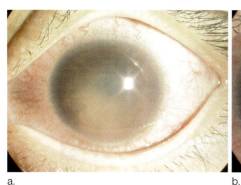 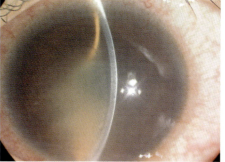

a.　　　　　　　　　　　　　　　　b.

❼ AAU の所見
a. 強い毛様充血と前房内にフィブリン形成を伴った炎症細胞の集簇を認める．
b. a の細隙灯顕微鏡所見．虹彩後癒着のため虹彩が周辺部で膨隆しているのがわかる．
（橋田徳康ら：急性前部ぶどう膜炎．15 p.177．図1.）

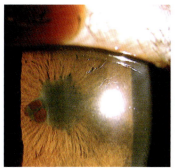 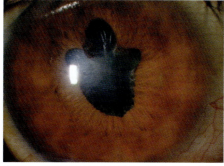 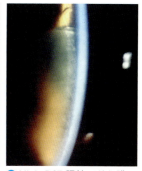

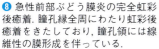

❽ 急性前部ぶどう膜炎の完全虹彩後癒着．瞳孔縁全周にわたり虹彩後癒着をきたしており，瞳孔領には線維性の膜形成を伴っている．
（真下　永：虹彩結節・隅角結節・虹彩癒着の種類と鑑別．13 p.19．図7.）

❾ HLA-B27 関連ぶどう膜炎の一例．ミドリンP®点眼液とデカドロン®注射液の混合注射を施行．投与翌日に虹彩後癒着解除を確認できた．
（神野英生：副腎皮質ステロイド局所投与法バリエーション．13 p.116．図1.）

❿ HLA-B27 陽性ぶどう膜炎患者の発作時の前眼部写真．前房内フィブリンがみられる．
（川野庸一：HLA-B27 関連疾患．5 p.171．図2.）

再発

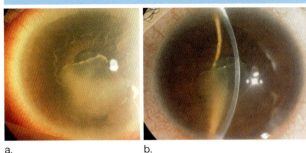
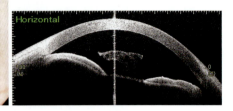

a.　　　　　　　　b.　　　　　　　　c.

⓫ デキサメタゾン（デキサート®）の結膜下単回投与後の所見
b は a の細隙灯顕微鏡所見．いったん，透明なフィブリン塊を形成して鎮静化に向かうと思われた．
c. 投与後の前眼部 OCT 所見．虹彩後癒着と虹彩の膨隆を認め，瞳孔領にかかるフィブリン塊を認める．
（橋田徳康ら：急性前部ぶどう膜炎．⑮ p.178．図 2．）

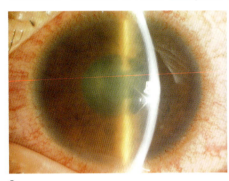
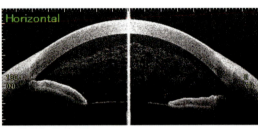

a.　　　　　　　　　　　　b.

⓬ デキサメタゾン（デキサート®）単回投与後の再発所見（⓫ と同一症例）
a. 炎症が強い場合には数日で再発することもあり，より強い前房内炎症細胞浸潤を認めた．
b. 再発直後の前眼部 OCT 所見．前房内に拡散した細胞塊を認める．
（橋田徳康ら：急性前部ぶどう膜炎．⑮ p.178．図 3．）

寛解期

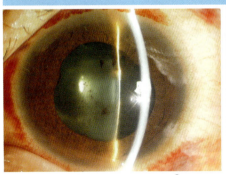
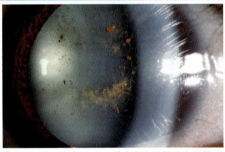

⓭ 瞳孔管理の実際．3 回のデキサート®，ミドリン P® の結膜下注射で，一部虹彩後癒着は残っているものの消炎に向かいつつある．
（橋田徳康ら：急性前部ぶどう膜炎．⑮ p.179．図 4．）

⓮ HLA-B27 陽性ぶどう膜炎患者の発作寛解期の前眼部写真．虹彩後癒着は解除されたが，水晶体面上に虹彩色素が多数残存している．
（川野庸一：HLA-B27 関連疾患．⑤ p.171．図 3．）

Subnote

⓯ 急性前部ぶどう膜炎との主な鑑別疾患

Behçet 病	眼底変化がない場合は鑑別が難しい場合もある．眼外症状の詳細な問診と前房の細胞が大型，前房蓄膿の性状の違いなど前房所見の違いに注意する．
糖尿病虹彩炎	時に前房蓄膿も生じ症状が似ている．コントロール不良の糖尿病が存在．
細菌性眼内炎	免疫抑制状態，体内の感染源の存在の有無．
ヘルペスウイルス虹彩毛様体炎	豚脂様角膜後面沈着物がみられ，眼圧上昇が認められることが多い．

（川野庸一：HLA-B27 関連疾患．⑤ p.172．表 4．）

Subnote

⓰ HLA-B27 関連疾患

	HLA-B27 陽性率	HLA-B27 AAU 患者での発病率
強直性脊椎炎（AS）	85～95％	55～90％（白人） 10～29％（日本人）
分類不能脊椎関節症	70％	5～21％
反応性関節炎	40～80％	8～21％
乾癬性関節炎	40～50％	3～4％
腸炎合併関節炎	35～75％	2～9％
急性前部ぶどう膜炎（AAU）	30～88％（白人） 20～40％（日本人）	

（Sieper J：Developments in the scientific and clinical understanding of the spondyloarthritides. Arthritis Res Ther 2009；11：208.
Chang JH：Acute anterior uveitis and HLA-B27. Surv Ophthalmol 2005；50：364-388.）

（川野庸一：HLA-B27 関連疾患．⑤ p.169．表 1．）

Editor's note ㉑

急性前部ぶどう膜炎では黄斑浮腫にも注意して

フィブリン反応を強く伴うぶどう膜炎で，疼痛の自覚が激しい．対症療法として急性期の疼痛コントロールには NSAID の内服が有用である．前眼部の炎症に目が奪われがちだが，少し落ち着いたころに黄斑浮腫を起こすことが多いので，OCT での定期的なチェックが重要である．（園田康平）

主な疾患とその所見／内因性ぶどう膜炎
小児のぶどう膜炎

　小児ぶどう膜炎の原因は，外傷を除くと寄生虫やウイルス感染症，若年性特発性関節炎など，全身性疾患合併例が小児ぶどう膜炎全体の約30％と多い．小児では，一般に慢性化して，白内障や帯状角膜変性などの合併症を生じることが多い．成人と異なり合併症へと進展する傾向が高いことに留意する．また，①小児では頻回の点眼が困難，②ステロイドによる高眼圧をきたしやすい，③小児ではステロイドによる成長阻害という副作用がある，などの点にも注意を要する．

若年性特発性関節炎　juvenile idiopathic arthritis（JIA）．16歳以下の小児期に発症する原因不明の慢性関節炎と定義され，小児期の慢性関節炎のなかで最も頻度の高い疾患である．関節型と全身型に大別され，関節型はさらに少（寡）関節型，少（寡）関節進展型，多関節型に細分される．JIAに伴うぶどう膜炎は，前部ぶどう膜炎が主体で，帯状角膜変性や瞳孔閉鎖がしばしばみられる．

尿細管間質性腎炎・ぶどう膜炎　tubulointerstitial nephritis and uveitis syndrome（TINU症候群）．特発性の急性尿細管間質性腎炎にぶどう膜炎を合併した疾患．小児ぶどう膜炎の原因としては，サルコイドーシスに次いで頻度が高い．本症が疑われたら尿中β_2ミクログロブリン（β_2-MG）検査を行う．これが最も有用な検査で，10倍以上の異常高値を示すことが多い．眼所見は，虹彩毛様体炎を呈する症例が多い．微細な角膜後面沈着物を伴う弱〜中程度の前房炎症であることが多いが，再燃例や遷延例では，豚脂様角膜後面沈着物や線維素（フィブリン）の析出，虹彩後癒着，前房蓄膿を呈することもある．眼底病変は，乳頭の発赤・腫脹，後極部網膜静脈の拡張・蛇行，周辺網膜に滲出斑などがみられることがある．網膜出血や網膜血管炎はまれである．

Editor's note ㉒

小児のぶどう膜炎治療のいま
原因疾患が不明のままで治療を開始することが多い．局所ステロイド治療でコントロールできない場合はステロイド，メトトレキサートなどの全身投与を併用する．今後，抗TNFα治療が保険適応になり，診療の幅が広がると期待される．（園田康平）

❶ 小児ぶどう膜炎で考慮すべき事項

診断	
診断が遅れがち	自覚症状を言葉でうまく伝えられない，または，無症候性のことがある．
	見逃されていたり，誤診されていたりすることがある．
成人とは異なる症候	白色瞳孔や斜視を周囲に気づかれて見つかることがある．
	眼痛や充血・羞明などがない前眼部ぶどう膜炎がありうる．
成人と異なる鑑別疾患	網膜芽細胞腫，白血病，若年性肉芽腫症，網膜色素変性など，仮面症候群として発症しうる．
	若年性特発性関節炎（JIA）や川崎病など，ぶどう膜炎を起こしうる．
	病原体の曝露量が比較的少なくても，感染性ぶどう膜炎が成立する．
	特に乳児以下では，先天性トキソプラズマ症（Toxoplasmosis），風疹（Rubella），サイトメガロウイルス症（Cytomegalovirus），単純ヘルペスウイルス（Herpes simplex virus）のTORCH症候群が先天感染による白内障や網脈絡膜炎の原因となりうる．
	同一疾患でも，成人と主要症候が異なっている場合がある．例：サルコイドーシスにおいて，小児では関節炎や紅斑の出現頻度のほうが，肺門部リンパ節腫脹より高い．
検査結果の扱い	成人と正常値が異なっている項目がある．例：血漿アンギオテンシン変換酵素（angiotensin converting enzyme；ACE）の正常値は，小児ではしばしば生理的に上昇しており，サルコイドーシスの病的意義が薄い．サルコイドーシスの診断ではむしろリソソーム値の上昇のほうが診断補助となる．
治療	
頻度の高い合併症	白内障，緑内障，嚢胞様黄斑浮腫など
小児に特徴ある合併症	弱視，斜視，帯状角膜変性など
ステロイドの副作用	成長発達阻害が起こりえる．
	高眼圧症が起こりやすい．
	白内障になりやすい．
手術加療	白内障手術時に眼内レンズ挿入を行うことが，成人より困難である．
	緑内障手術が必要になったとき，線維柱帯切開術が第一選択．ぶどう膜炎後の線維柱帯切除術の手術成績は成人例より不良である．

（中山百合ら：ぶどう膜炎．[9] p.178．表1.）

❷ JIAおよびTINU症候群との鑑別疾患

若年性慢性虹彩毛様体炎
HLA-B27関連ぶどう膜炎
サルコイドーシス
全身性エリテマトーデス（systemic lupus erythematosus；SLE）
Sjögren症候群
ヒトT細胞白血病ウイルス1型（HTLV-1）関連ぶどう膜炎
眼トキソプラズマ症

（北市伸義：小児のぶどう膜炎．[13] p.253．表3.）

若年性特発性関節炎に伴うぶどう膜炎

3 JIAの診断・分類基準

全身発症型関節炎	2週間以上続く弛張熱を伴い，右の項目の一つ以上を伴う関節炎	一過性の紅斑
		全身のリンパ節腫脹
		肝腫大または脾腫大
		漿膜炎
少（寡）関節型	発症6か月以内に1～4か所の関節に限局する関節炎．右の二つの型を区別する．	持続型：全経過を通じて4関節以下の関節炎
		進展型：発症6か月以内に5か所以上の関節炎
多関節型（リウマトイド因子陰性）		
多関節型（リウマトイド因子陽性）		
乾癬関連関節炎		
付着部炎関連関節炎		
その他	6週間以上持続する小児期の原因不明関節炎	

（北市伸義：小児のぶどう膜炎．[13] p.250．表1.）

4 膠原病・リウマチ疾患の眼症状

外眼
乾性角結膜炎
結膜炎
角膜浸潤，角膜潰瘍
上強膜炎，強膜炎
内眼
ぶどう膜炎
硝子体混濁
網膜炎
網膜血管炎
神経症状
治療の副作用
ステロイド白内障
ステロイド緑内障

（北市伸義：小児のぶどう膜炎．[13] p.250．表2.）

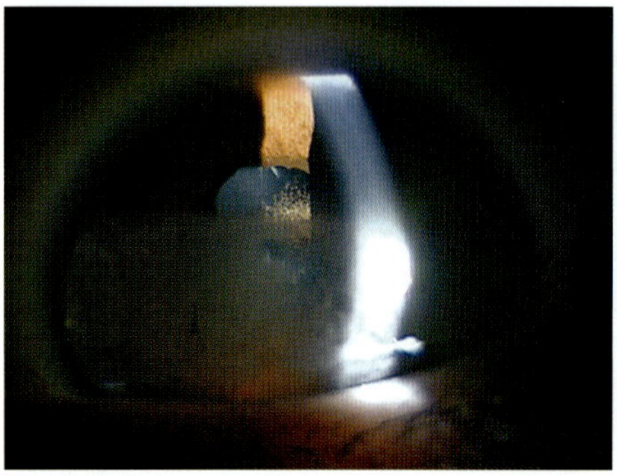

5 JIAに伴うぶどう膜炎．10歳，女児．前眼部．帯状角膜変性と水晶体前面の色素沈着と虹彩後癒着，白内障を認める．
（中山百合ら：ぶどう膜炎．[9] p.177．図1.）

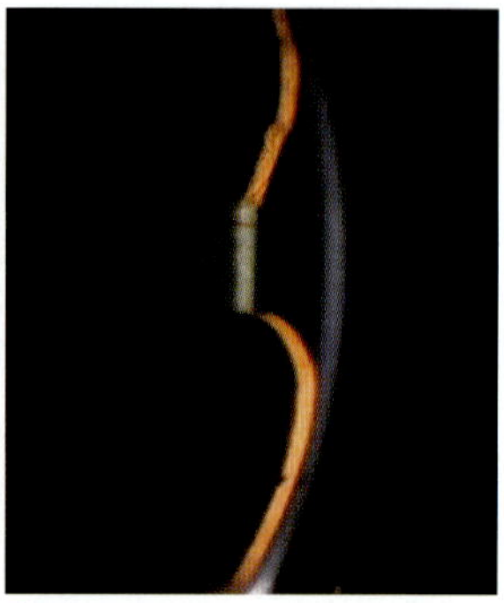

6 若年性特発性関節炎（JIA）患者にみられた膨隆虹彩（iris bombé）．全周の虹彩後癒着と，それに伴う凸に膨隆した虹彩がみられる．
JIA：juvenile idiopathic arthritis
（新明康弘ら：ぶどう膜炎による続発緑内障に対する薬物治療．[11] p.232．図2.）

若年性特発性関節炎に伴うぶどう膜炎

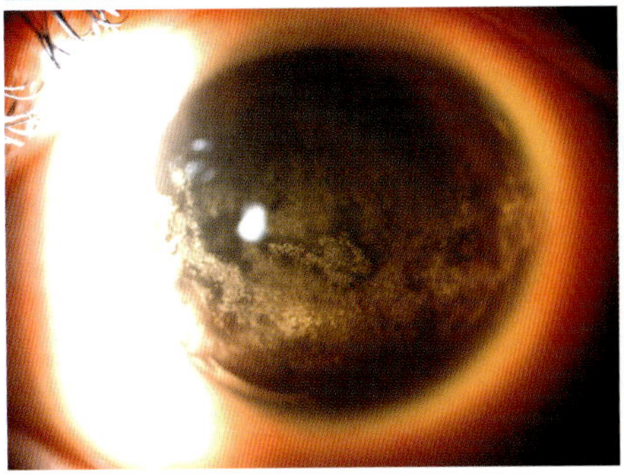

a.

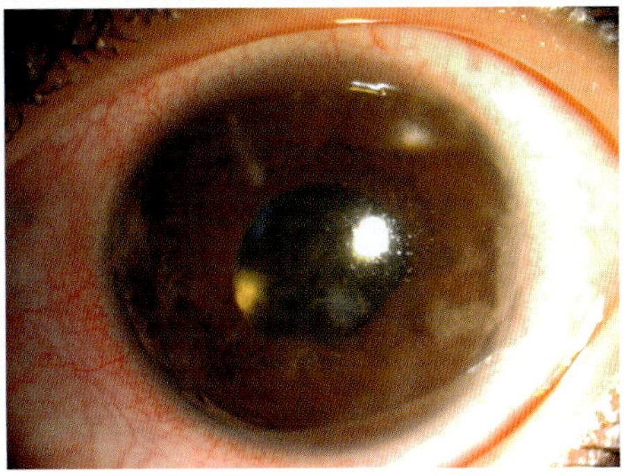

b.

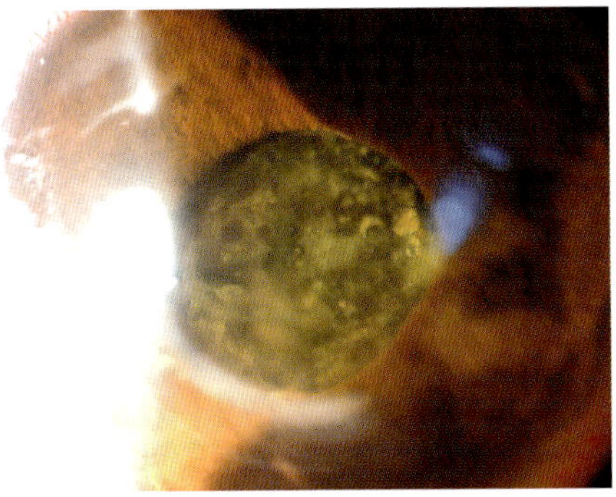

c.

7 若年性関節リウマチ合併虹彩毛様体炎
a. 著しい帯状角膜変性を認める.
b. EDTA による角膜変性除去および白内障手術施行後.
c. 眼内レンズ前後面に沈着した炎症細胞.
EDTA：ethylenediaminetetraacetic acid（エチレンジアミン四酢酸）
（薄井紀夫：関節リウマチ，若年性関節リウマチ. [5] p.168. 図 2.）

Subnote

chronic iridocyclitis in young girls
（女児慢性虹彩毛様体炎）

眼科的特徴は別名“白いぶどう膜炎（white uveitis）”と呼ばれるほど自覚症状に乏しい慢性再発性虹彩毛様体炎で，視力障害が相当進行してから発見されることが多い（8）．炎症は前部ぶどう膜炎が主体で，帯状角膜変性や瞳孔閉鎖がしばしばみられる．長期にわたるぶどう膜炎とステロイドの使用による白内障，緑内障の合併も多い.

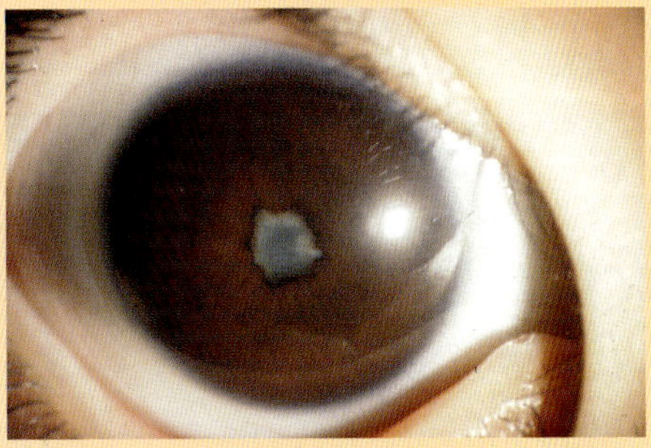

8 chronic iridocyclitis in young girls の前眼部所見．5 歳，女性．充血のない“白いぶどう膜炎”で，成熟白内障がみられる.

（北市伸義：小児のぶどう膜炎. [13] p.252. 図 2.）

TINU症候群

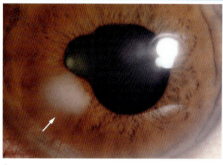
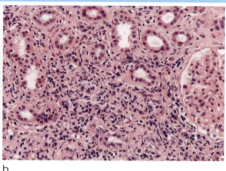

a.
b.

❾ TINU症候群（55歳, 女性）
a. フィブリン（矢印）と虹彩後癒着を伴う虹彩炎がみられる.
b. 腎生検（HE〈ヘマトキシリン-エオジン〉染色, 200倍）. 間質にリンパ球を主体とする炎症細胞の浸潤があり, 尿細管にも炎症細胞の浸潤および基底膜の菲薄化がみられる.
（高橋京一：腎疾患に合併する眼疾患〈腎性網脈絡膜症, 尿細管間質性腎炎を伴うぶどう膜炎, Reiter症候群, 妊娠高血圧症候群〉. ⑤ p.218. 図3.）

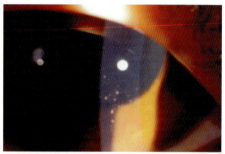

❿ TINU症候群でみられた小児のぶどう膜炎. 14歳, 女性. 小〜中等度大の角膜後面沈着物がみられる.
（北市伸義：小児のぶどう膜炎. ⑬ p.252. 図3.）

> **Subnote**
> **TINU症候群の診断基準**
> ぶどう膜炎の発症が間質性腎炎発症前2か月以内, ないし腎炎発症後12か月以内で, 両眼性の前部ぶどう膜炎の場合をtypicalと分類する. typicalなぶどう膜炎で, 病理検査で急性間質性腎炎が示されるか, あるいは3項目の臨床所見（血液検査での腎機能低下, 尿検査での異常, 2週間以上続く発熱, 体重減少などの全身症状）を満たす場合, definite TINU症候群と診断する. まだ症例の蓄積が少なく, 今後診断基準は微妙に変わっていくものと思われる.

（高橋京一：腎疾患に合併する眼疾患〈腎性網脈絡膜症, 尿細管間質性腎炎を伴うぶどう膜炎, Reiter症候群, 妊娠高血圧症候群〉. ⑤ p.218. ＊1.）

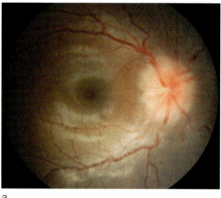
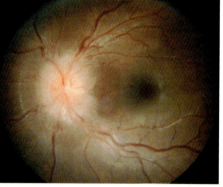

a.
b.

⓫ 間質性腎炎に続発する小児ぶどう膜炎（TINU）の眼底所見（13歳, 女児）. 両眼の霧視, 両眼の視神経乳頭腫脹, 尿中β_2ミクログロブリン高値（部分尿）, 尿中β-N-アセチルグルコサミニダーゼ（NAG）高値. TINU：tubulointerstitial nephritis and uveitis
（毛塚剛司：網膜視神経炎の鑑別疾患. ⑬ p.32. 図6.）

> **Subnote**
> ぶどう膜炎の原因疾患のひとつに尿細管間質性腎炎があることを念頭におき, 原因不明のぶどう膜炎患者では腎機能検査も忘れずに実施すべきである.

（高橋京一：腎疾患に合併する眼疾患〈腎性網脈絡膜症, 尿細管間質性腎炎を伴うぶどう膜炎, Reiter症候群, 妊娠高血圧症候群〉. ⑤ p.219.）

主な疾患とその所見
仮面症候群

　仮面症候群（masquerade syndrome）とは，"炎症の仮面（所見）を被った腫瘍"に対する一般診断名である．疾患の本態は眼内腫瘍ではあるが，ぶどう膜炎のような所見を示す疾患が含まれる．たとえば，結膜炎の所見をとる脂腺癌や眼内炎症の所見をとる眼内リンパ腫といった例を挙げることができる．眼内炎症類似の所見を呈する腫瘍としては，そのほかに網膜芽細胞腫，神経線維腫，転移性脈絡膜腫瘍などがある．前房には腫瘍細胞の沈澱がみられ，炎症細胞の蓄積である前房蓄膿（hypopyon）と区別して，偽前房蓄膿（pseudohypopyon）と呼ぶ．

転移性脈絡膜腫瘍

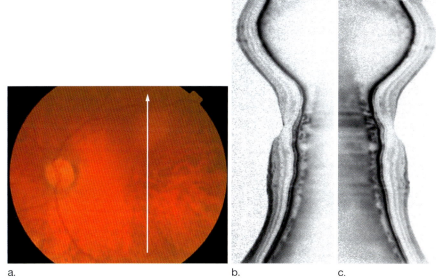

a.　　　　　　　　　　　　　　b.　　　　　　　　　　　　　c.

❶ 全身リンパ腫の脈絡膜転移例（87歳，男性）
a. カラー眼底写真．左眼の中心窩上方に白色の隆起があり，辺縁は明瞭ではない．
b. OCT（aの矢印断面）．網膜および網膜色素上皮には異常なく，脈絡膜に腫瘤を認める．
c. EDI-OCT（bと同じ断面）．正常部位の脈絡膜は薄い．腫瘤は脈絡膜全層にわたり存在し，内部はほぼ均等な反射で，浸潤性発育を示しているために腫瘍境界における脈絡膜組織の圧迫はなく，内部の血管構造も判別が不可能である．強膜の輪郭が判別可能であった．
（古田　実：眼内悪性リンパ腫．18　p.310．図5．）

転移性脈絡膜腫瘍

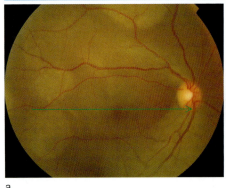
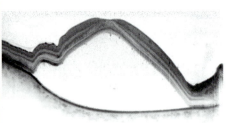

a.　　　　　　　　　　　　　　　b.

❷ 転移性脈絡膜腫瘍（乳癌からの転移）（42歳，女性）
a. 眼底写真．多発性の脈絡膜腫瘍を認める．
b. aの矢印の位置でのOCT画像．黄斑部に漿液性網膜剝離を認める．
（香留　崇ら：漿液性網膜剝離との鑑別．17　p.65．図5．）

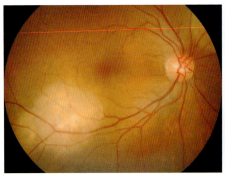
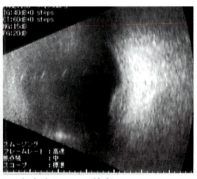

a. 眼底写真　　　　　　　　　　b. 超音波Bモード検査

❸ 転移性脈絡膜腫瘍（肺癌）の一例
a. 眼底写真では脈絡膜滲出斑類似の病変として写っている．
b. 超音波Bモード検査を行うと，ドーム状の隆起性病変であることが明らかである．
（安積　淳：仮面症候群．13　p.256．図1．）

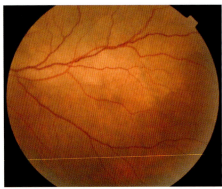
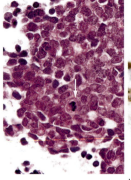
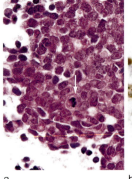

❹ 乳癌の脈絡膜転移．写真上方に乳白色の隆起性病変を認める．
（西信良嗣：眼底所見のとらえ方．13　p.57．図1．）

a.　　　　b.

❺ 肺癌の脈絡膜転移の病理像．"原因不明のぶどう膜炎"として加療されていた症例に対し，経強膜的生検によって診断された．
a. 上皮性の細胞がシート状に増殖している．核分裂像（矢印）もみられる（ヘマトキシリン-エオジン染色）．
b. 上皮系のマーカーであるサイトケラチン陽性細胞．
（後藤　浩：病理検査．13　p.93．図5．）

眼内リンパ腫

前眼部所見

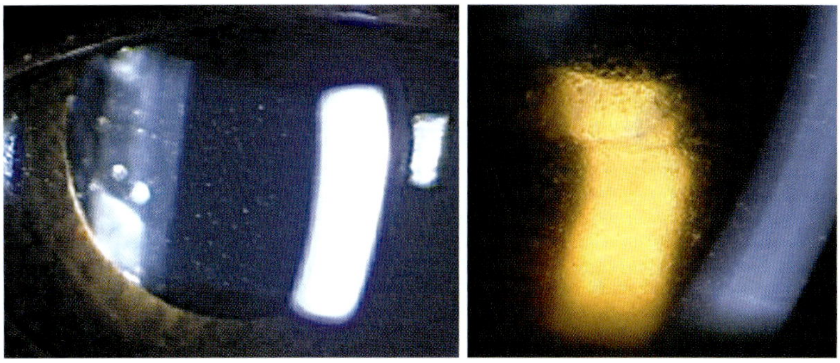

a.　b.

6 眼内リンパ腫の前眼部所見
a. 前房中に比較的大型の細胞がみられる.
b. 角膜後面沈着物は，とげとげした印象がある.
（安積　淳：仮面症候群. [13] p.257. 図 2.）

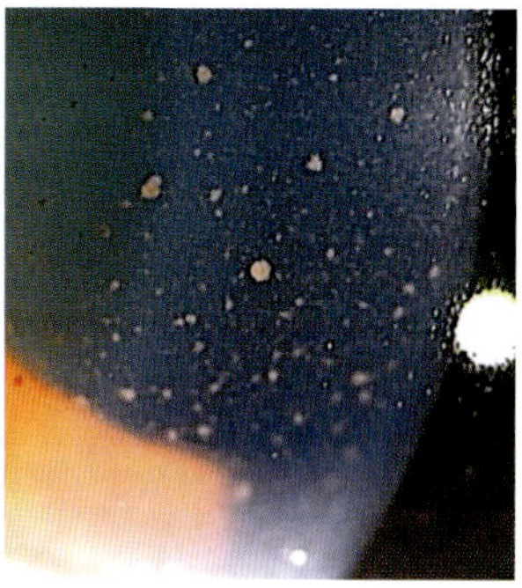

7 眼中枢神経リンパ腫(67 歳, 男性). 色素を伴う大小不同, 不整形の角膜後面沈着物が多数散在している.
（髙瀬　博：前房浸潤細胞，角膜後面沈着物の種類と鑑別. [13] p.15. 図 8.）

硝子体混濁

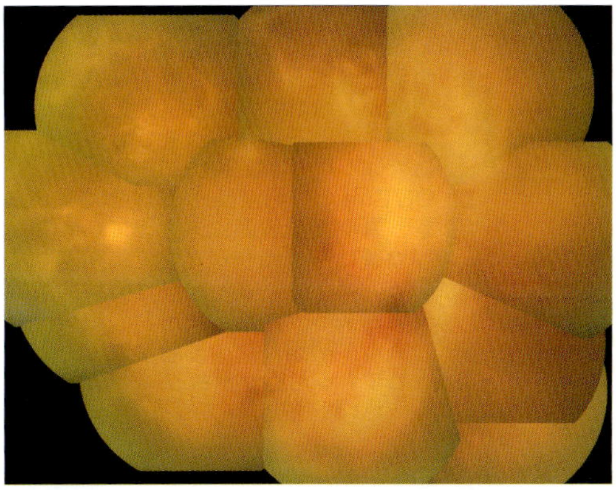

8 悪性リンパ腫に伴う硝子体混濁（64 歳，女性）
（庄司拓平ら：硝子体混濁. [21] p.67. 図 4.）

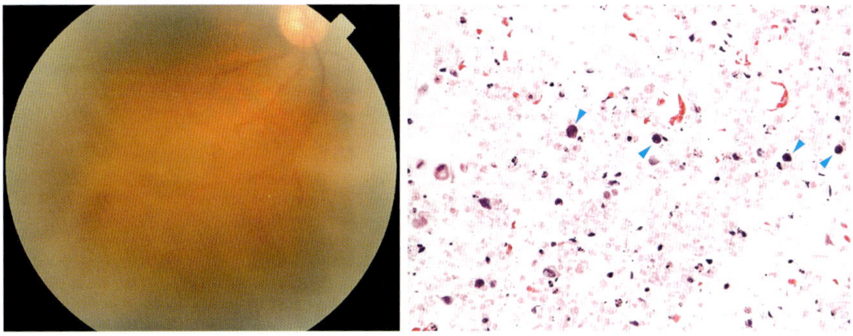

a.　b.

9 硝子体混濁型の原発性眼内悪性リンパ腫
a. 眼底写真.
b. 硝子体全切除液沈渣のセルブロックから作製した HE 標本. 淡紅色の壊死物が主体である. 小型リンパ球，アポトーシスに陥った細胞に混じって大型異型リンパ球（矢頭）が少数みられる. 無希釈硝子体の塗抹のみでは検出に失敗した可能性がある.
（吉川　洋：白血病と悪性リンパ腫. [5] p.108. 図 10a, c.）

眼内リンパ腫

硝子体混濁

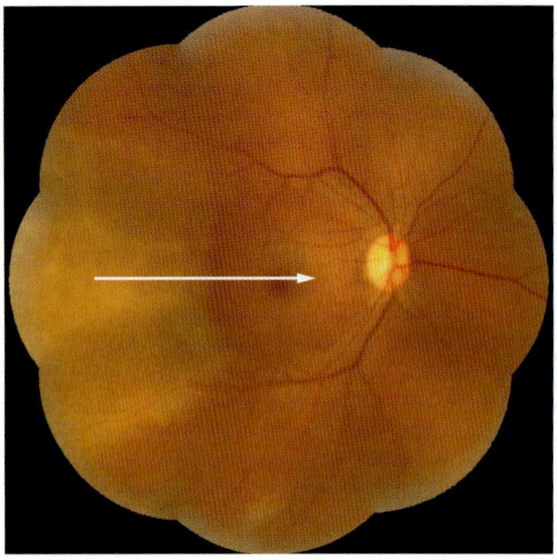

a.

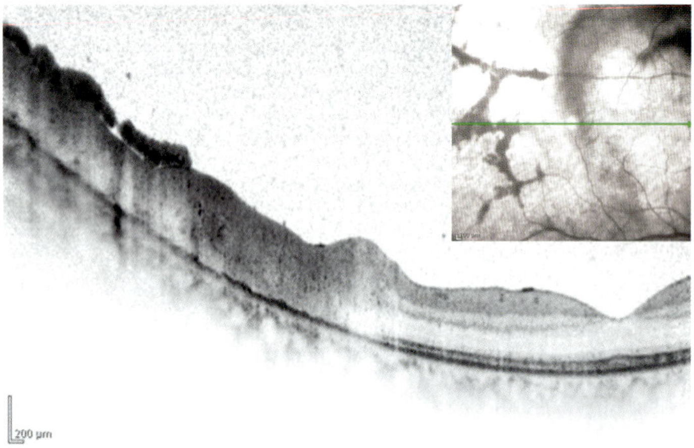

b.

⑩ 原発性眼内リンパ腫の例（38 歳，女性）

a. カラー眼底写真．右眼耳側に白濁した網膜がみられ，区画性に急性網膜壊死が生じているように観察される．網膜血管は不規則に拡張し白鞘化している．

b. OCT（a の矢印断面）．拡張した網膜血管が耳側網膜表面に浮き出ている．網膜血管に腫瘍細胞が浸潤し，閉塞していると考えられる．網膜は層構造が完全に消失し，内部に高反射の顆粒がみられる．網膜が腫瘍細胞によって置換されている可能性がある．

（古田　実：眼内悪性リンパ腫．[18] p.309. 図 4.）

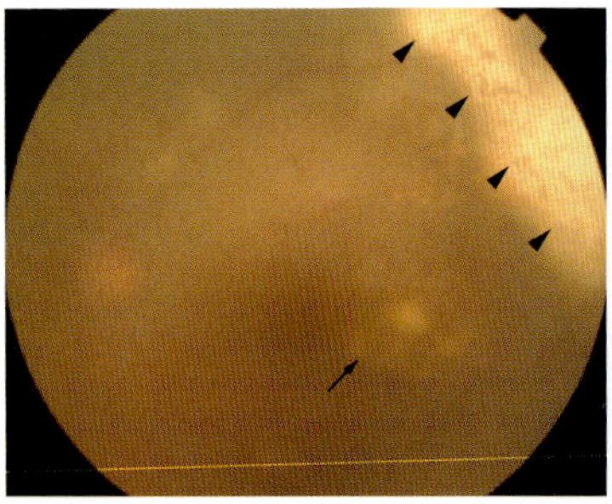

a.

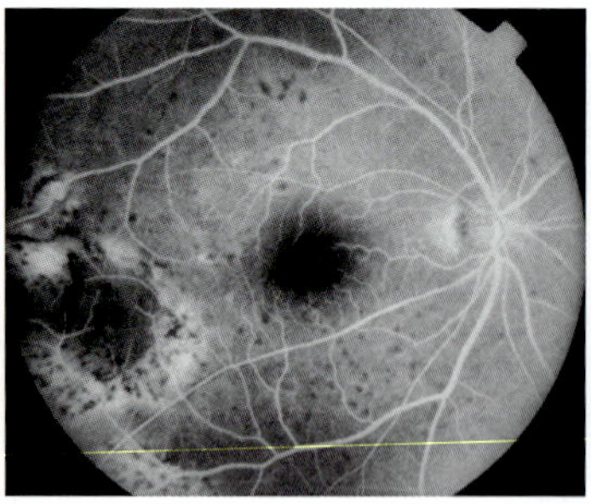

b.

⑪ 眼内リンパ腫の眼底所見

a. 硝子体混濁と黄斑耳側の白色網膜下病変（矢印），耳上側の豹紋状の網膜色素上皮下病変（矢頭）がみられる．

b. フルオレセイン蛍光造影所見．網膜下病変や網膜色素上皮下病変は無血管のため，蛍光眼底では低蛍光を示す．

（吉川　洋：悪性リンパ腫．[15] p.254. 図 3, 4.）

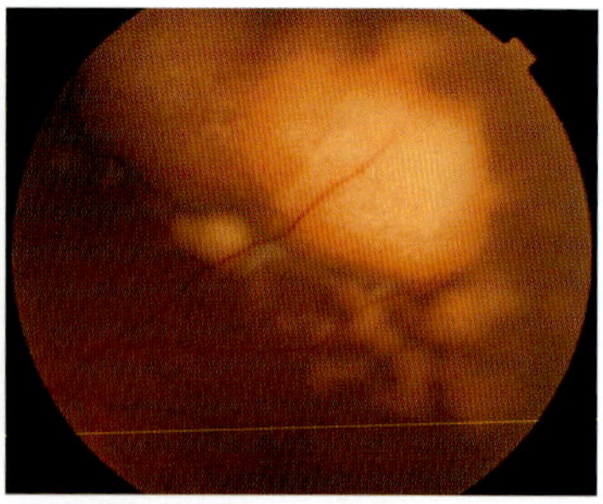

⑫ 原発眼内悪性リンパ腫でみられた網膜色素上皮下病変

（西信良嗣：眼底所見のとらえ方．[13] p.61. 図 13.）

眼内リンパ腫

硝子体混濁

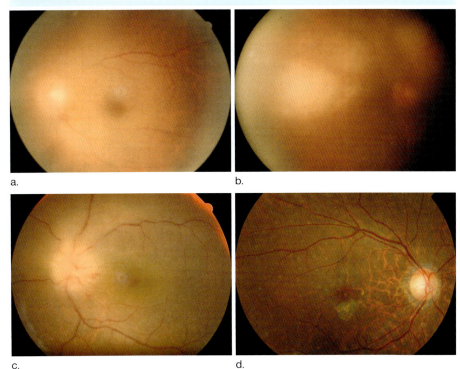

⓭ 眼内リンパ腫の眼底所見．硝子体混濁は特徴的で，比較的大きな粒子が集塊をつくることなく密に集積し，これはベール状あるいはオーロラ状の硝子体混濁と呼ばれる（a）．網膜下滲出斑は，大きな斑状のものから小さな粟粒状のものまで発生する（b）．腫瘍浸潤は網膜色素上皮下に起こるとされ，OCT で確認できる場合がある．網膜血管炎や乳頭腫脹（c），血管新生緑内障が合併する場合も知られている．
a. 高度な硝子体混濁により眼底の透見性が部分的に悪くなっている．
b. 視神経鼻側の網膜下滲出斑．
c. 視神経乳頭の発赤腫脹がみられる．網膜動脈炎もみられる．
d. 脈絡膜に小さな網膜下病変の多発がみられる．
(安積　淳：仮面症候群．⓭ p.258. 図3.)

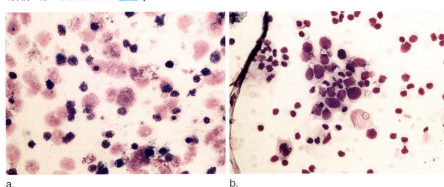

⓮ 硝子体細胞診所見
a. 初回硝子体手術で得られたもの．大型の細胞の大半は死滅して評価ができない．
b. 2回目の硝子体手術で得られたもの．大型の細胞や核分裂中の細胞がみられる．
(安積　淳：仮面症候群．⓭ p.258. 図4.)

Subnote

中枢神経眼リンパ腫は vanishing tumor（消えゆく腫瘍）とも呼ばれ，腫瘍細胞は比較的短期間に急速増殖し，急速崩壊すると考えられている．時をおかずに硝子体生検を行わなければ，細胞診による診断は困難である．

(安積　淳：仮面症候群．⓭ p.257. *1.)

眼内リンパ腫

硝子体混濁

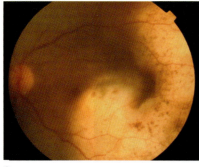

a.

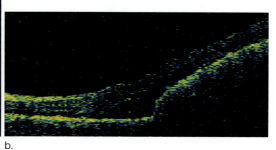

b.

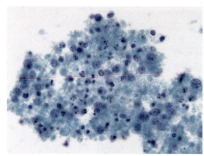

❶❺ 網膜下腫瘤型の原発性眼内悪性リンパ腫
a. 腫瘍は主に色素上皮下にある．黄色調は手前にある色素上皮の色を，豹紋状は被覆色素上皮のまだらな過形成を反映している．なお，網膜直下に腫瘍がある場合は白色調にみえる．
b. 腫瘍辺縁のOCT（光干渉断層計）像．腫瘍が色素上皮下にあることがわかる．
c. 網膜下腫瘍のPapanicolaou染色．網膜下や色素上皮下の場合，悪性細胞率および生細胞率が高く，形態学的診断がつけやすい．

c.

（吉川　洋：白血病と悪性リンパ腫．❺ p.107．図9．）

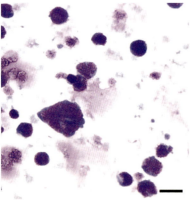

❶❻ 悪性リンパ腫症例の硝子体液灌流液サンプル（May-Giemsa染色）．Class Vの中型から大型の切れ込み核を有する悪性細胞を認める（バーは20μm）．
（太田浩一：眼内液採取法の実際を教えてください．⓭ p.103．図1．）

Subnote

眼内悪性リンパ腫の多くはB細胞由来であり，IL-10の産生が著明となる．一方，ぶどう膜炎（除くBehçet病など）の多くはT細胞優位であり，炎症性にIL-6が増加することが多い．したがって，硝子体原液でIL-10が100 pg/mLを超え，IL-10/IL-6比が1以上であることは悪性リンパ腫診断の有用な補助診断となる．

（太田浩一：眼内液採取法の実際を教えてください．⓭ p.103．＊2．）

Editor's note ㉓

仮面症候群治療のこれから
多くがB細胞悪性リンパ腫であり，眼内液中のIL-10濃度が上昇する．メトトレキサートの硝子体投与で眼局所での病態は制御しやすくなったが，中枢神経症状により生命予後が悪い．近年，予防的な化学療法が進歩しており，早期診断につながる眼所見が有用で，これまで以上に眼科の役割が重要となっている．（園田康平）

主な疾患とその所見
術後眼内炎

術後眼内炎は，術後24時間〜数日で発生する早期眼内炎，術後数週間から数年で発生する遅発性眼内炎に分けられる．早期眼内炎では，主訴として霧視が多く，その後の急激な視力低下，充血，眼痛があり，所見としては結膜充血および毛様充血，前房内細胞，前房蓄膿，線維素（フィブリン）析出，硝子体混濁，眼瞼腫脹を認める．初期には痛みを訴えない場合があることに留意しておく．一方，遅発性眼内炎では，虹彩毛様体炎，角膜後面沈着物，軽度の前房蓄膿を呈する．後発白内障に対するYAGレーザー後嚢切開後や外傷，ほかの内眼手術を機に発症する場合がある．

水晶体起因性ぶどう膜炎 lens-induced uveitis．水晶体の外傷や白内障手術時，または過熟白内障の自然破嚢などを契機に水晶体物質が眼内に流入・露出した際，免疫寛容の破綻が生じ自己免疫が誘導され，ぶどう膜炎が発症すると考えられている．水晶体過敏性眼内炎（phacoanaphylactic endophthalmitis）と水晶体毒性ぶどう膜炎（phacotoxic uveitis）をあわせた疾患である．

toxic anterior segment syndrome (TASS) 前眼部手術，主に眼内レンズ挿入術後に手術に使用した薬剤，眼内灌流液，器具，眼内レンズなどが原因となって前房内に炎症を起こしたものをいう．術後早期に発症して前房蓄膿を伴うことがある．炎症は前房に限局し，房水，硝子体液から菌は検出されない．感染性の術後眼内炎との鑑別が必要になる．

白内障手術後

術後早期の細菌性眼内炎

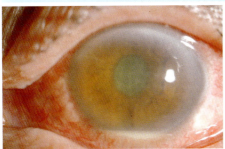

a. 前眼部所見

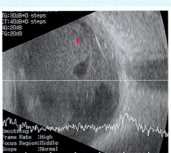

b. UBM所見（矢頭：強い硝子体混濁）

❶ 術後早期の眼内炎の例（1）．65歳，男性．他院での白内障手術3日後より，霧視，充血，頭痛感発症．5日後に当科受診．視力は光覚のみ．緊急硝子体手術（眼内レンズ除去）．網膜出血，血管の白鞘化を認める．硝子体検体培養よりMRSA（methicillin-resistant *Staphylococcus aureus*；メチシリン耐性黄色ブドウ球菌）検出．
（坂東　肇：術後眼内炎．15 p.244．図1．）

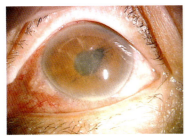

a. 前眼部所見

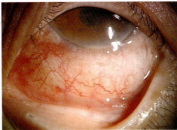

b. 結膜所見

❷ 術後早期の眼内炎の例（2）．68歳，女性．他院白内障手術6日目から霧視，充血，違和感．抗菌薬頻回点眼，点滴を行ったが増悪し，8日目に当科受診．視力は眼前手動弁．緊急硝子体手術．検体より *S. saccharolyticus*（CNS；coagulase-negative staphylococci〈コアグラーゼ陰性ブドウ球菌〉）を検出．
（坂東　肇：術後眼内炎．15 p.244．図2．）

白内障手術後

術後遅発性の細菌性眼内炎

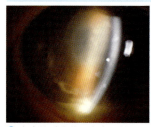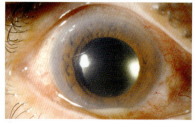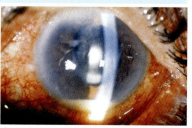

❸ 白内障手術後眼内炎．前房蓄膿，フィブリン析出を認める．
(喜多美穂里：細菌性眼内炎．21 p.328．図2．)

❹ 術後遅発性の眼内炎の例（75歳，男性）．15か月前に当科にて白内障手術（術中合併症なし）．1か月前より異物感，視力低下が徐々に進行し受診，視力(0.2)．眼内レンズ後面に沈着物．緊急手術．検体より Propionibacterium acnes 検出．
(坂東　肇：術後眼内炎．15 p.245．図3．)

❺ 眼内レンズ術後の Propionibacterium acnes による眼内炎(70歳，男性)．前房蓄膿と水晶体嚢内下方に白色混濁がみられる．
(沖波　聡：前房蓄膿の鑑別診断．13 p.23．図4．)

水晶体起因性ぶどう膜炎

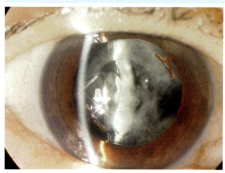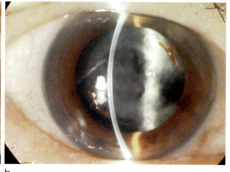

a.　　　　　　　　　　　　　　　b.
❻ 水晶体起因性ぶどう膜炎の前眼部写真．眼内レンズおよび白内障術後の皮質残存を認め（a），白色の豚脂様角膜後面沈着物を認める（b）．
(中井　慶：水晶体起因性ぶどう膜炎．13 p.262．図1．)

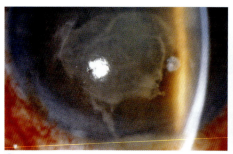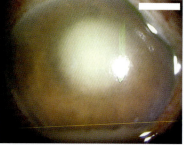

❼ 水晶体起因性ぶどう膜炎（85歳，男性）．前房内の大量のフィブリンと前房蓄膿がみられる．
(沖波　聡：前房蓄膿の鑑別診断．13 p.23．図5．)

❽ 水晶体過敏性眼内炎の症例．過熟白内障が原因の自然嚢損傷．前房炎症，前房蓄膿，眼圧上昇を認めた．重度炎症にて手術治療を選択．
(川村雅英ら：水晶体起因性ぶどう膜炎．15 p.234．図1．)

❾ 水晶体起因性ぶどう膜炎の診断のポイント

肉芽腫性炎症所見
無菌性眼内炎
破嚢症例
残存皮質の有無
眼圧上昇
眼痛は軽度
網膜病変なし
ステロイド反応性あり　など

(中井　慶：水晶体起因性ぶどう膜炎．13 p.263．表1．)

Subnote

ACAID

前房内は ACAID（anterior chamber associated immune deviation）があり，免疫寛容が存在する．蛋白抗原の量が増大すると ACAID による免疫寛容が変化する．外傷，手術などで，大量の蛋白抗原が露出すると免疫寛容が変化し，その結果，水晶体蛋白に対する自己組織としての認識の障害が発生すると考えられている．また，細菌感染が水晶体に対する自己免疫を誘導する可能性も示唆されている．

（中井　慶：水晶体起因性ぶどう膜炎．[13] p.261.）

白内障手術後

toxic anterior segment syndrome（TASS）

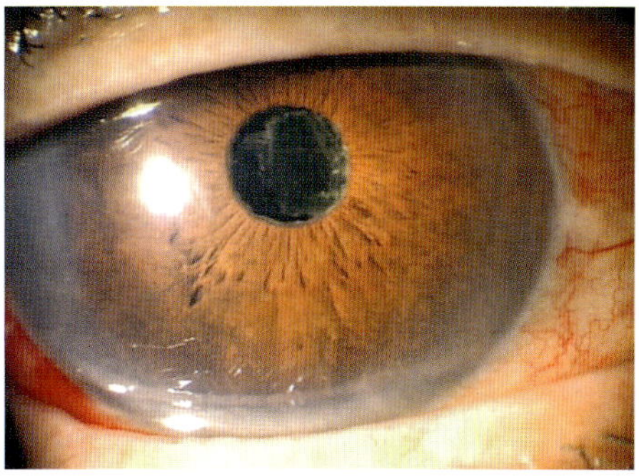

a.

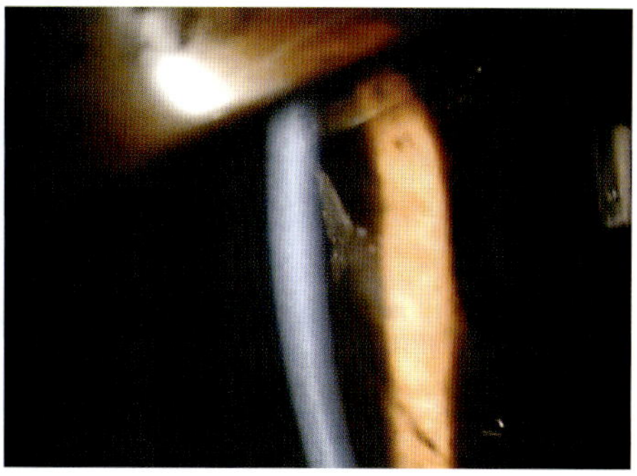

b.

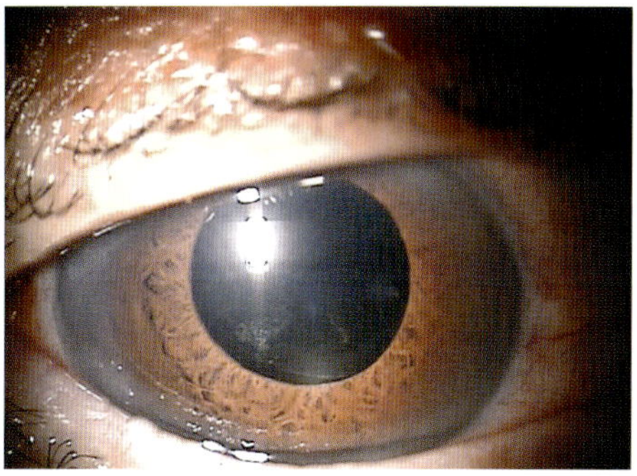

c.

⑩ 前眼部ぶどう膜炎型
a. 術翌日の前眼部所見．瞳孔領にフィブリンが析出している．
b. 術翌日の細隙灯顕微鏡所見．フィブリンは創口以外の角膜内皮に接している．
c. 術後 2 日の前眼部所見．ステロイド頻回点眼でフィブリンは消失した．
（三好輝行：toxic anterior segment syndrome. [12] p.155. 図 2.）

Subnote

TASS

toxic anterior segment syndrome．白内障手術中に前房に混入した物質により起きる無菌性眼内炎．起炎物質としてベンザルコニウム塩化物，消毒薬，エンドトキシン，IOL（intraocular lens；眼内レンズ）の残留研磨剤などが考えられている．感染性眼内炎との鑑別を要する（⑪）．

⑪ TASS と感染性眼内炎の鑑別点

	TASS	感染性眼内炎
発症	術翌日～3 日	術後 3～7 日
症状	眼痛＋	眼痛＋＋＋
所見	硝子体炎　軽度 網膜血管炎　軽度	硝子体炎　強い 網膜血管炎　強い
ステロイドに対する反応	著効	不良

鑑別ポイントは発症時期である．実際の症例では，角膜浮腫や散瞳不良があり眼底の観察が困難である．可能であれば，超音波検査や ERG（electroretinogram；網膜電図）で硝子体混濁の程度や網膜の機能を評価する．

（木村育子：前房蓄膿．[21] p.55．表 1，＊2.）

白内障手術後

❶❷ 白内障術後眼内炎の発症時期と臨床症状の特徴

	早期細菌性眼内炎	遅発性細菌性眼内炎	無菌性眼内炎	toxic lens syndrome	水晶体過敏性眼内炎
発症時期	1〜6日	7日以降	8〜14週	数日〜数週	1〜14日
頻度	まれ	まれ	きわめてまれ	きわめてまれ	まれ
外眼部症状	強	軽	軽	軽	軽
痛み	強	軽もしくはなし	軽	軽もしくはなし	
角膜後面沈着物		豚脂様沈着物	豚脂様沈着物	豚脂様沈着物	豚脂様沈着物
フィブリン	(++)	(+) or (−)	(+) transient	(+) 時に cyclitic membrane	(+)
前房蓄膿	(+++)	(+) or (−)	(+)	(+)	(+)
硝子体	混濁	軽度混濁あるいは (−)	fluffy ball		
前房穿刺	細菌	細菌 (+) or (−)	真菌 (+) or (−)	細菌 (−)	細菌 (−)
所見	好中球	リンパ球		マクロファージ	リンパ球 foaming マクロファージ
ステロイド反応		(+)		(+)	(+)
備考		Staphylococcus. epidermidis Propionibacterium Corynebacterium		再発性	皮膚残存 眼圧上昇 交感性眼炎 (+)

(野川秀利:術後眼内感染症. 眼科 1996;38;591.)
(坂東 肇:術後眼内炎. ⓯ p.246. 表2.)

❶❸ ぶどう膜炎に併発した白内障手術時に注意すべきこと

手術前	手術中	手術後
1. 術前のフレア測定 20 photon counts/ms 以下なら,白内障手術は安全 50 photon counts/ms 以上なら,手術施行には注意が必要 2. Behçet 病やサルコイドーシスでは,術後炎症をきたしやすい 3. 原因不明の肉芽腫性ぶどう膜炎では,術後の炎症が遷延化しやすい	1. 強角膜切開は避け,なるべく角膜切開で行うほうがよい 2. 散瞳不良例では,八重式マイクロ剪刀や虹彩リトラクターを用いる 3. 白内障のために前嚢の視認性が悪い場合,トリパンブルーやブリリアントブルーG染色を行い,前嚢を切開する 4. CCCはなるべく大きめに作製する	1. 術後炎症が強い場合には,ベタメタゾンなどの結膜下注射を1〜2日間行う 2. ベタメタゾン点眼は3か月前後行う 3. 術後2週間程度経てから,黄斑浮腫が出現することがある 4. 後発白内障が起こりやすい

CCC:continuous curvilinear capsulorrhexis
(毛塚剛司:ぶどう膜炎を併発した白内障手術. ⓭ p.148. 表1. p.150. 表2, 3.)

緑内障手術後

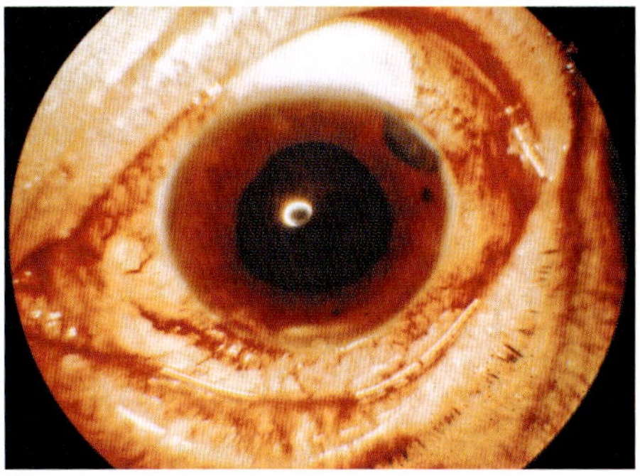

⓮ 緑内障手術後の眼内炎（43 歳，男性）．左眼原発開放隅角緑内障に対して 6 年前と 5 年前に線維柱帯切開術（trabeculotomy），3 年前に 1 時の位置に線維柱帯切除術（trabeculectomy）を施行された既往がある．前房蓄膿がみられる．
（沖波　聡：前房蓄膿の鑑別診断．[13] p.24．図 6.）

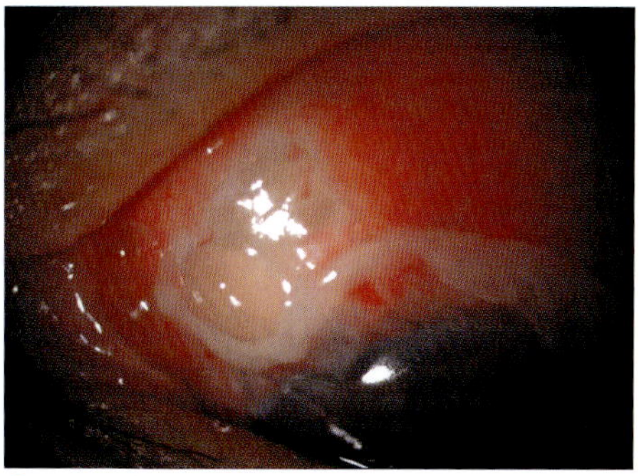

⓯ 線維柱帯切除術後の濾過胞感染．濾過胞の結膜が薄く，房水漏出がみられる症例では，濾過胞感染を起こすことがある．濾過胞周囲の結膜充血が強くなり，眼脂の付着と濾過胞内の混濁がみられる．
（蕪城俊克：ぶどう膜炎における緑内障手術．[13] p.154．図 7.）

硝子体内薬物投与後

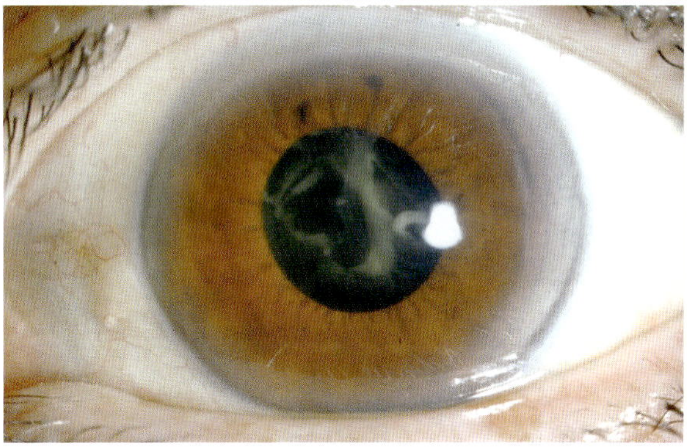

a．前眼部所見

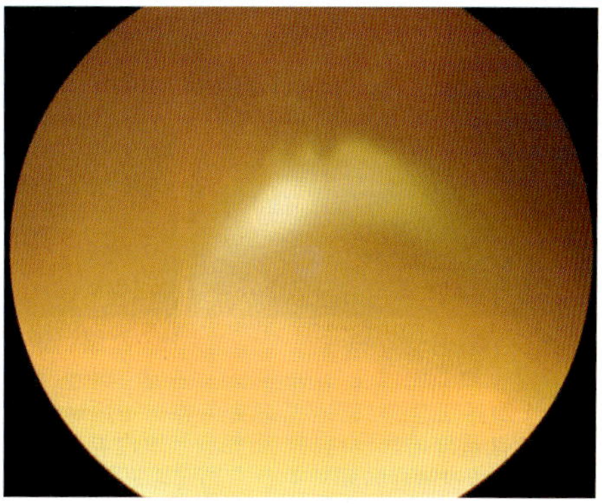

b．眼底所見

⓰ 黄斑浮腫へのケナコルト-A® 硝子体内投与後にみられた眼内炎（65 歳，男性）．糖尿病網膜症の硝子体術後．遷延する黄斑浮腫に対しケナコルト-A® 硝子体内投与．1 日後，霧視，前房フィブリン．充血なし．前房洗浄するも硝子体内混濁改善せず．翌日，硝子体手術（菌同定せず）．
（坂東　肇：術後眼内炎．[15] p.249．図 6.）

Editor's note　[24]

術後眼内炎はグラム陰性菌を念頭に

ほとんどが細菌性であるが，菌種によって予後が決まる．予後の悪いグラム陰性菌を常に念頭におき，早めの治療が必要である．（園田康平）

主な疾患とその所見
インターフェロン網膜症

ウイルス性慢性肝炎や悪性腫瘍に対するインターフェロン（interferon；IFN）の全身投与により発症する．典型的なインターフェロン網膜症の所見は，主に視神経乳頭周囲から後極にみられる表層の網膜出血と綿花様白斑で，投与開始後2週間から5か月くらいまでにみられる．これらの所見は糖尿病網膜症，膠原病などでもみられるため，インターフェロン投与前に眼底異常所見がないかをチェックすることが，鑑別のために重要である．重篤な視力障害をきたす場合はあるものの，その割合はかなり低く，ほとんどの場合，自覚症状はなく眼底検査によって発見され，経過とともに自然治癒に至る．重症化のリスク因子として高齢者，動脈硬化，高血圧症，糖尿病，貧血，血小板減少，トリグリセリド増加などが報告されている．

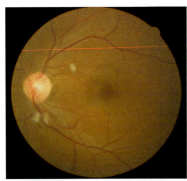
a. 左眼（軽症例）

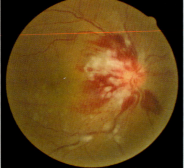
b. 右眼（重症例）

Editor's note ㉕
少なくなったインターフェロン網膜症
内科的なコントロールの向上や薬剤の変化のために，近年は診る機会が減少している．
（園田康平）

❶ インターフェロン網膜症の眼底所見．56歳，男性．慢性C型肝炎に対してIFN治療開始後4か月に右視力低下を自覚．図は受診時の眼底写真．左眼矯正視力は（1.5）．眼底には軽度の軟性白斑，網膜線状出血を認めた．一方，右眼矯正視力は（0.04）．眼底には視神経乳頭を中心に高度の網膜出血，軟性白斑，網膜浮腫，漿液性網膜剥離を認め，網膜静脈の拡張蛇行も著しい．その後，虚血型の網膜静脈分枝閉塞症をきたしたため，IFN治療を中止し，網膜光凝固術施行により鎮静化した．現在，両眼ともに矯正視力は（1.5）である．
（今井弘毅：インターフェロン網膜症．⓯ p.436．図1．）

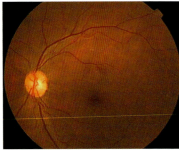
a. 投与開始前

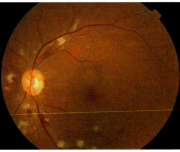
b. 投与開始2か月後

❷ インターフェロンの副作用による網膜症（66歳，男性）．糖尿病あり．インターフェロン投与開始1か月後より散在性の軟性白斑や，視神経乳頭を中心に網膜浅層の出血がみられたが視力低下はなかった．
（近間泰一郎ら：薬剤の副作用．❺ p.225．図2．）

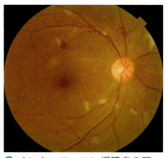

❸ インターフェロン網膜症の眼底所見（63歳，女性）．典型的なインターフェロン網膜症の所見は，主に視神経乳頭周囲から後極にみられる点状～斑状，線状までさまざまな表層の網膜出血と綿花様白斑で，片眼性の場合も両眼にみられる場合もある．
（森本雅裕ら：インターフェロンの網膜症への影響について教えてください．⓰ p.24．図1．）

主な疾患とその所見
ぶどう膜炎による続発緑内障

　ぶどう膜炎では，隅角結節，虹彩後癒着による膨隆虹彩（iris bombé），毛様体浮腫による浅前房，周辺虹彩前癒着（peripheral anterior synechia；PAS）による隅角閉塞などの病態，およびステロイド治療など，眼圧が上昇する素地となる房水の流出抵抗が起こりやすい．ぶどう膜炎患者の約20％に続発緑内障がみられるとの報告もあり，比較的頻度の高い合併症で，原疾患の治療にあわせて眼圧コントロールも行わなければならない．もし，十分な眼圧コントロールが得られないまま強い炎症が持続した場合には，血管新生緑内障へ移行し，急速に失明に至ることもある．

　続発緑内障を起こしやすいぶどう膜炎の原因疾患としては，Posner-Schlossman症候群の次にはヘルペス性虹彩炎がある．肉芽腫性ぶどう膜炎は，隅角結節による隅角の癒着が起こり続発閉塞隅角緑内障を合併しやすい．隅角所見が乏しく，前房内炎症がないにもかかわらず眼圧が高い症例は，ステロイド緑内障の可能性が高い．

❶ ぶどう膜炎における眼圧上昇機序

開放隅角緑内障	線維柱帯への炎症性物質の沈着
	線維柱帯の貪食細胞減少による線維柱帯のフィルター機能の低下
	細胞外マトリックスの増加（ステロイド緑内障）
	blood-ocular barrier（血液眼関門）の破綻による房水産生の増加
	炎症による線維柱帯の膨隆，隅角結節形成（trabeculitis）
閉塞隅角緑内障	虹彩後癒着（posterior synechia）による瞳孔ブロック，膨隆虹彩（iris bombé）
	周辺虹彩前癒着（PAS）
	新生血管緑内障
	虹彩水晶体隔膜の前方移動（Vogt-小柳-原田病）

PAS：peripheral anterior synechia
（蕪城俊克：ぶどう膜炎における緑内障手術．⓭ p.151．表1．）

Subnote

開放隅角緑内障と思っていても，眼圧上昇時に隅角を観察すると虹彩前癒着や隅角結節を見つけることがしばしばある（❹）．開放隅角緑内障という初診時の診断を常に疑うべきである．開放隅角緑内障の病状悪化とぶどう膜炎に伴う続発緑内障では治療薬がまったく異なる．開放隅角緑内障と思っていても，長年の経過で水晶体が膨化して閉塞隅角緑内障になっている症例もある．何かおかしいと感じたときに隅角検査を行うことが，手遅れにならないための最良の方法である．

（木内良明：緑内障性眼障害のとらえ方と進行評価の注意点．❸ p.230-231．）

Editor's note ㉖

切っても切れないぶどう膜炎と緑内障の関係

ぶどう膜炎診療では緑内障の合併が避けられない．炎症による排出路障害に加えて，ステロイド治療に伴う高眼圧が混在することがあり，治療方針に迷うことがしばしばである．ステロイドによる高眼圧が疑われるケースでは，点眼であればいったん中止し，眼圧の推移を見守ることが大切である．（園田康平）

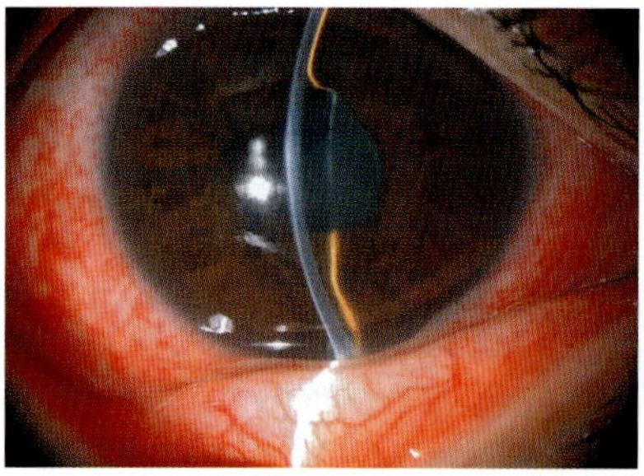

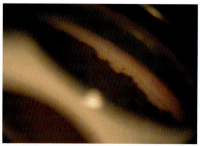

❷ 膨隆虹彩（iris bombé）．水晶体と虹彩の癒着（虹彩後癒着）が瞳孔縁全周に及ぶと，毛様体で産生された房水が前房側に移動できなくなり，虹彩を後方から圧迫して，浅前房，隅角閉塞から急性閉塞隅角緑内障を引き起こす．
（蕪城俊克：ぶどう膜炎における緑内障手術．[13] p.153．図 2.）

❸ 周辺虹彩前癒着．隅角鏡にて隅角を観察すると，虹彩根部が線維柱帯付近まで癒着を起こしている部位が散在しているのがわかる．
（蕪城俊克：ぶどう膜炎における緑内障手術．[13] p.154．図 5.）

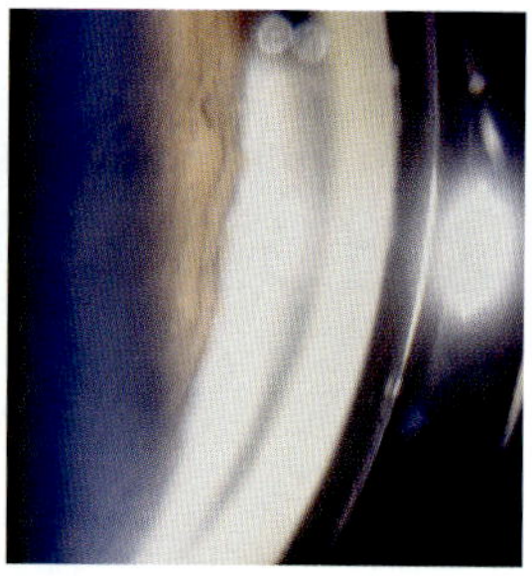

❹ 開放隅角緑内障として治療されていた患者の隅角．虹彩前癒着や隅角結節がある．
（木内良明：緑内障性眼障害のとらえ方と進行評価の注意点．[3] p.230．図 3.）

Subnote

ぶどう膜炎による続発緑内障は POAG とは異なり，炭酸脱水酵素阻害薬の内服やマンニットール® 点滴などを投与しながら消炎すれば，その後は眼圧コントロールが可能な症例も多い．しかし，高眼圧期間を何度か繰り返すような症例では，徐々に視野が進行していくので，緑内障手術のタイミングが遅れないよう注意しなければならない．
POAG：primary open-angle glaucoma（原発開放隅角緑内障）

（新明康弘ら：ぶどう膜炎による続発緑内障に対する薬物治療．[11] p.234．＊4.）

術式選択

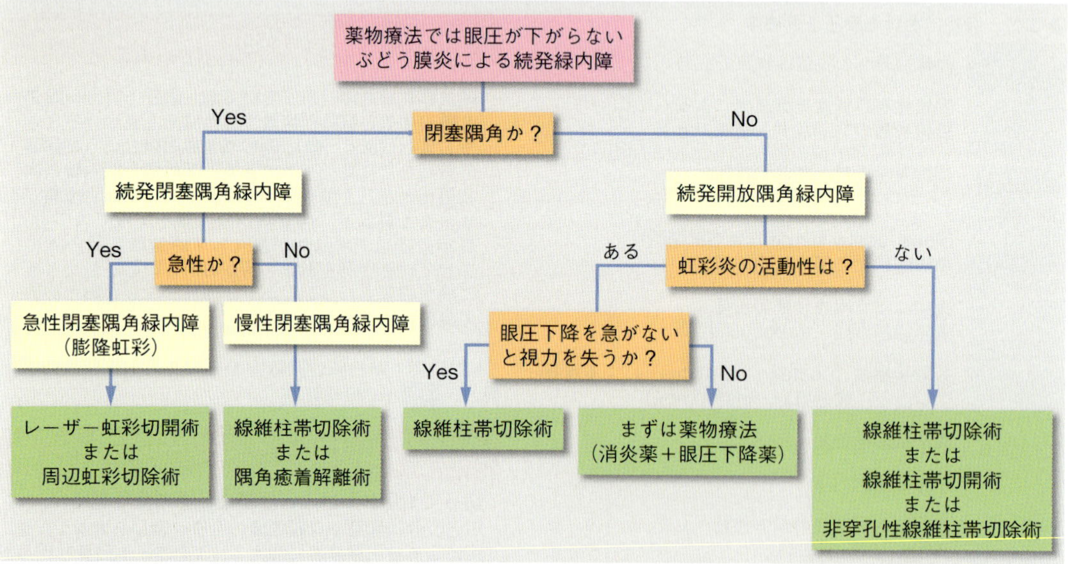

❺ ぶどう膜炎続発緑内障の術式選択のフローチャート．眼圧上昇の機序が閉塞隅角か開放隅角か，前房内炎症の状態，眼圧下降が緊急を要するか，などから術式を選択する．
（蕪城俊克：ぶどう膜炎における緑内障手術．[13] p.152．図 1.）

術式選択

6 ぶどう膜炎続発緑内障に対する術式の選択

術式	適応症例	長所	短所
レーザー虹彩切開術	膨隆虹彩による急性 閉塞隅角緑内障	レーザーで治療可能 であり簡便	再閉塞しやすい
周辺虹彩切除術		再閉塞しにくい	観血的手術であり, レーザーと比べ侵襲が大きい
隅角癒着解離術	隅角癒着が多く，炎症が 落ち着いている症例	侵襲が少ない	線維柱帯以降の障害には無効. 再癒着
線維柱帯切開術	隅角癒着が少なく，炎症が 落ち着いている症例	合併症が少なく安全	術後の前房出血 術後の隅角癒着
非穿孔性線維柱帯 切除術	あらゆる症例（炎症が 落ち着いていることが 望ましい）	線維柱帯切除術より 合併症が少ない	眼圧下降効果がやや劣る
線維柱帯切除術		眼圧下降効果が高く， 手術適応の範囲が広い	脈絡膜剝離，濾過胞 感染などの合併症が多い

（蕪城俊克：ぶどう膜炎における緑内障手術．[13] p.153．表 2.）

Subnote

7 続発開放隅角緑内障の主な原因別分類

原因	疾患
ほかの眼疾患によるもの	落屑緑内障 色素性緑内障 血管新生緑内障 水晶体融解緑内障 無水晶体・偽水晶体眼開放隅角緑内障 Schwartz 症候群
薬物によるもの	ステロイド緑内障
ぶどう膜炎に伴うもの	サルコイドーシス ヘルペス性前部ぶどう膜炎 Posner-Schlossman 症候群 Fuchs 虹彩異色性虹彩毛様体炎 水晶体過敏性ぶどう膜炎
外傷によるもの	前房出血 隅角後退緑内障
全身疾患に伴うもの	アミロイドーシス 甲状腺眼症

8 続発開放隅角緑内障鑑別のための部位別診断ポイント

部位	所見	鑑別診断
角膜	角膜後面沈着物	ぶどう膜炎
	紡錐状色素沈着	色素性緑内障, 色素散布症候群
前房	炎症細胞，前房フレア	ぶどう膜炎
瞳孔	沈着物	落屑症候群, アミロイドーシス
	瞳孔不整	ぶどう膜炎，眼外傷, アミロイドーシス
隅角	新生血管	血管新生緑内障
	色素沈着の有無と左右差	色素性緑内障, ぶどう膜炎
	隅角結節，周辺虹彩前癒着	ぶどう膜炎
水晶体	落屑物の付着	落屑症候群
	虹彩色素の付着	ぶどう膜炎，眼外傷
	白内障の程度と形態	水晶体起因性緑内障
硝子体	前部硝子体細胞	ぶどう膜炎, Schwartz 症候群
	硝子体混濁	ぶどう膜炎, アミロイドーシス, 眼内腫瘍
網膜	裂孔原性網膜剝離	Schwartz 症候群
	網膜滲出性病変	ぶどう膜炎
	網膜血管炎	ぶどう膜炎

（高瀬　博：続発開放隅角緑内障．[3] p.171．表 1, 2.）

主な疾患とその所見
外傷性眼内炎

　外傷による鈍的外力により，虹彩根部の伸展・離開，毛様体の損傷，網脈絡膜の破裂が起こり，これに伴う炎症性細胞の遊走などにより炎症を引き起こす．自覚症状として，眼痛，充血，霧視，羞明などを訴えることがある．眼所見としては，眼圧上昇，前房出血，外傷性白内障，水晶体亜脱臼・脱臼，硝子体出血，網膜裂孔，視神経損傷などを伴う．

前眼部所見

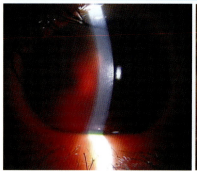
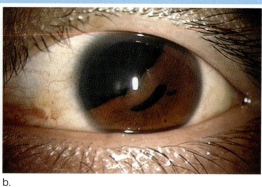

a.
b.
❶ 野球ボールによる眼球鈍的外傷例の前眼部写真（36歳，男性）
a. 前房出血がみられる．
b. 前房出血が吸収された後，虹彩離断が広い範囲に認められる．
（久保田敏昭ら：ぶどう膜／虹彩離断，隅角離開．(21) p.186．図3．）

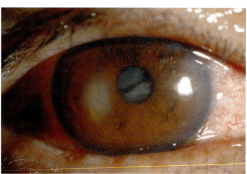

❷ プラスチック片による鈍的外傷（46歳，男性）．細隙灯顕微鏡では前房内に細胞を認める．プラスチック片による鈍的外傷であり，角膜混濁と外傷性白内障を併発していた．
（澤田智子：ぶどう膜／外傷性虹彩炎．(21) p.182．図1．）

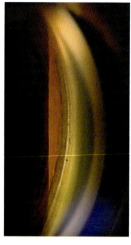

❸ 野球ボールによる眼球鈍的外傷例の隅角鏡写真（49歳，男性）．初診時に外傷性散瞳，Zinn小帯一部断裂，前房出血，高眼圧，軽度の硝子体出血と網膜前出血がみられた．受傷2か月後の隅角鏡写真．隅角後退が観察される．
（久保田敏昭ら：ぶどう膜／虹彩離断，隅角離開．(21) p.186．図4．）

前眼部所見

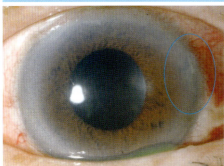

a. 前眼部所見

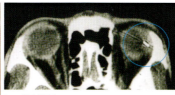

b. CT所見

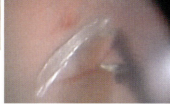

c. 術中所見

❹ 眼内異物による外傷性眼内炎．62歳，男性．"ワイヤー切断中に炎が目に入った．涙が出たがすぐ止まった"との訴えで受傷日近医受診，RV＝1.0，RT＝12mmHg．外傷性虹彩炎の診断で点眼加療．2日後，視力低下と眼痛出現．当科受診時 RV＝手動弁．著明な眼内炎症．角膜鼻側の穿孔創は自然閉鎖．CT検査で異物確認．即日，緊急手術施行．
（池田俊英：眼外傷の診察手順．17 p.14．図1．）

眼底部

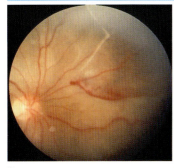
a.

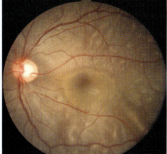
b.

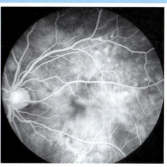
c.

❺ 穿孔性眼外傷の眼底所見．穿孔性眼外傷により眼底出血を生じた起交感眼（a）と，受傷から2週間後に現れた網脈絡膜炎（b）．蛍光眼底造影では蛍光色素の漏出が多数みられるが，色素の貯留は顕著ではない（c）．
（後藤 浩：外傷後の交感性眼内炎は，どのようなことに気をつけたらよいですか？ 21 p.196．図1．）

Subnote

交感性眼炎（sympathetic ophthalmia）

交感性眼炎は Vogt-小柳-原田（VKH）病と同様，メラノサイトを標的とした自己免疫的な病因が推察され，外傷の既往を除けば VKH 病とほぼ同一の疾患と理解されている．しかし，交感性眼炎の急性期には VKH 病にみられるような典型的な漿液性網膜剥離を伴う汎ぶどう膜炎（❺）を呈することは比較的少ない．VKH 病では診断の補助となる髄液検査も，本症では細胞数の上昇は確認されないことが多く，免疫遺伝学的な発症リスクとされる HLA（human leukocyte antigen）検査にしても，もともと DR4 陽性例の多い日本人では診断の決め手とはなりにくい．このように VKH 病と比べて本症の診断は難しく，迷うことが少なくない．

重要なことは，眼外傷後に生じた両眼性のぶどう膜炎が，外傷を契機に発症した交感性眼炎であることを疑い，他疾患の可能性を否定できたならば，速やかに必要十分量のステロイドによる治療（パルス療法など）を開始することにある．治療の遅れは VKH 病と同様，炎症の遷延化を招く恐れがある．
（後藤 浩：外傷後の交感性眼内炎は，どのようなことに気をつけたらよいですか？ 21 p.197．）

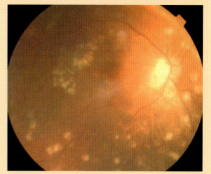

❻ 交感性眼炎患者の眼底写真．67歳，男性．左眼は外傷で失明．右眼に交感性眼炎を発症し，10年以上経過している．右眼底は夕焼け状で，脱色素斑が散在している．
（園田康平：Vogt-小柳-原田病，交感性眼炎．15 p.206．図3．）

眼底部

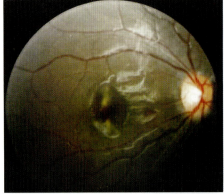

a.

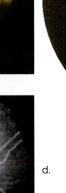

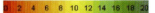

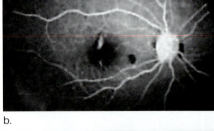

b.

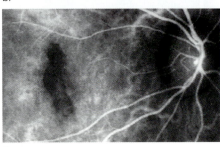

c.

d.

❼ 脈絡膜破裂の症例．9歳，女児．プラスチック製のバットが右眼に当たり経過をみていたが，視力低下のため2週間後に受診した．右視力（0.5）．
a. 眼底写真．視神経乳頭に対して弧を描く三日月形の黄白色病巣が黄斑部に認められるが，網膜出血のため中心窩との位置関係ははっきりしない．乳頭−黄斑部にも一部出血が認められる．黄斑反射が縦長になっており，網膜形状が変形していることが疑われる．
b. フルオレセイン蛍光眼底造影所見．脈絡膜破裂部位は過蛍光となっているが，中心窩とその近傍領域は出血によるブロックのため詳細は不明である．また，乳頭−黄斑部に認められている出血部もブロックの所見となっている．
c. インドシアニングリーン蛍光眼底造影所見．2年後の所見．脈絡膜破裂部位は低蛍光となり，境界は鮮明にとらえられる．
d. マイクロペリメトリ所見．13年後の微小視野．視力は（1.2）．脈絡膜破裂部とは異なった領域に感度低下領域を認めている．

（石子智士：ぶどう膜／脈絡膜破裂．㉑ p.203．図1．）

眼底部

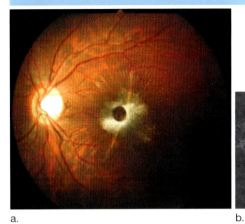
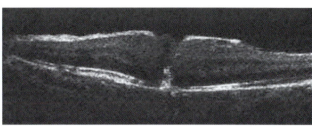

a.　　　　　　　　　　　　　　　　　　b.

❽ 網脈絡膜破裂の症例（初診時）．17歳，男性．硬式野球ボールで左眼を受傷後7日目に紹介となった．左視力（0.1）．
a. 眼底写真．視神経乳頭に対して弧を描く三日月形の黄白色病巣が認められるが，その他の黄斑領域の所見は網膜上膜のため，わかりにくい．
b. OCT所見．網膜色素上皮の反射が一部弱くなり，同部位から網膜外層に立ち上がる高輝度の反射領域を認める．その周囲のIS/OSラインは途絶している．網膜表面には網膜上膜による高輝度の反射を認め，黄斑部網膜の肥厚（440μm）を認めた．
（石子智士：ぶどう膜／脈絡膜破裂．㉑ p.204．図2．）

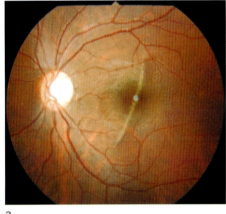
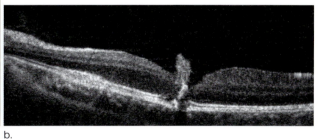

a.　　　　　　　　　　　　　　　　　　b.

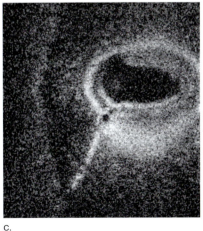

c.

❾ 網脈絡膜破裂の症例（❽の症例の12か月後）．左視力（0.6）に改善．
a. 眼底写真．三日月形の黄白色病巣が鮮明に認められ，傍中心窩耳側に灰白色の円形構造物が認められた．
b. OCT B-scan．網膜色素上皮，Bruch膜，脈絡膜毛細血管板の途絶．これらの構造の一部が網膜内へ移動し高反射となっている．網膜の一部と線維増殖組織は，硝子体腔中へ突出している．網膜厚は改善していた（200μm）．
c. OCT C-scan．脈絡膜破裂部と網膜色素上皮途絶部との位置関係がわかりやすい．
（石子智士：ぶどう膜／脈絡膜破裂．㉑ p.204．図3．）

主な疾患とその所見
強膜炎

　強膜は，角膜とともに眼球の外壁をなす．感染や全身性疾患に伴い，炎症がみられることがある．強い充血がみられ，時に結膜浮腫を伴う．眼球の奥に炎症が及ぶ場合，後部強膜炎となり，滲出性網膜剝離を伴うことがある．

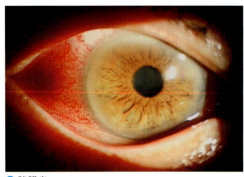

❶ 強膜炎
（秦野　寛：結膜充血を鑑別する．②p.3. 図4.）

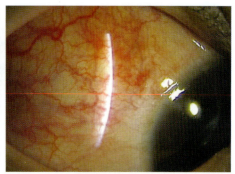

❷ 強膜炎に伴う結膜浮腫（32歳，女性）．強膜の充血の上に結膜浮腫を認める．
（佐々木香る：結膜浮腫．㉑ p.35. 図8.）

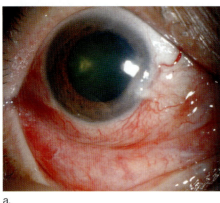

a.

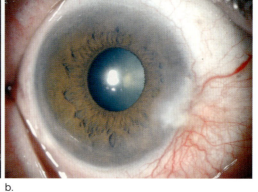

b.

❸ 後天梅毒による強膜炎の症例（70歳，男性）
a. ステロイド抵抗性の強膜炎として紹介受診し，梅毒性強膜炎と診断．上強膜から結膜にかけて強い充血を認める．
b. アモキシシリン内服治療3週間後．充血の改善を認める．
（福島敦樹：梅毒．⑤ p.130. 図1, 2.）

Editor's note ㉗

強膜炎では網膜剝離にも注意
後部強膜炎は時に，Vogt-小柳-原田病の急性期に近い網膜剝離を呈することがある．（園田康平）

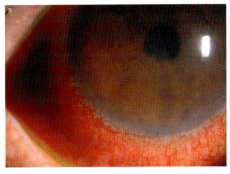 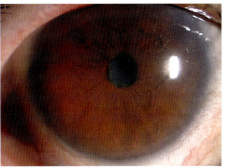

a.　　　　　　　　　　　　　　　　　b.

❹ インフリキシマブによる強膜炎の治療（52歳，男性）
a. 治療前．ステロイド内服治療に抵抗性で寛解が得られなかった．
b. インフリキシマブ導入後．強膜炎の再燃はみられない．
（中村　聡：免疫抑制薬の現状と今後の可能性．⑬ p.129. 図1.）

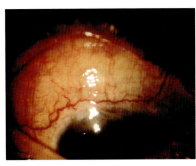 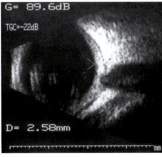 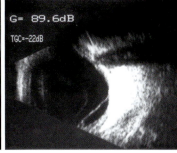

a.　　　　　　　　　　　b.　　　　　　　　　　　c.

❺ 後部強膜炎（59歳，女性）．強膜には充血と一部菲薄化がみられる（a）．超音波Bモードでは強膜組織の肥厚（b），網膜および脈絡膜の剥離（c）が描出される．
(Matthews BN, et al：Bilateral combined retinal and choroidal detachment in antineutrophil cytoplasmic antibody-positive scleritis. Acta Ophthalmol Scand 2003；81：405-407.)
（川口龍史ら：脈絡膜剥離の鑑別診断．⑬ p.45. 図3.）

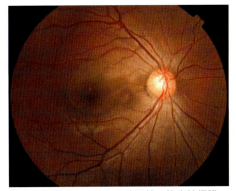

❻ 後部強膜炎にみられる片眼性の滲出性網膜剥離
（西信良嗣：後部強膜炎．眼科プラクティス12 眼底アトラス．東京：文光堂；2006．p.210.）
（西信良嗣：眼底所見のとらえ方．⑬ p.58. 図4.）

Subnote

後部強膜炎

後部強膜炎の原因にはさまざまな疾患がある．関節リウマチ，SLE，ANCA関連血管炎，サルコイドーシスなどの全身性の炎症性疾患のほか，結核，梅毒，ヘルペスなどの局所感染が原因となる場合がある．原因を特定できないことも多く，副腎皮質ステロイドに反応しない場合，難治性となる．

SLE：systemic lupus erythematosus（全身性エリテマトーデス）
ANCA：anti-neutrophil cytoplasmic antibody（抗好中球細胞質抗体）

（川口龍史ら：脈絡膜剥離の鑑別診断．⑬ p.44. ＊2.）

主な疾患とその所見
眼窩炎症性疾患

眼窩蜂巣炎 眼窩蜂窩織炎とも呼ばれ，眼窩内に起こった急性の細菌感染症である．発赤，疼痛，腫脹などの炎症所見が日ごとに悪化する．その結果，眼瞼腫脹，結膜浮腫，眼球突出，眼球運動制限，視力低下が起こる．診断は，特発性眼窩炎症や腫瘍性疾患と鑑別するために，画像所見（CT検査と脂肪抑制T2強調MRI検査）が必要となる．CTでは，初期にみられる陰影所見が時間の経過とともに炎症性肉芽腫病変を形成する．さらに，脂肪抑制T2強調MRIで，硝子体に一致した高信号は膿と判断し，手術による排膿を考慮する．

特発性眼窩炎症 非感染性の眼窩内炎症を指し，感染性である眼窩蜂巣炎の除外診断として位置づけられ，一つの疾患概念とはいえない．症状・徴候は，眼窩蜂巣炎に酷似しており，鑑別は難しい．初期の症状が，眼窩蜂巣炎では日ごとに悪化するのに対して，特発性眼窩炎症では，初発時から強い症状がみられることが特徴といえる．また，CTやMRIの画像所見は，炎症部位に局在した病変がみられる．

IgG4関連眼疾患 21世紀になってから提唱された新しい疾患概念である．本疾患患者の炎症性病変内には多数の形質細胞が浸潤し，さらにこれらの形質細胞の多くが胞体内に免疫グロブリンG4（IgG4）を有する．

❶ 眼窩炎症性疾患

眼窩に肉芽腫性炎症を生じる疾患	サルコイド肉芽腫
	Wegener肉芽腫症
	眼窩異物
	感染性疾患（結核，梅毒，ハンセン病，一部の真菌症）
	原因不明の肉芽腫性炎症
眼窩に非肉芽腫性炎症を生じる疾患	甲状腺眼症
	感染性疾患（細菌，ウイルス，真菌，寄生虫）
	polyarteritis nodosa
	IgG4関連眼疾患
	反応性リンパ過形成
	木村氏病とangiolymphoid hyperplasia with eosinophilia
	特発性眼窩炎症（眼窩炎性偽腫瘍）

（大島浩一：眼窩炎症性疾患の診断〈総論〉．29 p.364. 表1.）

Subnote

炎症の三主徴は，腫脹，発赤，疼痛である．眼窩炎症の診療に際しては，特に以下に挙げる臨床所見に留意するべきである．
1. 自覚症状としての疼痛あるいは圧痛．
2. 肉眼所見として，眼瞼腫脹，眼瞼発赤，眼球突出，結膜浮腫を伴う充血．
3. 触診所見として硬結の有無．
4. 眼科的所見として，視力低下と眼球運動障害．
5. 全身所見として発熱，倦怠感．

（大島浩一：眼窩炎症性疾患の診断〈総論〉．29 p.364.）

主な疾患とその所見　163

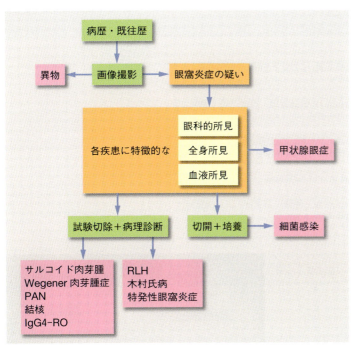

❷ 診断のためのフローチャート
PAN：polyarteritis nodosa（結節性動脈周囲炎）
IgG4-RO：IgG4-related orbital disease（IgG4 関連眼窩疾患）
RLH：reactive lymphoid hyperplasia（反応性リンパ過形成）
（大島浩一：眼窩炎症性疾患の診断〈総論〉. 29 p.365. 図 1.）

❸ スクリーニングのための検査項目と対象疾患

スクリーニングのための検査項目	対象疾患
血液一般，白血球分画，CRP	眼窩炎症全般
アンギオテンシン変換酵素（ACE），胸部 CT	サルコイド肉芽腫
c-ANCA および p-ANCA	Wegener 肉芽腫症または polyarteritis nodosa
胸部 X 線撮影，胸部 CT，ツベルクリン反応，QuantiFERON®-TB Gold	結核
梅毒反応	梅毒
β-D-グルカン	真菌感染
freeT$_3$, freeT$_4$, TSH, TRAb, TSAb, TPOAb, TgAb	甲状腺眼症
血清 IgG4，血清 IgG	IgG4 関連眼窩疾患

ACE：angiotensin converting enzyme
CRP：C-reactive protein（C 反応性蛋白）
TSH：thyroid-stimulating hormone（甲状腺刺激ホルモン）
TRAb：TSH receptor antibody（TSH 受容体抗体）
TSAb：thyroid-stimulating antibody（甲状腺刺激抗体）
TPOAb：thyroid peroxidase antibody
TgAb：thyroglobulin antibody
（大島浩一：眼窩炎症性疾患の診断〈総論〉. 29 p.365. 表 2.）

眼窩蜂巣炎

❹ 眼窩蜂巣炎の状態の分類

Group I (❻)	眼瞼の炎症性浮腫	眼瞼浮腫. 視力低下や眼球運動制限はみられない
Group II (❼)	眼窩の炎症性浮腫	Group I + 眼球突出, 結膜浮腫, 網膜血管のうっ血±
Group III (❽❾)	骨膜下膿瘍	Group II + 眼圧の上昇, 眼球運動制限, 視力低下±, 乳頭浮腫±
Group IV (❿)	眼窩膿瘍	Group III + 眼筋麻痺
Group V	海綿静脈洞血栓症	Group IV + 健側にも発症, 頭蓋内膿瘍±, 髄膜炎±

(久保田敏信：眼窩蜂巣炎. ❿ p.213. 表 1.)

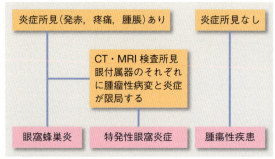

❺ 眼窩蜂巣炎の診断
(久保田敏信：眼窩蜂巣炎. ❿ p.213. 図 1.)

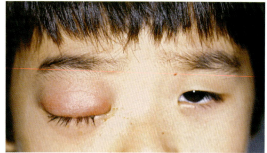

❻ 眼窩蜂巣炎（Group I）. 6歳, 男児. 右結膜充血の自覚症状から1週間後の受診時の写真. 右上眼瞼が発赤, 腫脹を伴っている. 血清生化学的所見では白血球数 6,900/μL（正常値 3,500〜8,500/μL）, 眼脂培養は陰性であった. アンピシリン点滴にて治癒した.
(久保田敏信：眼窩蜂巣炎. ❿ p.214. 図 2.)

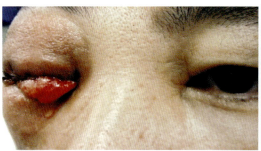

a. 所見

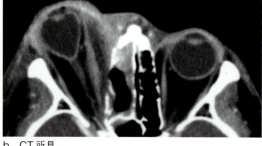

b. CT所見

❼ 眼窩蜂巣炎（Group II）. 42歳, 男性. 初診時に篩骨洞の炎症が観察され, 抗生物質が使用された. しかし, それに抵抗性で状態が悪化した12日目の状態. 血清生化学検査所見で, CRP値は3mg/dL（正常値＜0.3mg/dL）で, 篩骨洞からの培養所見は陰性であった. 眼窩内へ眼窩蜂巣炎が波及し, 急性炎症が生じた結果, 眼窩内圧の上昇による眼球突出と眼圧の上昇（60mmHg）がみられた. CT検査所見で後極部が鋭角になっていることに注目.
(久保田敏信：眼窩蜂巣炎. ❿ p.214. 図 3.)

眼窩蜂巣炎

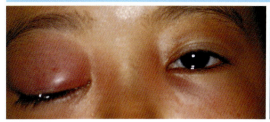

a. 所見

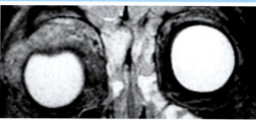

b. 脂肪抑制T2強調MRI所見

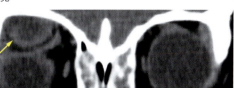

c. CT所見

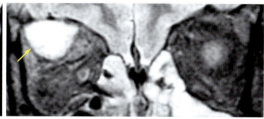

d. 脂肪抑制T2強調MRI所見

❽ 眼窩蜂巣炎（Group III）．12歳，女児．CT検査所見では眼窩内のびまん性の陰影病変を示し，眼球が下方に圧排されている．MRI検査所見では硝子体と等信号所見（矢印）を示し，膿を形成している．骨膜下に膿瘍があるため，膿がドーム状である．加療は切開排膿を施行し，培養は嫌気性菌を示した．
（久保田敏信：小児眼瞼眼窩手術の特殊性．山本哲也ら編．新ES NOW 6 きれいな小児眼科手術．東京：メジカルビュー社；2011. p.14-17.）
（久保田敏信：眼窩蜂巣炎．⑩ p.214. 図4.）

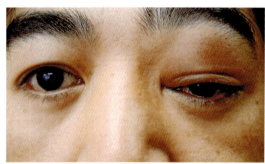

a. 所見　　　　　　　　　　　　　　　　b. 脂肪抑制T2強調MRI所見

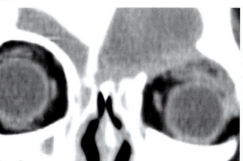

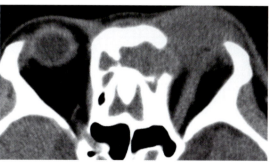

c. CT所見　　　　　　　　　　　　　　d. CT所見

❾ 急性副鼻腔炎による眼窩蜂巣炎．43歳，男性．2週間前より左上眼瞼の腫脹を主訴に受診．左上眼瞼に発赤，腫脹がみられる．CT検査所見では左前頭洞から眼窩内に陰影所見がみられる．さらに，脂肪抑制T2強調MRI所見では，左前頭洞から眼窩に，硝子体に一致する均一な高信号がみられる．血清生化学検査所見で，CRP値は3.1mg/dL（正常値<0.3mg/dL）であった．急性副鼻腔炎による眼窩内の波及の診断にて，前頭洞の切開排膿を施行した．膿の培養は陰性であった．クリンダマイシンの投与によって治癒した．
（久保田敏信：眼窩蜂巣炎．⑩ p.215. 図5.）

眼窩蜂巣炎

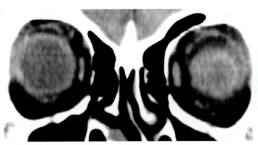
a. CT所見

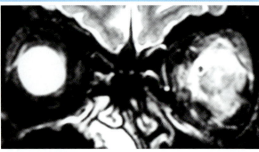
b. 脂肪抑制T2強調MRI所見

⑩ 血行性による眼窩蜂巣炎．60歳，女性．背部痛，微熱がみられ，近医にて抗生物質点滴加療を受け，軽快するも治療を中止すると悪化していた．眼瞼腫脹と視力低下がみられ受診．右眼球内も眼内炎所見がみられた．血液培養にて検査より肺炎球菌が検出され，血行性による眼窩蜂巣炎が考慮された．さらに，心エコー検査より感染性心内膜炎が診断された．
（久保田敏信：眼窩蜂巣炎．⑩ p.216. 図6.）

特発性眼窩炎症

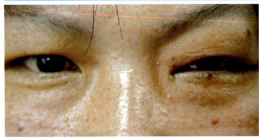
a. 所見

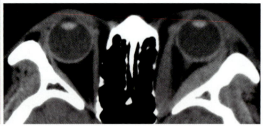
b. CT所見

⑪ 特発性眼窩炎症．39歳，女性．特発性眼窩筋炎．左眼瞼に発赤を伴った腫脹がみられる．これらの症状・徴候は眼窩蜂巣炎に類似する．CT検査所見で，左内直筋と外直筋に肥厚がみられる．ステロイドパルス療法にて軽快した．特発性眼窩炎症は，ステロイド加療が第一選択である．
（久保田敏信：眼窩蜂巣炎．⑩ p.217. 図7.）

Subnote

特発性眼窩炎症

かつて眼窩炎性偽腫瘍と呼ばれていたが，炎症性疾患であることを明確にするために特発性眼窩炎症と呼称が変更された．特発性眼窩炎症は，それぞれの眼付属器（涙腺，外眼筋，眼球周囲，神経周囲，先端部）に発症する[1]．そのなかで，外眼筋に発症するタイプは特発性眼窩筋炎，あるいは特発性外眼筋炎と呼ばれる（⑪）[1]．
〔文献〕
1) Kubota T：Orbital Myositis. In：Gran JT, editor. Idiopathic Inflammatory Myopathies-Recent Developments. InTech；2011. p.123-142. http://www.intechopen.com/articles/show/title/orbital-myositis

（久保田敏信：眼窩蜂巣炎．⑩ p.216. ＊1.）

Subnote

特発性眼窩炎症の呼称は，現在のところわが国では"特発性眼窩炎症"の名称が一般に通用している．少し前の論文では，眼窩炎性偽腫瘍などと記載されていた．英語圏では，idiopathic orbital inflammation のほかに nonspecific orbital inflammation, idiopathic nongranulomatous orbital inflammation などが提唱されている．

（大島浩一：眼窩炎症性疾患の診断〈総論〉．㉙ p.374. ＊1.）

特発性眼窩炎症

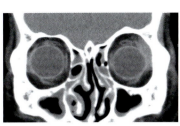
a.

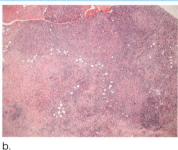
b.

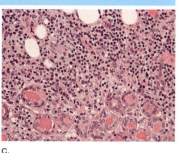
c.

⓬ 涙腺の特発性眼窩炎症．左側眼窩涙腺部（上耳側）で眼窩骨と眼球の間に，molding を示す不定形の病変を認めた．病変と眼窩脂肪との境界はやや不明瞭であった．左眼球は，鼻下側へ軽度に圧排されていた（a）．弱拡大の病理組織像では，炎症細胞浸潤，硝子化，線維芽細胞増生を示す涙腺組織であった．リンパ濾胞様構造は認められなかった．病変の内部に導管が残っていたが，腺房の大部分は消失していた（b，ヘマトキシリン-エオジン染色）．強拡大では，小型リンパ球を主体とし，形質細胞を含む炎症細胞浸潤であった．病変の辺縁部では腺房が残っていた（c，ヘマトキシリン-エオジン染色）．免疫染色で，CD20 陽性 B 細胞と CD3 陽性 T 細胞はすみ分けており，*in situ* hybridization で腫瘍細胞内の免疫グロブリン軽鎖は bitype であり，腫瘍の証拠はなかった．IgG4 陽性形質細胞は少数（50% 以下）で，血清 IgG4 値は 56.4 mg/dL と低値，血清 IgG4 と血清 IgG の比率は，56.4/1,244＝4.5% と低値で，IgG4 関連眼窩疾患は否定的だった．Sjögren 症候群の自己抗体は陰性で，特発性眼窩炎症と診断した．
（大島浩一：眼窩におけるリンパ増殖性疾患．後藤　浩編．Monthly Book OCULISTA No.1 眼科 CT・MRI 診断実践マニュアル．東京：全日本病院出版会；2013．p. 37-43．）
（大島浩一：眼窩炎症性疾患の診断〈総論〉．㉙ p.374．図 6．）

IgG4 関連眼疾患

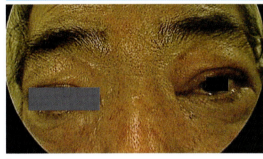
a.

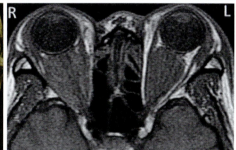
b.

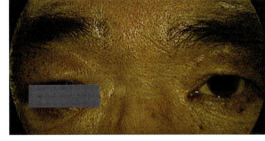
c.

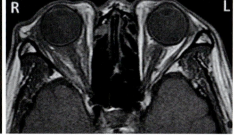
d.

⓭ IgG4 関連眼疾患
a. 両眼瞼の腫脹，眼球突出が認められる．ステロイドの点滴に抵抗性であり，左眼は視野障害が進行．眼球運動障害（上転障害）が認められた．
b. 治療前の MRI 画像．
c. 左眼に X 線照射後，前眼部症状および視野は改善した．
d. 治療後，病変は縮小した（右眼は無照射で縮小）．
（柏木広哉：眼窩腫瘍に対する放射線治療について教えてください．㉙ p.263．図 3．）

IgG4関連眼疾患

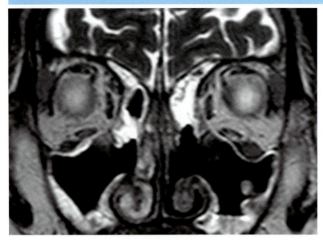

a.

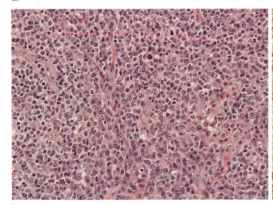

b.

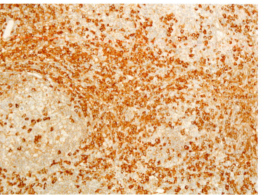

c.

⓮ IgG4関連眼窩疾患. 両側涙腺部に, moldingを示す不定形の病変を認めた. さらに両側眼窩下神経腫大を認め, 特に左側で目立った. T1強調像, T2強調像 (a) ともに低信号であった. 大型のリンパ濾胞が形成され, リンパ球が密に集簇していた. 硝子化した線維性隔壁が形成されていた (b, ヘマトキシリン-エオジン染色). 免疫染色では, CD20陽性, CD3陰性で, B細胞性の細胞が主体であり, 形質細胞へ分化を示す細胞が多くみられた. しかし, 腫瘍細胞内の免疫グロブリン軽鎖はbitypeであり, J_HのPCR法で, monoclonal bandは得られず, リンパ腫ではなかった. 病変内に形質細胞が多数浸潤しており, IgG4陽性の形質細胞が50%以上であった (c, IgG4免疫染色). さらに血清IgG4値は1,220 mg/dL, 血清IgG4/血清IgGは1,220/2,825＝43.2%と高値で, IgG4関連眼窩疾患と診断した.
(大島浩一：眼窩におけるリンパ増殖性疾患. 後藤 浩編. Monthly Book OCULISTA No.1 眼科CT・MRI診断実践マニュアル. 東京：全日本病院出版会；2013. p. 37-43.)
(大島浩一：眼窩炎症性疾患の診断〈総論〉. ㉙ p.372. 図4.)

Subnote

IgG4関連眼疾患
2012年に日本眼腫瘍学会において, "IgG4-related ophthalmic disease"の日本語訳として"IgG4関連眼疾患"が採択された.

(柏木広哉：眼窩腫瘍に対する放射線治療について教えてください. ㉙ p.263. *7.)

反応性リンパ過形成

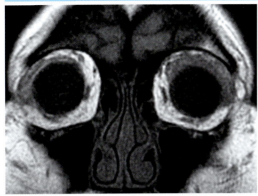
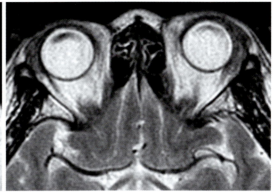

a.　　　　　　　　　　　　　　　　　b.

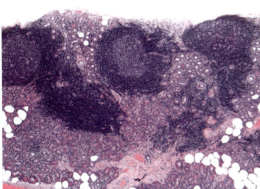

c.　　　　　　　　　　　　　　　　　d.

⓯ 反応性リンパ過形成．左側眼窩上方から耳側にかけて，眼窩骨と眼球の間に，molding を示す不定形の病変を認めた．T1 強調像（a），T2 強調像（b）ともにやや低信号であった．左眼球は，鼻下側へ軽度に圧排されていた．右側涙腺も軽度腫大していた（a, b）．涙腺内に明瞭な反応性リンパ濾胞が形成され，小型から中型のリンパ球が浸潤していた（c，ヘマトキシリン-エオジン染色）．形質細胞は少なく，IgG4 陽性形質細胞は認められなかった．一部では涙腺腺房が消失し，導管成分が残っていた（d，ヘマトキシリン-エオジン染色）．ケラチンに対する免疫染色を行ったが，lymphoepithelial lesion（LEL）の形成は認められなかった．
（大島浩一：眼窩におけるリンパ増殖性疾患．後藤　浩編．Monthly Book OCULISTA No.1 眼科 CT・MRI 診断実践マニュアル．東京：全日本病院出版会；2013．p. 37-43．）
（大島浩一：眼窩炎症性疾患の診断〈総論〉． 29 p.373. 図 5．）

Subnote

反応性リンパ過形成

IgG4 関連眼窩疾患と同様に，眼窩リンパ増殖性疾患のひとつである．臨床所見，画像所見などに，IgG4 関連眼窩疾患と類似する点がある．IgG4 関連眼窩疾患や MALT リンパ腫と鑑別するためには，病理診断が必要である．
　病理所見では，成熟リンパ球がびまん性に集簇し，少数の形質細胞や組織球が散在している．病変内部の毛細血管増生や線維化は，さほど目立たない．典型的には，大きな胚中心を備えたリンパ濾胞が出現する．この胚中心では，分裂像が高頻度に認められる．しかし，濾胞間領域に分裂像はない．MALT リンパ腫との鑑別には，明瞭なリンパ濾胞の存在や，浸潤したリンパ球の異型性の程度が参考になる．サザンブロット法，PCR（polymerase chain reaction）法，免疫染色，*in situ* hybridization 法などにより，病変を構成する細胞が単一クローンであると証明できれば，MALT リンパ腫と診断される．

（大島浩一：眼窩炎症性疾患の診断〈総論〉． 29 p.372-373．）

3
診療編

突発性の炎症／Behçet 病
繰り返す突発性の炎症に対してインフリキシマブを導入した Behçet 病の症例

症例 45歳，女性．5年前に右眼の視力低下があり，ぶどう膜炎と診断されていた．その後，口腔粘膜の再発性アフタ性潰瘍，結節性紅斑様皮疹という Behçet 病の主症状が二つ，および関節痛が出現し，不全型 Behçet 病との診断のもと，コルヒチンの内服，前眼部の発作時にリンデロン® 点眼薬を処方され経過観察中であった．以後，前眼部発作は1か月に1回程度の頻度であったが，後眼部発作は認めていなかった．今回は突然左眼の視力低下を自覚し，来院となった．

主訴 視力低下（左眼）．

既往歴 特記なし．

眼外所見 再発性アフタ性潰瘍，結節性紅斑様皮疹，関節痛．

眼所見 視力：RV＝（1.5×S－0.25D ◯ C－0.75D Ax 95°），LV＝（0.01×S＋4.5D）．眼圧：RT＝21 mmHg，LT＝20 mmHg．両眼ともに前眼部炎症は認めなかった．右眼の眼底に異常所見は認めなかったが，左眼の眼底に網膜の滲出斑，出血を認めた（❶）．

治療，経過 すでに不全型 Behçet 病の診断がついている症例であったため，Behçet 病の後眼部発作であると診断し，同日，ステロイドの Tenon 嚢下投与を行うと同時に，インフリキシマブ導入に向

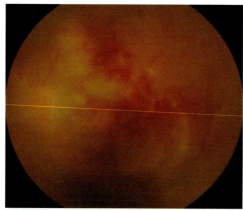

❶ 後眼部発作時の左眼の眼底写真．漿液性網膜剝離，眼底出血を認める．

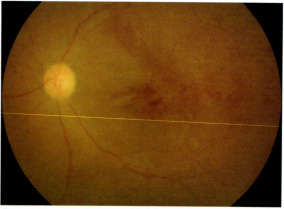

❷ インフリキシマブ導入2週間後の眼底写真．滲出斑は消退しているが，出血は残存している．

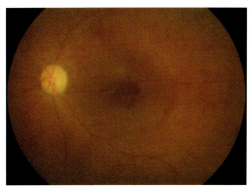

❸ インフリキシマブ導入 4 週間後の眼底写真．出血も消退して黄斑浮腫の再燃も認めないが，矯正視力は（0.05）であった．

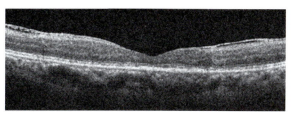

❹ インフリキシマブ導入 4 週間後の光干渉断層計写真．黄斑浮腫は認めていない．

けて導入前検査を行った．インフリキシマブ初回投与 2 週間後には滲出斑の消退が得られ（❷），初回投与 4 週間後には出血も消退傾向にあり，黄斑浮腫は消失した（❸❹）が，この症例では残念ながら視力の回復が得られず，最終矯正視力は（0.05）であった．

解説 Behçet 病は全身に炎症を繰り返す原因不明の難治性炎症性疾患であり，眼症状もまた再発と寛解を繰り返すことが特徴である．そのため，Behçet 病の診療においては眼炎症発作が起こったときに速やかに炎症を鎮静化させるための消炎治療と，眼炎症発作を予防し寛解の状態を持続させるための発作抑制治療とに分けて考える必要がある．

消炎治療：本症例のような Behçet 病の後眼部発作を診た場合には，できるだけ速やかに治療することが重要である．Behçet 病の発作には前眼部型と後眼部型があり，どの部位の発作であるかによって治療の緊急性が異なる．前眼部のみの発作では視力に不可逆的な影響を及ぼすことは少ないが，特に黄斑部を含む後眼部発作では炎症により組織が破壊されて，本症例のように不可逆的な視機能低下につながることがあるためである．Behçet 病の発作をみたら，以下のように部位別に治療を考える．

1. 消炎治療（後眼部発作）：後眼部の発作では炎症により組織が破壊されて不可逆的な視機能低下につながることがあり，後眼部発作は視力予後に関連する重要な要素である[1,2]．そのため，視機能を維持するためには速やかな消炎が望ましく，デキサメタゾン 1.65 mg/0.5 mL を複数回あるいはトリアムシノロンアセトニド 20 mg の Tenon 囊下注射を行う．また，短期間ステロイドの内服を併用する場合もある．

2. 消炎治療（軽度の前眼部発作）：前房蓄膿を伴わない軽度の前眼部発作であれば0.1％ベタメタゾン点眼による治療を行う．また，前眼部発作を繰り返すと虹彩後癒着を生じるため，散瞳薬による瞳孔管理もあわせて行う．

3. 消炎治療（重度の前眼部発作）：重度の前眼部発作では前房蓄膿がみられ，ニボーを形成する．このような強い虹彩毛様体炎に対しては点眼治療に加えてステロイドの結膜下注射を行う．発作眼に対する結膜下注射は痛みを伴うことが多いので，デキサメタゾンと局所麻酔を混注してゆっくり注射する場合もある．

発作抑制治療：Behçet病の発作時にはステロイド治療が基本であるが，ステロイド治療は消炎が得られれば速やかに終了することが望ましい．眼発作が頻発する症例では，その再発抑制治療が必要となる．発作の予防には従来コルヒチンが用いられ一定の効果をあげてきたが，発作をコントロールできず失明に至る症例も存在していた．コルヒチンのみで発作の予防ができない場合には，シクロスポリンやTNFα阻害薬の導入を検討する．特にTNFα阻害薬は近年，難治性網膜ぶどう膜炎に対して認可され，発作頻度の抑制効果が示されている[3]．後眼部発作は不可逆的な視力低下につながるため，後眼部発作を繰り返す症例ではTNFα阻害薬の早期導入の検討を要する．

1. コルヒチン（コルヒチン®）：白血球の遊走を抑える作用をもち，わが国では従来Behçet病の第一選択薬として用いられてきたが，その有効性は十分ではない．肝障害や横紋筋融解症などの副作用が生じることがあるため注意を要する．

2. シクロスポリン（ネオーラル®）：T細胞を選択的に阻害する免疫抑制薬でT細胞内のカルシニューリンを阻害する．吸収の個体間差が大きい薬剤であるため導入後は定期的にトラフレベル（投与直前のシクロスポリン血中濃度）や服用後1時間値，2時間値の血中濃度などを参考に投与量を調節する必要がある．トラフレベルが高いと，中枢神経症状や肝・腎機能障害，高血圧などの副作用が起きやすくなる．また，神経Behçet病様症状の発現にも注意が必要である．

3. 生物学的製剤：わが国では抗ヒトTNFα抗体製剤が2剤（インフリキシマブ，アダリムマブ）使用可能である．Behçet病患者では単球のTNFα産生能が亢進しており，末梢血中のTNFα値が高い．マクロファージや好中球などのTNFα産生細胞から放出された

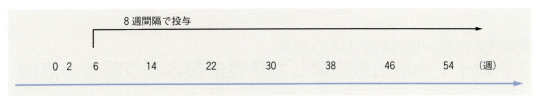

❺ インフリキシマブの投与スケジュール．初回投与後，2週目と6週目に投与し，以後は8週間隔の点滴静注が原則である．

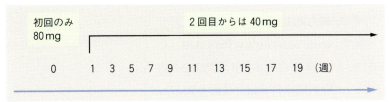

❻ アダリムマブの投与スケジュール．初回投与後，1週間目に投与，以後は2週間隔の皮下注射を行う．

TNFαに結合して中和することにより炎症を抑える．しかしながらTNFαは感染初期の生体防御に重要な因子であるため，結核を含めて感染症に十分な注意が必要である．また，投与中も定期的な血液検査を行う必要がある．

インフリキシマブ（レミケード®）：2007年1月にBehçet病による難治性網膜ぶどう膜炎に保険適応となった生物学的製剤である．コルヒチン，シクロスポリンと比較して眼炎症発作の抑制効果が高い薬剤である[3]．5 mg/kgの投与量で2時間以上かけて点滴静注を行う．初回投与後，2週間目，6週間目に投与し，以後8週間の間隔で投与を行う（❺）．なお，点滴中に投与時反応が10％程度の症例にみられるので，投与中は十分な観察が必要である．

アダリムマブ（ヒュミラ®）：2016年に難治性非感染性ぶどう膜炎に保険適応となっており，Behçet病の発作抑制に対しても使用可能であるが，インフリキシマブと違い，まだ長期成績は不明である．初回に80 mgを，初回1週間後に40 mgを皮下注射する．初回投与3週間以降は40 mgを2週に1回皮下注射する（❻）．

（岩橋千春）

（文献）
1) Sakamoto M, et al：Prognostic factors of vision in patients with Behçet's disease. Ophthalmology 1995；102：317-321.
2) Takeuchi M, et al：Risk and prognostic factors of poor visual outcome in Behçet's disease with ocular involvement. Graefes Arch Clin Exp Ophthalmol 2005；243：1147-1152.
3) Okada AA, et al：Multicenter study of infliximab for refractory uveoretinitis in Behçet's disease. Arch Ophthalmol 2012；130：592-598.

突発性の炎症／急性前部ぶどう膜炎
ステロイド内服治療を要した急性前部ぶどう膜炎の症例

症例 56歳，男性．急な右眼の充血，視力低下，眼痛を自覚し，近医を受診した．右眼の急性前部ぶどう膜炎(acute anterior uveitis；AAU)と診断され，ベタメタゾン点眼1日6回，トロピカミド点眼1日3回処方されるも軽快しないため，1週間後にJCHO大阪病院眼科を紹介受診となった．

主訴 充血，視力低下，眼痛（右眼）．

既往歴 糖尿病（－），腰痛（－），口腔内アフタ（－），陰部潰瘍（－），皮疹（－）．

初診時所見 視力：RV＝0.05 (n.c.)，LV＝1.5 (n.c.)．眼圧：RT＝19 mmHg　LT＝16 mmHg．右眼の毛様充血，Descemet膜皺襞＋，前房炎症（細胞3＋，フレア3＋，線維素析出＋），前房蓄膿を認めた（❶）．眼底は視神経乳頭がぼんやり見える程度であった．

血液検査 空腹時血糖値90 mg/dL，WBC 5,700/μL，CRP 0.12 mg/dL，血沈17 mm（1 h）．病歴，眼所見および血液検査所見からAAUと診断した．

治療，経過 右眼に対してデキサメタゾン0.5 mLとトロピカミド0.1 mLの混合液の結膜下注射を3日間連続で行った．虹彩後癒着は解除されたものの前房内炎症が高度に残存していた（❷）ため，プレドニゾロン内服を30 mgから開始，漸減し2週間で中止した．自覚症状，眼所見ともに軽快し，RV＝(1.5) に回復した（❸）．ベタメタゾン点眼，トロピカミド点眼も漸減し，内服終了後2週間で中止した．その後，眼圧上昇や白内障などの合併症をきたしていない．

解説 AAUの診断と治療は次のステップを意識して行うとよい．

1. **他疾患との鑑別**：眼内に突発性に炎症を起こす代表的な疾患としてBehçet病，糖尿病性虹彩炎，内因性感染性眼内炎などが挙げられる．

Behçet病では，前房蓄膿は接着性がない好中球の集合であり，線維素の析出もないため性状はさらさらとして水平なニボーを形成し，可動性がある．本症例のようなAAU症例では，前房蓄膿は線維素の析出を伴い粘稠度が高く，水平なニボーを形成しにくく，中央が盛り上がった形状をしており可動性がない．糖尿病性虹彩炎の検眼鏡所見はAAUに酷似しているが，高血糖，糖尿病網膜症の存在などで鑑別される．

Subnote

腰痛の既往を聴取する理由

強直性脊椎炎（ankylosing spondylitis；AS）は脊椎・仙腸関節を好発部位とする炎症疾患で，腰背部痛や殿部痛が初発症状となることが多く，疼痛が運動により軽快し，安静や就寝により増悪するのが特徴である．靱帯に炎症が及び骨化が起こった結果，脊椎・関節の動きが悪くなり，一部の重症例では強直に至る．約90％の患者がHLA-B27陽性であり，家族内発生もある（十数％）．発病年齢は10～35歳に多く，男女比は3～5：1程度で男性に多い．AS患者の約1/3にAAUを併発する．AAU患者で腰痛の自覚があるようなら整形外科へのコンサルトを勧める．

突発性の炎症／急性前部ぶどう膜炎　177

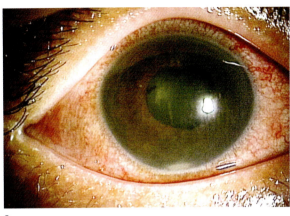

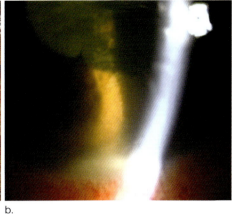

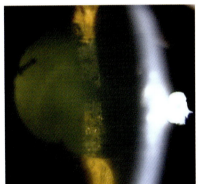

❶ 初診時の所見
a. 著明な毛様充血，前房蓄膿を伴っている．撮影時，羞明・眼痛の訴えも強い．
b. 線維素の析出を伴った前房蓄膿でありニボーを形成しない．Descemet膜皺襞も確認できる．
c. 水晶体前面に線維素の析出および一部虹彩後癒着を認めた．

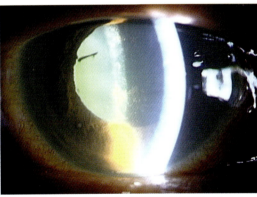

❷ 結膜下注射3回目施行後．虹彩後癒着は解除されたものの，前房内フレアが強く消炎が十分ではない．

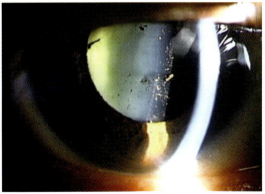

❸ プレドニゾロン内服終了時．水晶体前面に虹彩色素が一部残存しているが，消炎している．

　炎症により眼底の透見性が悪い際には，内因性感染性眼内炎の除外が重要になってくる．全身既往疾患を聴取し免疫状態を把握するとともに，発熱がないか，CRP上昇（5mg/dL以上）がないか，などチェックしておくとよい．細菌性であれば進行はきわめて速く，診断が遅れれば視機能の喪失につながるため，検眼鏡所見で判断が難しい場合は，至急に血液検査などの全身検査を行うべきである．本症例でも前房内炎症が強く，

虹彩後癒着により散瞳が不良で眼底の透見性が悪かったため，初診時に全身疾患の聴取および採血を行い，内因性の眼内炎を除外している．

2. 急性期の管理：消炎を行うことは無論重要であるが，同時に瞳孔管理を並行して行っていくことを忘れてはいけない．消炎してから瞳孔管理をしようとしても，すでに虹彩後癒着が線維化により強固になってしまい解除できなくなるからである．全周性に虹彩後癒着をきたせば iris bombé となり，急激な眼圧上昇をきたしてしまう．診察のために行った散瞳により虹彩後癒着が解除されるような症例であれば，ベタメタゾンの頻回点眼，トロピカミド点眼にてコントロールが得られることもあるが，解除されないようであれば，デキサメタゾンとトロピカミドの混合液の結膜下注射を躊躇なく行うべきである．本症例の場合も前医での点眼治療に抵抗して虹彩後癒着があったため，初診時から3日連続で結膜下注射を行い，癒着は解除できた．

基本は局所治療であるが，本症例のように局所治療で消炎が不十分な症例も経験する．その際には感染性疾患を再度除外したうえでプレドニゾロン内服を30 mg程度から開始し，漸減する．Vogt-小柳-原田病やサルコイドーシスなどの肉芽腫性の炎症とは異なり，慢性化することはないため，副作用を考慮して短期間の投与にとどめる．点眼についても炎症が治まれば，漸減し中止することが望ましい．

3. 再発・合併症の管理：AAUは再発性の疾患である．初発の患者には再発の可能性があることを伝え，手もち分のベタメタゾン点眼液，トロピカミド点眼液を事前に処方しておき，再発の際に点眼し，早目に再診するように伝えている．少しでも早く消炎・瞳孔管理を行うためである．

併発白内障に対しての手術は消炎してから行うのが望ましく，消炎後数か月経過してから行い，術後炎症の再燃に注意が必要である．

続発緑内障に至る症例もある．原疾患による眼圧上昇かステロイド緑内障によるものか判断が難しい場合も多いが，眼圧，ステロイド治療の推移，隅角所見の確認を怠らないようにしたい．また一般に，ぶどう膜炎の続発緑内障の眼圧上昇は高度で急性であることが多く，視野異常が急速に進行してしまう症例があるため，診察の頻度を高くして眼圧コントロールを行うべきである．

iris bombéに至った場合には，早期にレーザー虹彩切開術を行う．

（眞下　永）

（参考文献）
i）外間英之ら：急性前部ぶどう膜炎94症例の臨床的検討．臨床眼科 1999；53：637-640．
ii）Huhtinen M, et al：Systemic inflammation and innate immune response in patients with previous anterior uveitis. Br J Ophthalmol 2002；86：412-417．

突発性の炎症／転移性細菌性・真菌性眼内炎
大動脈瘤の服薬治療中に眼内炎がみられた症例

症例 88歳，男性．腹部大動脈瘤のため加療中に右眼の霧視を自覚し，前医で前房炎症と硝子体混濁がみられた．血液検査や前房水のPCR検査を行ったが，原因特定には至らなかった．大動脈瘤の治療を要するため前医で入院加療が継続され，2か月後に紹介受診となった．

主訴 右眼の霧視，眼痛．

既往歴 両側慢性間質性肺炎，糖尿病（インスリン加療中），3年前に腹部大動脈瘤でステントグラフト内挿術，1年前に炎症性動脈瘤の診断でプレドニゾロン10 mg/日の内服を開始され，当時も継続中であった．

眼所見 視力は右光覚なし（矯正不能），左0.4（0.7×S－2.0D◯C－1.0D Ax120°）．右眼は，角膜後面沈着物が一面にみられ，前房は2＋フレア，2＋細胞がみられ，虹彩に萎縮や結節はみられなかった．眼底は硝子体混濁が著明で透見不能であった（❶a）．超音波Bモード検査では網膜剥離がみられ，網膜電図はnon-recordable．

検査 右眼はすでに視機能維持は困難な状況であったが，強い硝子体混濁に加え，網膜壊死や全眼球膿瘍に至ることが危惧されたため硝子体手術を行った．硝子体液を塗抹鏡検と培養に供したが，原因菌の特定はされなかった．しかしながら，血液培養から*Streptococcus*

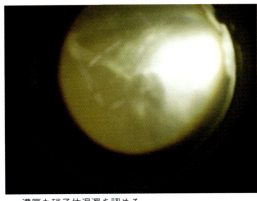

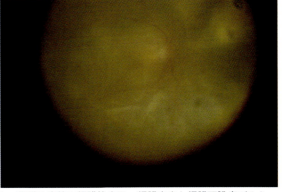

a．濃厚な硝子体混濁を認める．　　b．網膜は広範に網膜滲出斑，網膜出血と網膜下膿瘍がみられた．

❶ 大動脈瘤に伴い発症した内因性細菌性眼内炎の手術中の眼底所見．転移性細菌性眼内炎．

species が同定された．

治療, 経過　眼灌流液にはバンコマイシン塩酸塩とモベンゾシン®を使用し，術中所見では網膜裂孔はみられなかったが，網膜下膿瘍と出血が散在し，漿液性網膜剝離となっていた（❶b）．術後は右眼の視機能の改善は得られなかったものの，疼痛は改善した．菌血症については，腹部大動脈瘤がCTで術前より拡大傾向にあり，その部位が原因病巣と考えられた．その後，血小板減少ならびに菌血症による播種性血管内凝固症候群（disseminated intravascular coagulation；DIC）の傾向がみられ前医転院となり，全身治療が強化された．

解説　転移性細菌性眼内炎：比較的まれではあるが，視力予後はきわめて不良である．全身性の細菌感染により血行性に虹彩，毛様体，脈絡膜，網膜へ侵入し感染巣を形成するが，網膜が最も多い．感染巣は肝膿瘍が最多で，そのほかに肺膿瘍，尿路感染症，心内膜炎などが多い．起因菌としては肝膿瘍を背景とした肺炎桿菌（*Klebsiella pneumoniae*）が最も多い．初期には網膜面に白色の浸潤巣とその周辺に多発性動脈閉塞，網膜出血がみられる．その後，急速に進行して強い硝子体混濁，さらに網膜壊死となり，全眼球膿瘍に至ることが多く，診断および治療は一刻を争う．危険因子として高齢，糖尿病，全身の細菌感染症の既往や免疫抑制療法などが挙げられる．疑いのある場合，前房水，硝子体液から塗抹染色，培養の両方を行う．培養は，使用する薬剤の選定のために非常に大切な検査であるが，結果が出るまでに日数がかかること，陽性に出ない場合もあることから，塗抹染色も必ず行う．感染巣がわからない場合には血液検査や胸腹部CTやMRIを行い，原発巣の検索を行う必要もある．

転移性真菌性眼内炎：両眼性が多く，背景因子として術後の中心静脈内高カロリー輸液（intravenous hyperalimentation；IVH）やステロイドの全身投与が挙げられる．

　眼底所見は，その進行もほぼ定型的で病期分類が可能である．いくつかの病期分類が提唱されており，石橋分類（❷）がよく用いられているように思う．発症初期は軽度の前房・硝子体への細胞浸潤から始まるが，眼底には所見がみられない（I期）．次に類円形の散在性黄白色病巣が網膜内に現れる（II期）．病巣も小さく比較的境界明瞭であるが，徐々に病巣の拡大とともに辺縁不鮮明となり，毛羽立ってくる．点状，斑状，火炎状の網膜出血を伴うこともある．進

❷ 転移性真菌性眼内炎の石橋分類

I期	前房内と硝子体中に炎症細胞が遊出
II期	後極部に円形の黄色〜黄白色病変
IIIa期	II期に加えて硝子体中に軽度の限局性混濁
IIIb期	中等度以上の限局性の硝子体混濁
IV期	IIIb期に加え網膜剝離もしくは眼底透見不能

行すると内境界膜を越えて硝子体中へ浸潤し硝子体混濁を形成する．硝子体混濁は雪玉状，数珠状など限局性のものからびまん性のものまで多彩である（IIIa期）．徐々に硝子体混濁が強くなると眼底の透見が不鮮明となる（IIIb期）．さらに進行すると硝子体の網膜への牽引が強まり，裂孔原性網膜剝離を生じたり，眼底が透見不能となる（IV期）．また，黄斑上膜の形成などを伴うこともある．

網膜内に病巣がとどまっていれば抗真菌薬の投与が基本となるが，硝子体に波及した場合には硝子体手術を行う．

診断には血液検査としてβ-D-グルカン（ファンギテック®Gテスト），カンジダ抗原（カンジテック®）があるが確実ではない．確実な診断は，IVHカテーテル，動脈血，前房水，硝子体液からの培養にて起炎菌が同定されることであるが，陽性率は低く時間もかかる．最近では前房水や硝子体液からのPCRにて真菌共通DNAの検出，さらには*Candida albicans*, *Aspergillus fumigatus*, *Fusarium solani*など種の同定まで可能となってきており，陽性率も高い．施行可能な施設は限られるが，有用な検査法である．ただし，これらの真菌は常在菌として多く存在しているので，汚染解析による偽陽性の可能性は考えておかなければならない．

（岩田大樹，南場研一）

突発性の炎症／Posner-Schlossman 症候群
片眼に繰り返す高眼圧と隅角の色素減少を認めた症例

症例 52歳，男性．数日前からの右眼霧視を自覚し近医受診．右眼圧高値を認めたため，東京慈恵会医科大学附属病院眼科を紹介受診となった．

主訴 霧視（右眼）．

既往歴 過去に右眼高眼圧既往歴あり．右眼水晶体再建術後．

初診時所見 視力：RV＝（0.9×S－4.5 D ○C－1.0 D Ax 90°），LV＝（1.2×S－4.5 D ○C－1.0 D Ax 90°）．眼圧は右47 mmHg，左15 mmHg．頭痛，眼痛，悪心・嘔吐は認めなかった．右眼前房内炎症細胞（1＋），茶褐色および白色の小〜中等大の角膜後面沈着物（keratic precipitates；KPs）を認めた（❶）．

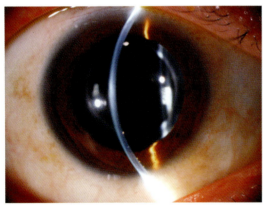
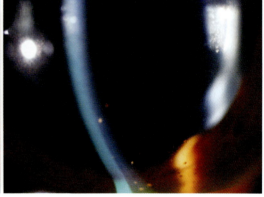
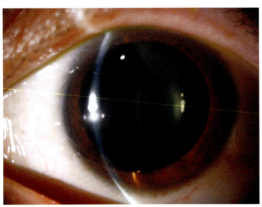

❶ 発作眼（a, b）および非発作眼（c）の前眼部写真．発作眼において下方に沈着する小〜中等度大のKPs（keratic precipitates，角膜後面沈着物）を認める．
（写真提供：東京大学医学部眼科学教室　蕪城俊克先生．）

検査 隅角鏡にて，左眼に比較し右眼にて色素減少を認めた（❷）．

治療，経過 高張浸透圧薬（D-マンニトール）の点滴静注および炭酸脱水酵素阻害薬（ダイアモックス®）の内服加療，副腎皮質ステロイド点眼処方を行った．右眼圧は1週間以内には正常眼圧に下降した．眼圧下降が得られた後に経過観察を行ったが，6か月後に再び右眼圧上昇を認めた．初回と同様の治療を行った後にβ遮断薬点眼液と炭酸脱水酵素阻害薬点眼液を併用処方した．その後の経過において複数回の眼圧上昇発作を繰り返し，およそ7年間の経過で❸に示すような視野障害の悪化を認めた．

解説 Posner-Schlossman症候群の多くはself-limitedであり，治療をせずに自然寛解することが多い．近年のぶどう膜炎患者の3.6％がPosner-Schlossman症候群と報告されている．視野障害をきたすことは少ないが，本症例のように高眼圧発作を繰り返し視野障害が進行する重症例も存在する．発作を予防する治療法はない．縮瞳薬の点眼は無効であり，エピネフリン，β遮断薬点眼液は眼圧下降に有効である．眼圧が30 mmHgを超えているようであれば高張浸透圧薬の点滴静注，炭酸脱水酵素阻害薬の内服加療を検討する．副腎皮質ステロイド点眼は炎症のみでなく高眼圧の持続時間の短縮にも有効である．ただしステロイドレスポンダー症例には注意が必要であり，不必要なステロイド点眼薬の長期投与は避けるべきである．

本症の典型例では片眼性であり，発作性の眼圧上昇と虹彩毛様体炎を繰り返す．自覚症状に乏しく毛様充血は軽度である．霧視，虹視，視力低下が主な症状であり，頭痛，眼痛の訴えは少ない．発作の持続時間は数時間から数週間であり，寛解期の眼圧は正常で，健眼に比較して低いとの報告もある．

所見としては軽度から中等度の虹彩毛様体炎を認め，KPsは白色，小～中等度大の円形，扁平で角膜下方にみられる．発作を繰り返している症例では茶褐色のKPsも認める．隅角は開放隅角であり，隅角の色素沈着は健眼と比較して患眼で少ない．発作を繰り返すと片眼性の虹彩萎縮をきたし，Fuchs虹彩異色性虹彩毛様体炎との鑑別が難しくなる．Fuchs虹彩異色性虹彩毛様体炎ではKPsが均等，びまん性に分布すること，ステロイド点眼に対する反応が乏しいこと，眼圧上昇があっても慢性的であることなどにより鑑別する．

本症は1948年にPosner AおよびSchlossman Aにより片眼性，再発性の虹彩毛様体炎を伴う一過性高眼圧をきたす疾患として報告さ

184　3. 診療編

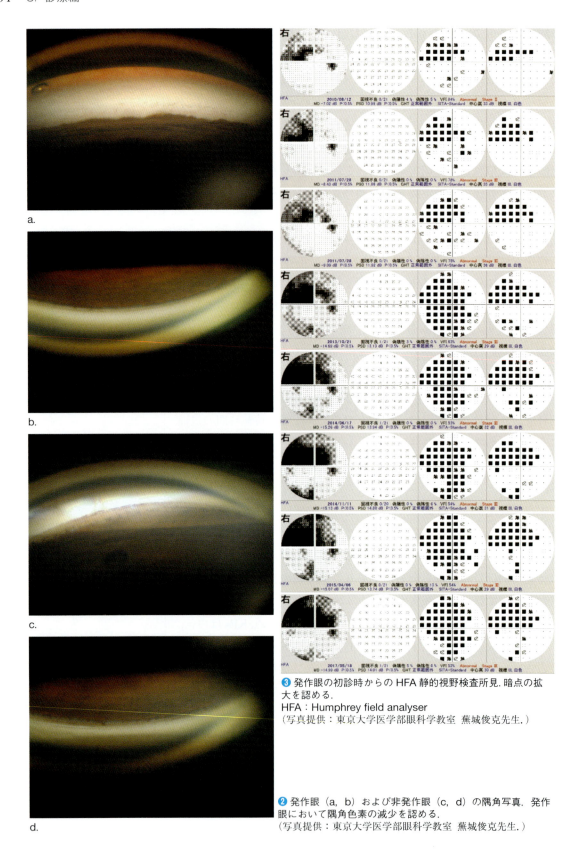

❸ 発作眼の初診時からのHFA静的視野検査所見．暗点の拡大を認める．
HFA：Humphrey field analyser
（写真提供：東京大学医学部眼科学教室　蕪城俊克先生．）

❷ 発作眼（a, b）および非発作眼（c, d）の隅角写真．発作眼において隅角色素の減少を認める．
（写真提供：東京大学医学部眼科学教室　蕪城俊克先生．）

れて以来，長く原因不明の疾患とされてきた．近年 PCR（polymerase chain reaction）技術の発展に伴い，本症はサイトメガロウイルス（cytomegalovirus；CMV）の再発感染が原因であると提唱されている．CMV 陽性および陰性例を CMV 虹彩炎および Posner-Schlossman 症候群として別疾患として扱うのか，それとも CMV 陽性，陰性にかかわらず同疾患として扱うのか議論の最中である．前房水中 CMV 陽性例ではステロイド抵抗性を呈するなどの報告もある．バルガンシクロビル塩酸塩投与（局所，全身）の必要性の検討などが現在行われている．

（神野英生）

（参考文献）
i) 北市伸義：Posner-Schlossman 症候群．園田康平ら編：眼科臨床エキスパート 所見から考えるぶどう膜炎．東京：医学書院；2013．p.156-159.
ii) Posner A, et al：Syndrome of unilateral recurrent attacks of glaucoma with cyclitic symptoms. Arch Ophthalmol 1948；39：517-535.
iii) Megaw R, et al：Posner-Schlossman syndrome. Surv Ophthalmol 2017；62：277-285.
iv) Accorinti M, et al：Cytomegalovirus anterior uveitis：long-term follow-up of immunocompetent patients. Graefes Arch Clin Exp Ophthalmol 2014；252：1817-1824.
v) Nakahara H, et al：Frequency of Uveitis in the Central Tokyo Area（2010-2012）. Ocul Immunol Inflamm 2016 Mar 8：1-7. doi: 10.3109/09273948.2015.1133840.

突発性の炎症／急性網膜壊死
急激に網膜壊死病変が拡大した症例

症例 57歳，女性．右眼の眼痛のため近医眼科を受診し，虹彩炎としてステロイド点眼による治療を受けていた．1週間後に右眼の視力低下を自覚し，眼底精査の際に急性網膜壊死（acute retinal necrosis；ARN）を疑われ，山口大学医学部附属病院眼科を紹介された．

主訴 右眼痛，視力低下．

既往歴 特記事項なし．

初診時所見 視力：RV＝0.15（0.2），LV＝0.5（1.0）．眼圧：RT＝17 mmHg，LT＝13 mmHg（ノンコンタクトトノメータ）．細隙灯顕微鏡所見：右眼角膜に豚脂様角膜後面沈着物がみられ（❶），前房内細胞は3＋で，硝子体混濁1＋，網膜動脈の白線化および網膜周辺部から後極部にわたって広範囲に黄白色の滲出性病変がみられた（❷）．

治療，経過 片眼性肉芽腫性汎ぶどう膜炎で，臨床所見および急速な経過よりARNが強く疑われた．病変が後極部に至っていることから，診断治療目的で緊急入院のうえ，同日，硝子体白内障同時手術を施行した．術中採取した前房水および硝子体液をHSV（herpes simplex virus）1，2型およびVZV（varicella-zoster virus）のPCR検査に提出した．さらに，PCRの結果を待たずして，抗ウイルス薬の点滴，副腎皮質ステロイドおよび抗凝固薬の内服，ベタメタゾンリン酸エステルナトリウム，レボフロキサシン，トロピカミドの点眼治療を行った（❸）．手術検体からVZVが検出され，抗ウイ

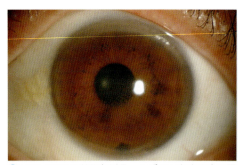 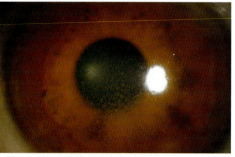

❶ VZV-ARNの前眼部所見．わずかに色素を含む豚脂様から斑状の角膜後面沈着物を認めた．

突発性の炎症／急性網膜壊死　187

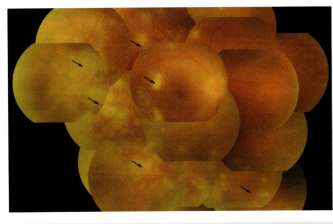

❷ VZV-ARN の後眼部所見．耳側の周辺部網膜に円周状に癒合拡大した黄白色顆粒状病変を認めた（矢印）．網膜動脈周囲炎により血管は白線化し，後極部に至る黄白色病変も認めた．

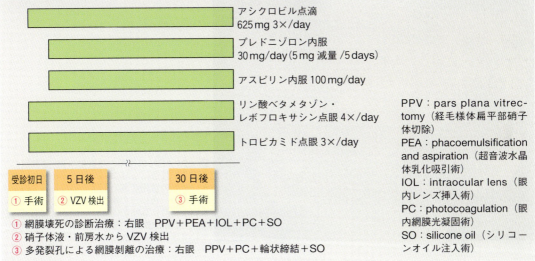

❸ 治療経過のまとめ

ルス薬の点滴継続により網膜壊死の拡大は阻止された．治療開始1か月後に網膜下方に多発裂孔を生じて網膜剥離を発症したため，2回目の硝子体手術＋輪状締結術を施行した（❹）．壊死した周辺部網膜を広範囲に切除したが，後極部の網膜は復位し視力は（0.5）に保たれている（❺）．経過中，僚眼に前房内細胞やフレアなどの炎症所見はみられなかった．

解説　ARN は免疫力が正常な健康成人に突然発症し，急激な視力低下をきたす難治性の疾患である．充血や眼痛が顕著な例では，片眼性の前部ぶどう膜炎として初期治療されることがある．そのため，ARN が少しでも疑われれば眼圧上昇がある場合でも必ず散瞳し，網膜周辺部の壊死病変の有無を確認して ARN の鑑別を行うことが重要である．近年，高齢者の発症もみられるようになってきたが，視力予後は不良である．

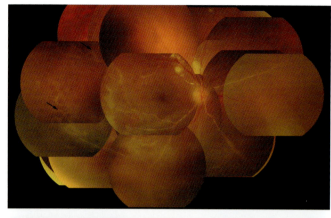

❹ VZV-ARN の亜急性期の後眼部所見．耳側の周辺部網膜に円周上に多発裂孔を認めた（矢印）．網膜動脈は高度に白線化していた．

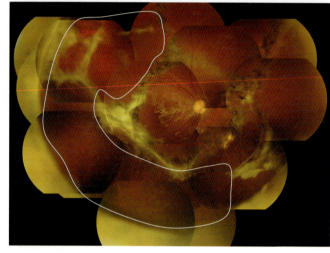

❺ VZV-ARN の後期の後眼部所見．2 回目の手術の 6 か月後にシリコーンオイルを抜去している．網膜の壊死病巣の炎症は鎮静化して色素沈着が生じ，後極部の網膜は接着している．2 回目の手術時に耳側の網膜は切除されており（白線），後極部網膜下方から耳側の周辺部網膜にかけて増殖膜が進展している．

概念：1971 年に東北大学の浦山らが "網膜動脈周囲炎と網膜剝離を伴う特異な片眼性急性ブドウ膜炎" を桐沢長徳教授の名を冠して "桐沢型ぶどう膜炎" として世界で初めて発表した．その後，世界的にも同様の報告がなされ，急性網膜壊死と名づけられた．

発症機序：VZV または HSV の眼内局所感染による網膜ぶどう膜炎である．ヘルペスウイルスは三叉神経節に潜伏感染するため，ウイルスが三叉神経を遠心性に移動し，周辺部網膜から後極部へと病変部が広がっていき，三叉神経支配領域である虹彩毛様体や角強膜に炎症が波及し汎ぶどう膜炎を呈する．

眼所見：❻のように病初期には豚脂様角膜後面沈着物を伴った虹彩毛様体炎（❶）を生じ，まれに Descemet 膜皺襞を伴う．網膜周辺部に黄白色顆粒状病変が出現するが，病初期の眼底所見は滲出斑が軽微で限局的であるため，無散瞳下では発見されないこともある．その後，黄白色滲出斑は本症例のように急速に癒合・拡大し（❷），網膜動脈の白線化を伴い眼底周辺部のほぼ全周に及ぶ．

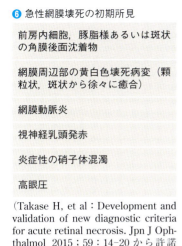

❻ 急性網膜壊死の初期所見

前房内細胞，豚脂様あるいは斑状の角膜後面沈着物

網膜周辺部の黄白色壊死病変（顆粒状，斑状から徐々に癒合）

網膜動脈炎

視神経乳頭発赤

炎症性の硝子体混濁

高眼圧

（Takase H, et al : Development and validation of new diagnostic criteria for acute retinal necrosis. Jpn J Ophthalmol 2015；59：14-20 から許諾を得て改変引用．）

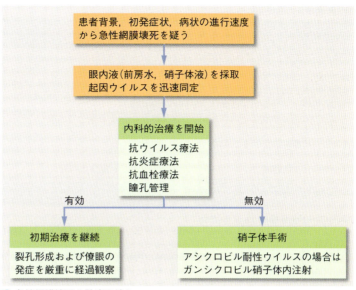

❼ 急性網膜壊死の診療の流れ

検査：細隙灯顕微鏡で散瞳下に前眼部から後眼部までしっかりと診察し，本疾患が疑われる場合には前房水や硝子体液を DNA-PCR によるウイルス検査に提出する．外注検査では結果報告までに数日を要するため，臨床所見から ARN が疑われたら結果を待たずに抗ウイルス薬の投与を開始するか，頻繁に診察して病勢を確認する．

鑑別：

進行性網膜外層壊死（progressive outer retinal necrosis；PORN）：免疫不全患者や AIDS 末期患者（CD4 陽性 T 細胞 50 個/mm^3 以下）に発症する急性劇症型の網膜壊死性疾患．帯状疱疹が先行することが多く，後極部を含む広範囲な網膜壊死病巣がみられる．病変の主座は網膜外層にあり，病初期には網膜血管炎や網膜出血を伴わない点で ARN と鑑別される．

サイトメガロウイルス（CMV）網膜炎：CMV は代表的な日和見病原体であり，CMV 網膜炎が発症する背景として免疫不全宿主であることが不可欠で，健常者に発症することがまれな点で ARN と鑑別される．

治療：本症が疑われたら，まず速やかに抗ウイルス療法を開始する．❼に ARN を疑った場合の診断・治療の流れを示す．抗ウイルス療法の反応をみながら，抗炎症療法，抗血栓療法，瞳孔管理などの内科的治療を追加する（❽）．抗ウイルス薬は特に高齢者において肝・腎機能障害を生じるため副作用のモニタリングを定期的に行う必要がある．

　内科的治療に反応しない場合，アシクロビル耐性が疑われる症例

❽ 急性網膜壊死の治療薬

抗ウイルス療法

初期療法（2週間：基本は①，不可なら②）

① アシクロビル（ゾビラックス®点滴静注用250 mg）10 mg/kg 3回/日（ウイルス検査でVZVが検出された場合15 mg/kg 3回/日に増量することもある）補液200 mLに溶解し1時間以上かけて点滴静注
② バラシクロビル塩酸塩（バルトレックス®錠500 mg）6錠分3内服

維持療法（初期療法終了後2週間）

バラシクロビル塩酸塩（バルトレックス®錠500 mg）6錠分3内服

抗炎症（免疫）療法

① ステロイド全身投与（aまたはb）
　a．リンデロン®注4 mg　8→6→4 mg（各5日）生理食塩水100 mLに溶解し点滴静注
　b．プレドニゾロン（プレドニン®錠5 mg）30 mg　7日内服，以後5 mgまで5 mg/週ずつ漸減
② ステロイド点眼
　0.1％リンデロン®6回より適宜漸減

抗血栓療法

低用量アスピリン（バイアスピリン錠®100 mg）1錠分1内服

その他（瞳孔管理）

ミドリンP®またはミドリンM®数回点眼より適宜漸減

（八代成子：感染性ぶどう膜炎．Monthly Book Oculista 2017；48：78-84．）

でホスカルネットナトリウム水和物やガンシクロビル（デノシン®）の硝子体内投与の報告もある．しかし，これらの製剤はわが国では後天性免疫不全症候群によるサイトメガロウイルス網膜炎のみが適応であるため，現状ではoff labelの使用となる．

抗ウイルス薬の投与を開始すると病巣の進展は緩やかになり，2週間程度で寛解期に至る．しかし，壊死に至った網膜は萎縮巣となり硝子体の牽引も加わると多発裂孔を生じるようになり，網膜剥離を発症する．本症例のように複数回の硝子体手術とともに水晶体再建術，輪状締結術，長期滞留ガスまたはシリコーンオイルタンポナーデの併用が必要となることが多い．

（柳井亮二）

（参考文献）
i) 浦山　晃ら：網膜動脈周囲炎と網膜剥離を伴う特異な片眼性急性ブドウ膜炎について．臨床眼科 1971；25：607-629.
ii) Yanai R, et al：Poor prognosis of elderly individuals ＞ 80 years of age with acute retinal necrosis. Am J Ophthalmol Case Rep 2017；7：107-112.
iii) Takase H, et al：Development and validation of new diagnostic criteria for acute retinal necrosis. Jpn J Ophthalmol 2015；59：14-20.
iv) 岩橋千春ら：急性網膜壊死．Monthly Book Oculista 2017；48：85-90.
v) 八代成子：感染性ぶどう膜炎．Monthly Book Oculista 2017；48：78-84.
vi) 奥貫陽子ら：急性網膜壊死．あたらしい眼科 2013；30：307-312

突発性の炎症／猫ひっかき病
猫ひっかき病による視神経網膜炎の症例

症例 21歳，女性．2週間前から40℃の発熱，頭痛，右腋窩・耳下部の痛みを自覚し，近医内科でミノサイクリン塩酸塩を投与されたが改善しなかった．右眼の視力低下も自覚し，近医眼科を受診．右眼の視神経乳頭浮腫を認め，高知大学医学部附属病院眼科を紹介された．

主訴 視力低下（右眼）．

初診時所見 視力：RV＝0.15（n.c.），LV＝1.5（n.c.）．限界フリッカ値：右15Hz，左47Hz．右眼に軽度の前房内炎症細胞を認めた．右視神経乳頭は腫脹し，強い浮腫と出血を伴っていた（❶）．鼻側網膜には白色の網脈絡膜滲出斑が散在していた．視神経乳頭から後極部にかけて漿液性網膜剝離がみられた（❷）．軽度の硝子体出血

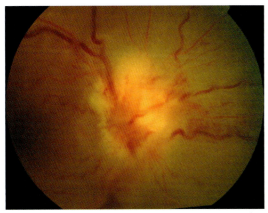

❶ 初診時の右眼眼底写真．出血を伴った視神経乳頭の腫脹および黄斑部までの漿液性網膜剝離を認める．

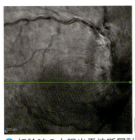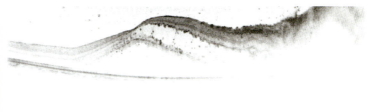

❷ 初診時の右眼光干渉断層計所見．視神経乳頭浮腫，後極部に漿液性網膜剝離，網膜浮腫を認める．
（溝渕朋佳ら：ぶどう膜炎，視神経網膜炎，無菌性髄膜炎を呈した猫ひっかき病の2例．日本内科学会雑誌 2017；106：2611-2619．）

もみられた．蛍光眼底造影検査では，視神経からの蛍光漏出を認めた．動的視野検査では右視野の盲点拡大と耳下側の欠損があった．

身体所見，血液検査 体温37.9℃，右腋窩リンパ節を少数触知．WBC：14,100/μL，CRP：4.7mg/dL．

治療，経過 漿液性網膜剥離を伴う視神経乳頭浮腫に加え，発熱，血液検査での炎症反応の上昇，腋窩リンパ節触知などの全身所見が認められたため，猫ひっかき病（cat-scratch disease；CSD）による視神経網膜炎を疑った．問診すると，家で野良ネコを5匹飼育していること，また発熱前に友人が拾ってきたノミが多数付着した仔ネコとの接触歴があったことがわかった．

CSDによる視神経網膜炎と考え，初診時に血清 *Bartonella henselae* 抗体の検査をオーダーし，抗菌薬（アジスロマイシン水和物）内服投与を開始した．その後，ステロイド内服（プレドニン® 30mg/day）を追加した．治療開始1週間後に黄斑部の浮腫が軽減し，星芒状白斑（いわゆるmacular star）が著明となった（❸）．10日後に，血清 *B. henselae* 抗体価がIgMが320倍以上，IgGが1,024倍以上と判明し，CSDによる視神経網膜炎と確定診断した．アジスロマイシンおよびプレドニゾロン内服はそれぞれ約1，2か月で漸減終了した．治療後の右眼の視力は1.5に回復した．

解説 **CSDによる眼症状**：CSDは，ネコによる咬傷や引っかき傷，濃厚な接触を契機に起こる感染症である．創部の発赤を生じたあと2週間ほどでリンパ節腫脹を生じるが，予後良好な疾患で経過観察により自然寛解することが多い．眼症状を認めるCSDは罹患者の2～5％で，発熱などの全身症状を伴う重症例のことが多い．眼症状は大きく前眼部病変と眼底病変に分けられる．前眼部病変としては濾胞性結膜炎と発熱，リンパ節腫脹を3主徴としたParinaud眼腺症候群が知られている．虹彩炎は，眼底病変がある症例にみられることが多く，筆者の経験した17例中7例にみられた．視神経網膜炎の前に再発性前部ぶどう膜炎を呈した症例の報告もある．眼底病変としては視神経網膜炎と視神経の病変を伴わない限局性網脈絡膜炎の二つがある．多くは片眼性である．

視神経網膜炎：本症例のように典型的な視神経網膜炎の症例は，視力低下や視野欠損を自覚し眼科を受診し，種々の程度の視神経乳頭の浮腫・腫脹，網膜出血，乳頭周囲や黄斑部の網膜浮腫や漿液性網膜剥離を認める．不整形の白色の網脈絡膜滲出斑も特徴的である．自然経過あるいは治療により網膜浮腫が吸収されると黄斑部に星芒

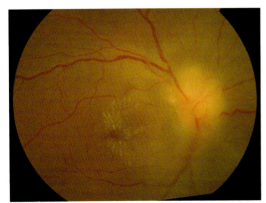

❸ 治療開始1週間後の右眼眼底写真．漿液性網膜剥離の軽減とともに，黄斑部に星芒状白斑（macular star）が出現した．
（溝渕朋佳ら：ぶどう膜炎，視神経網膜炎，無菌性髄膜炎を呈した猫ひっかき病の2例．日本内科学会雑誌 2017；106：2611-2619．）

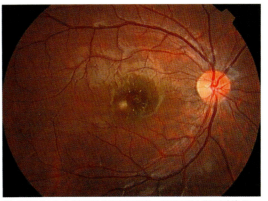

❹ CSDによる限局性網脈絡膜炎．初診時は黄斑近傍の滲出斑のみであったが，2週間後にmacular starを生じた．
（内田哲也ら：眼底病変を有した猫ひっかき病の7例．臨床眼科 2008；62：45-52．）

状白斑が出現する．発症後しばらく経過して受診した症例は，初診時から星芒状白斑がみられる．また，視神経乳頭浮腫を伴わず初診時に診断ができなかった場合にも，後日，星芒状白斑が出現することでCSDを考え，診断できた症例も経験する（❹）．星芒状白斑はCSDによる網膜炎に特徴的ではあるが，CSDのみで生じるものではなく，高血圧性網膜症，梅毒，トキソプラズマ，サルコイドーシスなどでもみられることがあり，鑑別が必要である．

限局性網脈絡膜炎：白色の網脈絡膜滲出病変のみが後極部や中間周辺部に認められるのが限局性網脈絡膜炎である．限局性網脈絡膜炎の症例の報告は少ないが，視力低下などの自覚症状がないため眼科受診をしないと考えられ，実際の症例数はもっと多い可能性もある．小児科や内科から不明熱の鑑別のために紹介された際に，この白色の網脈絡膜滲出斑から診断できた症例も経験する．このような症例を診た場合は，ネコとの接触歴を問診することが診断に重要である．

鑑別のポイント：CSDの症例には眼所見以外の特徴があり（❺），筆者らの経験した症例では，比較的若年で，発症に季節性があり秋から冬に多く罹患している．ほぼ全例に発熱を認め，全身症状に加え眼症状が発現するまでの期間は同時から1か月と時間差がある症例もある．白血球の増加やCRP上昇などの血液検査での炎症反応は上昇していることが多いが，全身症状出現から時間が経過している症例などでは正常範囲内のこともある．

診断：血清学的な確定診断は，*B. henselae* 抗体価が単一血清で① IgMが20倍以上あるいは② IgGが512倍以上であること，③ ペ

❺ CSDを疑うポイント

1. 比較的若年者が多い．
2. 発熱や血液検査で炎症反応が上昇することが多い．
3. ネコ（特に野良ネコ，仔ネコ）の飼育歴，接触・咬傷歴がある．
4. 引っかかれた側もしくは両側にリンパ節腫脹を認める．

ア血清でIgGが4倍以上の上昇を示した場合のいずれかでなされる．しかしながら多くの施設では，*B. henselae*抗体は外注検査で米国に送られるため，結果が判明するまでに2週間程度要する．このため，上記の臨床的特徴とネコとの接触歴が認められた場合には，CSDによる視神経網膜炎として治療を開始するとよい．筆者らは本疾患を疑い治療が必要と判断した場合には，初診時より治療を開始している．

治療：眼所見を有するCSDに対する治療は，いまだ確立されたものはない．CSD自体が自然治癒傾向があるため，視機能障害が強くない症例や，発症からある程度時間が経過しており初診時に治癒傾向が認められる症例においては経過観察してもよい．一般には視神経網膜炎を伴うCSDの症例は全身症状，視機能障害とも重症であることが多いため，細菌感染に対する抗菌薬と消炎のためにステロイドの全身投与を用いることが多い．抗菌薬の選択も確立されていないが，テトラサイクリン系（ドキシサイクリン塩酸塩水和物），マクロライド系（アジスロマイシン水和物），ニューキノロン系（シプロフロキサシン）やリファンピシンなどの内服加療が推奨されている．眼病変に対するステロイドの必要性も対照研究がなく評価は定まっていないが，視機能障害が強い場合は恒久的な障害を残さないために速やかな消炎が必要と考え，ステロイドの全身投与を行うことが多い．経験的には本症例のように，CSDによる視神経網膜炎を疑った場合は，初診時から抗菌薬を投与し，その後早期からステロイドの全身投与を併用する．治療後の視力予後は良好であることが多いが，暗点などの視野異常が残存する症例もある．

〈溝渕朋佳，福田　憲〉

（参考文献）
 i) 溝渕朋佳ら：ぶどう膜炎，視神経網膜炎，無菌性髄膜炎を呈した猫ひっかき病の2例．日本内科学会雑誌 2017；106：2611-2619.
 ii) 内田哲也ら：眼底病変を有した猫ひっかき病の7例．臨床眼科 2008；62：45-52.
 iii) 福田　憲：人畜共通感染症．眼科 2016；58：559-565.
 iv) Wade NK, et al：Optic disk edema associated with peripapillary serous retinal detachment：an early sign of systemic Bartonella henselae infection. Am J Ophthalmol 2000；130：327-334.
 v) Chi SL, et al：Clinical characteristics in 53 patients with cat scratch optic neuropathy. Ophthalmology 2012；119：183-187.

反復性の炎症／サルコイドーシス
顔面の皮疹からサルコイドーシス組織診断群の診断に至った症例

症例 65歳，男性．1週間前から両眼のかすみを自覚したため近医受診．両眼とも前部ぶどう膜炎の診断でステロイド点眼薬にて加療されるも，後眼部にも炎症が出現したため山形大学医学部附属病院眼科を紹介．

主訴 両眼霧視．

既往歴 高血圧症，アレルギー（－）．

初診時所見 視力：右眼＝0.15（0.3×S+1.25D ◯ C-1.25D Ax 90°），左眼＝0.2（0.7×S+2.5D ◯ C-2.0D Ax 90°）．眼圧：右眼＝12 mmHg，左眼＝13 mmHg．角膜：両眼に色素性角膜後面沈着物あり．前房：炎症細胞なし，隅角：テント状周辺虹彩前癒着あり（❶）．白内障あり，雪玉状硝子体混濁あり（❷），右眼に黄斑浮腫あり．蛍光眼底造

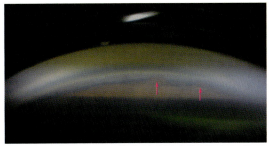

❶ 前房隅角検査．テント状周辺虹彩前癒着を認める（矢印）．

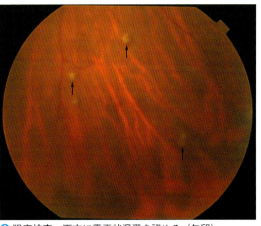

❷ 眼底検査．下方に雪玉状混濁を認める（矢印）．

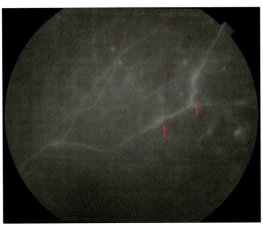

❸ 蛍光眼底造影検査．網膜静脈周囲炎を認める（矢印）．

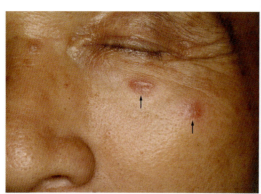
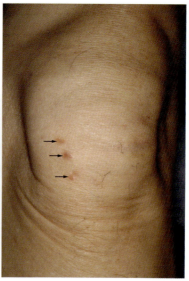

a. b.

❹ 本症例の顔（a），左膝（b）．結節型皮膚サルコイドーシス．浸潤のある紅色の丘疹，結節がみられる（矢印）．皮膚サルコイドーシスのなかでは最も頻度が高く，顔面（特に鼻の周囲），四肢などに発症する．

影検査：網膜静脈周囲炎あり（❸）．

【検査】 血液検査：ACE（アンギオテンシン変換酵素）：17.5 U/L（基準値：8.3〜21.4），sIL-2R（血清可溶性インターロイキン-2受容体）：2,150 U/mL（基準値：122〜496），HTLV-1抗体：陰性，結核特異的インターフェロンγ：陰性．胸部X線検査：異常所見なし．心電図：完全左脚ブロック．ガリウムシンチグラフィ，気管支肺胞洗浄検査は患者の意向により実施せず．

【治療，経過】 視診にて左頬部に大豆大，左膝に米粒大の紅色丘疹がみられたため（❹），当院皮膚科に紹介．皮膚生検にて非乾酪性類上皮細胞肉芽腫を認め，眼病変を強く示唆する臨床所見（❺，6項目中3項目が該当）とあわせて"サルコイドーシス組織診断群"と診断した．両眼にトリアムシノロンアセトニドTenon囊下注射を施行し，硝子体混濁は軽減，右眼の黄斑浮腫も消失した．

【解説】 サルコイドーシスが疑われる場合には，わずかな皮膚所見を見逃さないことが重要である．本症例のように，眼所見はサルコイドーシス眼病変を強く示唆するものの，ガリウムシンチグラフィは検査に時間がかかること，気管支肺胞洗浄検査は侵襲の点から患者が希望しないことが多く，特徴的検査所見項目（❺B）を満たさない症例がよくみられる．本症例も，5項目中，"3. sIL-2R高値"が該当するのみであった．これらは，診断基準を満たさずに"原因

❺ サルコイドーシスの診断基準と診断の手引き—2016[1]

診断基準

サルコイドーシスの診断にかかわる項目は，A．臨床症状，B．特徴的検査所見，C．臓器別特徴的臨床所見（臓器病変を強く示唆する臨床所見），D．鑑別診断，E．組織所見があり，これらの組み合わせで組織診断群と臨床診断群が定義されている．

診断のカテゴリー

組織診断群：A，B，Cのいずれかで1項目以上を満たし，Dの鑑別すべき疾患を除外し，Eの所見がえられているもの．

臨床診断群：Aのうち1項目以上＋Bの5項目中2項目＋Cの呼吸器，眼，心臓3項目中2項目を満たし，Dの鑑別すべき疾患を除外し，Eの所見がえられていないもの．

疑診群：組織診断群，臨床診断群の基準を満たさないが本症の疑いのあるもの．

A．臨床症状

呼吸器，眼，皮膚，心臓，神経を主とする全身のいずれかの臓器の臨床症状，あるいは臓器非特異的全身症状．

B．特徴的検査所見

1. 両側肺門縦隔リンパ節腫脹（BHL）
2. 血清アンジオテンシン変換酵素（ACE）活性高値または血清リゾチーム値高値
3. 血清可溶性インターロイキン-2受容体（sIL-2R）高値
4. ^{67}Gaシンチグラフィまたは^{18}F-FDG/PETにおける著明な集積所見
5. 気管支肺胞洗浄液のリンパ球比率上昇またはCD4/CD8比の上昇

付記1．両側肺門縦隔リンパ節腫脹とは，両側肺門リンパ節腫脹または多発縦隔リンパ節腫脹である．
付記2．リンパ球比率は非喫煙者20％，喫煙者10％，CD4/CD8は3.5を判断の目安とする．

C．臓器病変を強く示唆する臨床所見（2．眼病変のみ記載）

2．眼病変を強く示唆する臨床所見
下記眼所見の6項目中2項目を満たしたものを，眼病変を強く示唆する臨床所見とする．
眼所見
1) 肉芽腫性前部ぶどう膜炎（豚脂様角膜後面沈着物，虹彩結節）
2) 隅角結節またはテント状周辺虹彩前癒着
3) 塊状硝子体混濁（雪玉状，数珠状）
4) 網膜血管周囲炎（主に静脈）および血管周囲結節
5) 多発するろう様網脈絡膜滲出斑または光凝固斑様の網脈絡膜萎縮病巣
6) 視神経乳頭肉芽腫または脈絡膜肉芽腫

D．鑑別診断

以下の疾患を鑑別する．
原因既知あるいは別の病態の全身性疾患，異物，がんなどによるサルコイド反応，他の肉芽腫性肺疾患，巨細胞性心筋炎，原因既知のぶどう膜炎，他の皮膚肉芽腫

E．病理学的所見

いずれかの臓器の組織生検にて，乾酪壊死を伴わない類上皮細胞肉芽腫が認められる．

(日本サルコイドーシス/肉芽腫性疾患学会：サルコイドーシスの診療の手引き2016．)

不明の肉芽腫性ぶどう膜炎"または"サルコイドーシス疑い"として扱われてしまう．われわれ眼科医でも診察室において露出部の皮疹の確認は可能であるので，本症例のように皮疹をみつけることを怠らず，皮膚科に皮膚生検を依頼することが重要である．患者の皮膚生検に対する抵抗は，前斜角筋リンパ節生検に比べれば低いので，ほとんどの症例で実施される．"原因疾患不明"から"サルコイドーシス組織診断群"へ確定診断がつくことは，患者本人のためにも，その後の眼科・内科的なフォローアップのためにもきわめて重要であるといえる．

（金子　優）

（文献）
1) 日本サルコイドーシス/肉芽腫性疾患学会：サルコイドーシスの診療の手引き 2016.

反復性の炎症／遷延型原田病
ステロイド漸減のたびに炎症の再燃がみられる Vogt-小柳-原田病の症例

はじめに　Vogt-小柳-原田病（原田病）はステロイド治療によく反応するが，経過中に炎症の再燃がみられることも多く，その治療に苦渋することがある．ここではその代表症例を提示し，再燃時のステロイド減量時の注意点やシクロスポリン併用について解説する．

症例　64歳，男性．両眼の耳側視野狭窄と飛蚊症を自覚，同時期に軽度頭痛もあり近医眼科を受診．両眼にぶどう膜炎がみられ，精査目的で北海道大学病院眼科へ紹介となった．

主訴　両眼の見づらさなど．

既往歴，家族歴　特記事項なし．

初診時所見　視力は右 0.04（0.6×S−5.75 D◯C−2.00 D Ax 90°），左 0.02（0.05×S−5.50 D◯C−2.00 D Ax 80°），眼圧は右 12 mmHg，左 13 mmHg であった．充血はなく，両角膜後面に微細な沈着物があり，両前房 trace flare and occasional cells，両白内障は軽度，両前部硝子体細胞がみられた．眼底は両視神経乳頭が発赤・腫脹し，右眼に軽度漿液性網膜剝離（serous retinal detachment；SRD），左眼に著明な SRD がみられ，夕焼け状眼底はなかった（❶）．光干渉断層計（optical coherence tomography；OCT）では両眼の SRD に加え，著明な脈絡膜肥厚がみられた（❷）．フルオレセイン蛍光眼底造影検査（fluorescein angiography；FA）では両視神経乳頭の過蛍光がみられ，インドシアニングリーン蛍光眼底造影検査（indocyanine green angiography；IA）では両眼に低蛍光斑（hypofluorescent dark dots；HDDs）が多数散在していた（❸）．

検査　血液・尿検査では有意な所見なく，髄液検査では細胞数 137/μL と増多がみられた．胸部 X 線，心電図では有意な所見なく，聴力検査で感音難聴がみられた．

治療，経過　原田病と診断し，ステロイドパルス療法（メチルプレドニゾロン〈mPSL〉1,000 mg/日を3日間，以後プレドニゾロン〈PSL〉40 mg/日から漸減）を開始．1週間後に FA を再検したところ，視神経乳頭の過蛍光・蛍光漏出が残存していたため，再度 mPSL 1,000 mg/日を3日間，その後 PSL 40 mg/日から漸減投与した．漸

反復性の炎症／遷延型原田病　199

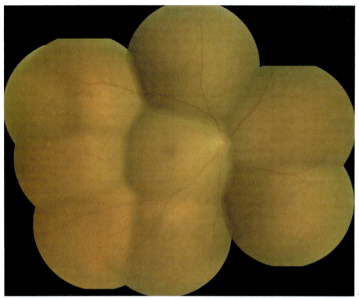
a. 右眼

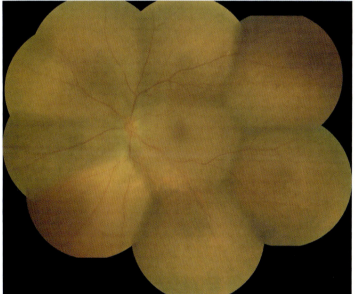
b. 左眼

❶ 初診時眼底写真．両眼の視神経乳頭発赤・腫脹，SRD がみられる．

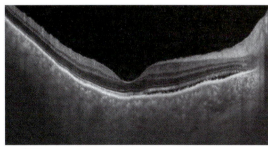
a. 右眼　　　　　　　　　　　　　　　b. 左眼

❷ 初診時 OCT．両眼に著明な脈絡膜肥厚，右眼に軽度 SRD，左眼に著明な SRD がみられる．

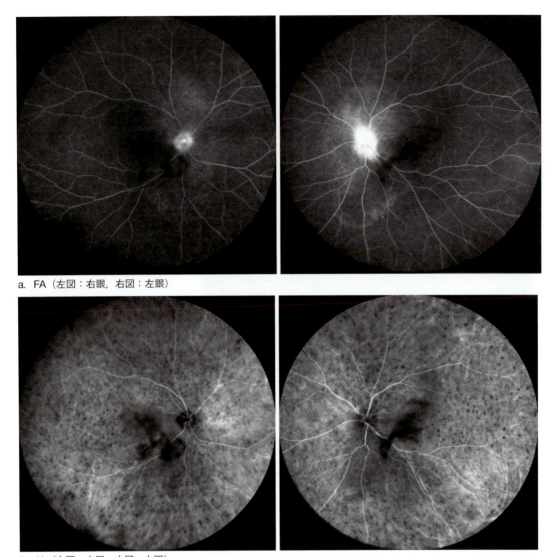

a. FA（左図：右眼，右図：左眼）

b. IA（左図：右眼，右図：左眼）

❸ 初診時 FA と IA．FA で両眼の視神経乳頭の過蛍光がみられる．IA では両眼に HDDs が多数みられる．

減スケジュールを❹に示す．なお，0.1％ベタメタゾン点眼薬，トロピカミド散瞳点眼薬を併用したが，前房炎症が消失した時点で中止して経過をみた．

　PSL を 10 mg/日まで減量し 4 週間経過した時点（初診から 4 か月目）で，両眼に 1＋cells の前房炎症がみられ，OCT で両眼の脈絡膜肥厚，IA で HDDs の増加がみられたため（❺），炎症再燃と判断し，PSL を 30 mg/日に増量した．その後の PSL は，初回減量時よりゆっくりと時間をかけて漸減した（❻）．

　その後は順調に経過していたが，PSL を 5 mg/日まで減量し 5 週間経過した時点（初診から 16 か月目）で，右前房炎症と両眼に OCT

❹ 再燃前の治療スケジュール

mPSL	1,000 mg	3 日間
PSL	40 mg	4 日間
mPSL	1,000 mg	3 日間
PSL	40 mg	3 日間
	30 mg	10 日間
	25 mg	10 日間
	20 mg	28 日間
	15 mg	35 日間
	10 mg	28 日間

mPSL：methylprednisolone
PSL：prednisolone

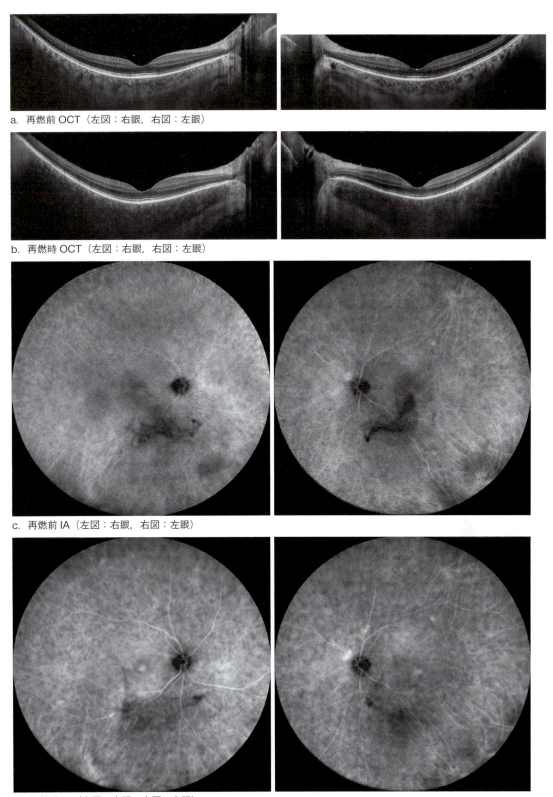

a. 再燃前 OCT（左図：右眼，右図：左眼）

b. 再燃時 OCT（左図：右眼，右図：左眼）

c. 再燃前 IA（左図：右眼，右図：左眼）

d. 再燃時 IA（左図：右眼，右図：左眼）

❺ 再燃前および初回再燃時の OCT と IA．OCT で両眼の脈絡膜肥厚，IA で HDDs の増加がみられた．

で軽度の脈絡膜肥厚，IA で HDDs がみられ（❼），シクロスポリン A（CYA）175 mg/日（3 mg/kg/日）内服併用を開始した．その後も PSL, CYA 同量継続で 8 か月間再燃はみられていないが，経過中に脈絡膜厚の増減がみられるため PSL 5 mg/日，CYA 175 mg/日を維持量として経過をみている．

解説 原田病はステロイド治療によく反応し，比較的速やかに消炎をみる症例も多いが，経過中にその約 1/3 の症例で再燃がみられるとされる．

原田病にパルス療法を行う場合，初回パルス後に依然，脈絡膜が厚く SRD が多く残る症例，FA で視神経乳頭から蛍光漏出がみられる症例では消炎が不十分と判断し，2 回目のパルス施行を検討する．その後 PSL 内服に切り替え漸減していくが，PSL 量 10 ～ 15 mg/日で再燃する場合が多く，症例によっては 20 ～ 30 mg/日の比較的高用量でも再燃する場合がある．

再燃の評価はまず，前房炎症（角膜後面沈着物，前房内の炎症細胞）の有無に注意してみるとよい．そのためにはステロイド点眼薬を中止しておくことが望ましい．前眼部炎症がみられる際に，OCT で脈絡膜肥厚を伴う場合には IA を施行し，HDDs がみられれば眼底まで炎症が及んでいると判断し，PSL 増量などの治療強化が必要となる．前房炎症だけがみられ，脈絡膜肥厚や HDDs がみられない前眼部だけの再燃の症例では，ステロイド点眼薬単独で経過をみてもよい．このように前房炎症は原田病再燃のよい指標となるため，

❻ 再燃後の治療スケジュール

PSL	30 mg	14 日間
	25 mg	21 日間
	20 mg	28 日間
	17.5 mg	28 日間
	15 mg	42 日間
	12.5 mg	35 日間
	10 mg	63 日間
	7.5 mg	98 日間
	5 mg	35 日間
	5 mg +CYA 175 mg	

PSL：prednisolone
CYA：cyclosporin A

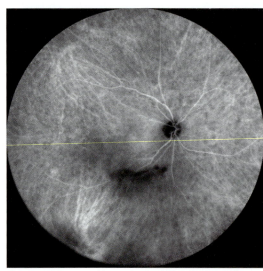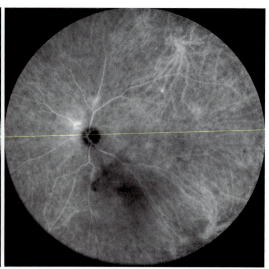

❼ 2 回目再燃時 IA（左図：右眼，右図：左眼）．両眼に HDDs がみられた．

瞳孔管理に注意しながら，ステロイド点眼薬は早めに中止しておくほうがよい．

なお，前房炎症がみられずOCTで脈絡膜肥厚だけがみられる場合，IAを施行してもHDDsがみられないことがある．このように，脈絡膜肥厚が実際の脈絡膜炎を示唆しているのかどうかは不明であり，今後の研究が待たれるところである．

初回ステロイドパルス療法後に炎症が再燃し，一度PSLを増量後，再度再燃がみられた際にはCYAの導入も検討する．CYAは通常，体重1kgあたり3mg/日を朝・夕食後の内服投与で開始し，定期的にトラフ値（内服直前の血中濃度）を測定し，その投与量を調節する．効果が弱い場合には腸管からの吸収をよくするため，食前投与に変更する．副作用として，特に腎機能障害，脂質異常症や高血圧の悪化に注意する．また，トラフ値が適正でもピーク値が低いこともあるので，初期に一度はC2値（内服2時間後の血中濃度）を測定しておくべきである．

実際の臨床では，PSL増量やCYA併用にもかかわらず炎症の再燃を繰り返し，PSLをある一定量から減らせない症例もみられる．そのような症例では，PSL，CYAそれぞれの維持量を設定することも必要となる．片眼の炎症再燃の際には，トリアムシノロンテノン囊下注射（sub-Tenon injection of triamcinolone acetonide；STTA）を行うこともある．有効な治療方法であるが，効果は1〜3か月程度であり，根本的な解決には至らないことが多い．

2016年9月からTNF阻害薬であるアダリムマブが非感染性ぶどう膜炎に対して適応となった．遷延型原田病もアダリムマブ投与のよい適応と考えられる．CYAと同様，PSLに併用することが望ましい．導入前のスクリーニング検査が必須であり，導入後も副作用の発現に注意が必要な薬剤であるため，日本眼炎症学会から使用指針および安全対策マニュアルが示されている．いまだ症例の蓄積が少ないためCYAと比較してどちらがより有効であるか明らかとなっていないが，副作用のためにCYAが使えなくなった症例ではCYAからの切り替えとしてアダリムマブをPSLと併用してもよいと考える．

〔水内一臣，南場研一〕

反復性の炎症／Fuchs虹彩異色性虹彩毛様体炎
慢性の硝子体混濁に対して硝子体手術を行ったFuchs虹彩異色性虹彩毛様体炎の症例

症例 48歳，女性．14年前に右眼の硝子体混濁を伴うぶどう膜炎を発症，前医で全身検査など受けたが，ぶどう膜炎の原因は不明であった．ステロイド点眼，内服治療を1年ほど受けたが硝子体混濁は残存していた．その後，右眼の前眼部炎症が年に数回あり，そのつど短期的にステロイド点眼を行っていた．今回，右眼の視力低下を自覚し，近医を受診した．右眼の角膜後面沈着物，前房炎症，硝子体混濁を認め，ステロイド点眼を行ったが硝子体混濁が残存するため，精査加療目的で紹介．

主訴 視力低下，かすみ（右眼）．

既往歴 特になし．結核の既往（−），薬剤・食物アレルギー（−）．

初診時所見 視力：RV＝0.04(0.5×S−3.75D◯C−0.75D Ax20°)，LV＝0.06（1.2×S−6.50D◯C−1.00D Ax170°）．眼圧：RT＝19mmHg，LT＝18mmHg．右眼は左眼と比較して虹彩萎縮，虹彩紋理の凹凸が平坦化していた（❶）．右眼には角膜後面沈着物（❷），前房と前部硝子体に細胞1＋，後嚢下白内障（❸），びまん性の硝子体混濁を認めた（❹）．虹彩後癒着や眼底の滲出斑，血管炎，萎縮斑は認めなかった．

検査 血液検査：ACE 13.2U/L，可溶性IL-2レセプター 331U/mL，

> **Subnote**
> ACE：angiotensin-I-converting enzyme（アンギオテンシンI変換酵素）

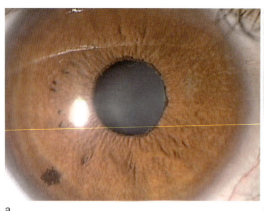 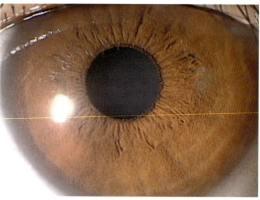

a.   b.

❶ 初診時前眼部写真
a. 患眼．びまん性の虹彩萎縮，虹彩紋理の凹凸が不明瞭で平坦化している．毛様充血はわずかであり，また虹彩後癒着は認めない．
b. 僚眼．明らかな萎縮はみられない．小虹彩輪の虹彩紋理の凹凸が患眼よりも明瞭である．

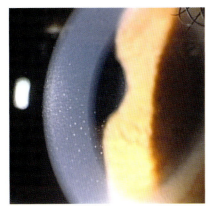

❷ 初診時前眼部写真．白色，小型の角膜後面沈着物を認める．

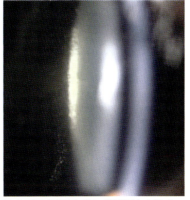

❸ 初診時前眼部写真．後嚢下白内障を認める．

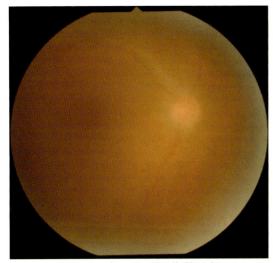

❹ 初診時眼底写真．びまん性の硝子体混濁を認める．

❺ La Hey らによる診断基準

基本所見	関連所見
急性の症状（激しい発赤，眼痛，羞明）がない	片眼性のぶどう膜炎
	虹彩異色
特徴的な角膜後面沈着物または軽度（1〜2+）程度の前房内細胞，フレア	虹彩後面の色素上皮萎縮
	後嚢下白内障
	眼圧上昇
びまん性の虹彩実質萎縮	硝子体混濁
虹彩後癒着がない	網脈絡膜病変
診断基準 1. 基本所見はすべて満たす 2. 関連所見は二つ以上満たす	

HTLV-1 抗体 16 未満，クォンティフェロン陰性，トキソプラズマ IgG，IgM 陰性，ツベルクリン反応：0×0/28×20 mm，胸部 X 線：特記所見なし．

治療，経過 ベタメタゾン点眼を右眼に 1 日 4 回行い，前房の細胞は消失したが，硝子体混濁は残存した．悪性リンパ腫の除外のため頭部造影 MRI を行ったが，頭蓋内病変は認めなかった．硝子体混濁に対する診断および治療の目的にて，硝子体生検・硝子体切除＋白内障手術を施行した．硝子体生検の結果，細胞診クラス III，IL-6：109，IL-10：3 で悪性リンパ腫の可能性は低いと判断した．手術後 RV＝(1.2) に改善した．手術後ベタメタゾン点眼を漸減，その後フルオロメトロンに切り替え，さらに漸減し点眼を終了したが，点眼終了後 1 年半の経過観察中に再燃は認めなかった．

解説 本症例は硝子体混濁を伴う Fuchs 虹彩異色性虹彩毛様体炎

の症例である．本疾患ではびまん性，微塵状の硝子体混濁がみられることがあり，飛蚊症や視力低下の原因となることがある．また，慢性の硝子体混濁はステロイド治療に抵抗する．本疾患を診断するにあたり，La Hey らによる診断基準（❺）[1]が用いられるが，診断の際にはぶどう膜炎の原因となるほかの疾患を除外することが重要である．本症例では硝子体混濁をきたすほかの疾患として，サルコイドーシス，眼トキソプラズマ症，結核，HTLV-1 関連ぶどう膜炎などに関する検査を行った．また，ステロイド治療に抵抗する硝子体混濁の原因として忘れてはならないのが悪性リンパ腫である．本症例でも頭部造影 MRI を施行し，最終的には診断および治療の目的にて硝子体生検，硝子体切除を行った．これらの検査の結果，Fuchs 虹彩異色性虹彩毛様体炎と診断した．La Hey らによる診断基準と本症例の所見を照らし合わせると，基本所見の全項目，関連所見の"片眼性のぶどう膜炎，後嚢下白内障，硝子体混濁"がみられ，基本所見＋関連所見三つを満たしている．

Fuchs 虹彩異色性虹彩毛様体炎に対する治療は以下のように分けられる．

1. **炎症に対する治療**：本疾患にはステロイド治療が無効であるため，無治療で基本的には経過をみることができる．虹彩後癒着も起こらないため，散瞳薬の点眼も不要である．また，白内障が高頻度にみられる（約50％）こと，ステロイドによる眼圧上昇を避けるため，不要なステロイド治療はむしろ避ける．

2. **白内障に対する治療**：後嚢下白内障がみられることが多く，視力低下の原因となることがある．その場合は白内障手術を行うが，手術予後や，合併症の頻度は通常の白内障手術と変わらないとされている．

3. **硝子体混濁に対する治療**：びまん性，微塵状の硝子体混濁がみられることがあり，飛蚊症，視力低下の原因となることがある．硝子体混濁はステロイド抵抗性のため，治療には硝子体切除を行うこともある．本症例でも硝子体切除を行ったが，悪性リンパ腫除外のため硝子体の細胞診，硝子体の IL-6，IL-10 測定も行った．

4. **緑内障に対する治療**：本疾患による続発緑内障，あるいはステロイド緑内障をきたす場合がある．点眼で眼圧コントロールが不良であれば緑内障手術が必要となる．

まとめ Fuchs 虹彩異色性虹彩毛様体炎は，他のぶどう膜炎を除外したうえで診断する．白内障や硝子体混濁の程度によっては手術治療を行う．

（中村友子，岡田アナベルあやめ）

（文献）
1) La Hey E, et al：Clinical analysis of Fuchs' heterochromic cyclitis. Doc Ophthalmol 1991；78：225-235.

反復性の炎症／仮面症候群
トリアムシノロン Tenon 嚢下注射が奏効せず，硝子体生検で眼内悪性リンパ腫と診断された症例

症例 61歳，男性．1年前から左眼に光視症を自覚．近医眼科で虹彩炎を指摘された．ステロイド点眼で炎症が改善したため，点眼を漸減．しかし，4か月前に炎症が増悪．ステロイド点眼を増量するも，鼻側から網膜浮腫様の所見が拡大し，左眼視力が低下した．トリアムシノロン Tenon 嚢下注射を3回施行するも効果が乏しく，眼内悪性リンパ腫が疑われ，東京大学医学部附属病院眼科を紹介受診．

主訴 左眼の視力低下．

既往歴 なし．

初診時所見 視力：RV＝0.3（0.9×◯C－0.75D Ax95°），LV＝0.01（矯正不能）．

眼圧：右眼 17 mmHg，左眼 16 mmHg．

前眼部所見：右眼は前房内炎症なし，前部硝子体中に細胞 1＋．左眼は前房内細胞±，色素性角膜後面沈着物あり，前部硝子体中に細胞 3＋〜4＋（❶）．

眼底所見（❷）：右眼は硝子体混濁 1＋，後極部に散在する黄白色病変あり．左眼は硝子体混濁 2＋，後極・鼻側〜上方の眼底に黄白色病変あり．一部出血を伴う．

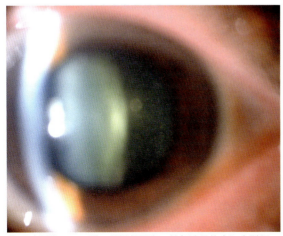

❶ 眼内悪性リンパ腫の前眼部写真．前部硝子体中に大型細胞を認める．

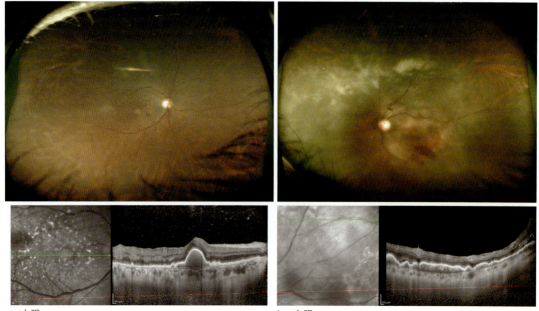

a. 右眼　　　　　　　　　　　　　　　b. 左眼

❷ 眼内悪性リンパ腫の眼底所見, OCT 所見.
右眼：黄斑部に黄白色病変があり, 網膜血管は白鞘化している. OCT では黄斑部の網膜色素上皮層と Bruch 膜の間に浸潤を認め, 網膜色素上皮層がドーム状に隆起している.
左眼：硝子体混濁と, 後極部・鼻側〜上方に黄白色病変を認める. 一部, 茶褐色の色素沈着を認める. 網膜血管の白鞘化も認める. OCT 画像では上方の網膜は網膜色素上皮層と Bruch 膜の間に浸潤を認め, 網膜色素上皮層が波打っている.

OCT 所見：網膜色素上皮層と Bruch 膜の間に浸潤を認め, 網膜色素上皮層がドーム状に隆起した所見や, 波打つ所見を認めた（❷）.

以上の眼所見より, 眼内悪性リンパ腫が強く疑われた.

検査　左眼硝子体生検結果：細胞診は Class 4. FACS（fluorescence activated cell sorting）は CD3≫CD19 で κ・λ は判定不能. 免疫グロブリン H 鎖遺伝子再構成は陽性. IL-10 は 1,520 pg/mL, IL-6 は 675 pg/mL.

右眼前房水検査結果：IL-10 は 440 pg/mL, IL-6 は 95 pg/mL.

全身検査：頭部 MRI では異常信号域や占拠性病変は認めない. PET では異常集積増加部位は認めない. 体部 CT では有意なリンパ節腫大なし, 肝脾腫なし, 肺野に異常病変なし. 骨髄検査では異型リンパ球の浸潤はみられない.

治療, 経過　上記検査結果より, 両眼の眼内悪性リンパ腫と診断し, メトトレキサート硝子体注射（400 μg/0.1 mL）を両眼に施行（週 1 回を 8 回, 月 1 回を 2 回, 合計 10 回）. 10 回目の注射終了時に前房水の IL-10 濃度を測定し, 検出限界以下となったことを確認した. 眼底病変は瘢痕治癒した（❸）. 血液内科にて, R-MPV 療法

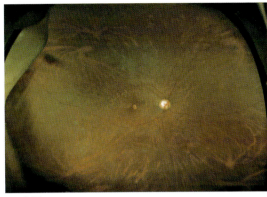 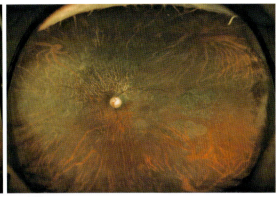

a. 右眼　　　　　　　　　　　　　　　b. 左眼
❸ 眼内悪性リンパ腫治療後の眼底所見．病変は瘢痕化している．

5コース施行した後，全脳放射線照射23.4 Gy/13回施行．地固め療法としてHD-Ara-C 2コース施行した．現在まで，眼内悪性リンパ腫再発や他部位でのリンパ腫再発は認めない．

解説　眼内悪性リンパ腫は，眼/中枢神経系原発（原発性眼・中枢神経系悪性リンパ腫，約70〜80％）と，その他の臓器原発の悪性リンパ腫が眼に転移したもの（続発性眼内悪性リンパ腫，約20〜30％）に分類される．ぶどう膜炎に似た眼所見を呈するため，仮面症候群とも呼ばれる．特に眼底病変を認めない硝子体混濁主体の症例では，原因不明のぶどう膜炎として経過観察されていることがある．

眼内悪性リンパ腫症例の66％は，診断時またはその後数年以内に脳播種を起こすと報告されている[1]．脳播種を起こすと生命予後は著しく悪化する．

元来まれな疾患と考えられていたが，近年は発症率の増加が報告されており，わが国の2009年度の疫学調査では，基幹病院での初診のぶどう膜炎患者の2.5％を占めていた[2]．眼内悪性リンパ腫を疑うポイントとしては，以下が挙げられる．

1. 高齢者である（平均年齢63.4歳）[3]．
2. 両眼性である（両眼性が50〜80％）．
3. 眼所見として，硝子体混濁（91％），網膜下浸潤病変（57％），虹彩炎（31％），角膜後面沈着物（25％），網膜血管炎（10％）などがみられる（❹）[3]．
4. 硝子体混濁は，周辺ほど混濁が強い，濃淡のある所見を示す（"オーロラ状"と表現される）．
5. 網膜病変は多発性・癒合性の黄白色の網膜下の浸潤病変を呈することが多いが，網膜内浸潤を呈することもある．OCTでは，

❹ 眼内悪性リンパ腫でみられることの多い所見とその頻度 (n＝217)

硝子体混濁	90.8% (n＝197)
網膜下浸潤	57.1% (n＝124)
虹彩炎	31.3% (n＝68)
角膜後面沈着物	24.9% (n＝54)
網膜血管炎	9.7% (n＝21)
続発緑内障	4.1% (n＝9)
網膜出血	2.3% (n＝5)
視神経乳頭浮腫	1.8% (n＝4)

(Kimura K, et al：Clinical features and diagnostic significance of the intraocular fluid of 217 patients with intraocular lymphoma. Jpn J Ophthalmol 2012；56：383-389.)

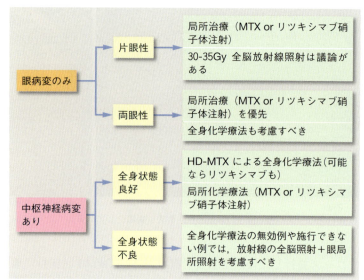

❺ International Primary Central Nervous System Lymphoma Collaborative Group symposium-2011 で推奨されている治療法.
MTX：メトトレキサート

腫瘍細胞は網膜色素上皮層と Bruch 膜の間に浸潤し，網膜色素上皮層のドーム状の隆起や波打ち像として観察されることが多い．
6. ステロイド治療に抵抗性を示すことが多い．

眼内悪性リンパ腫が疑われる場合は，早期に診断を確定することが重要である．診断は眼内液中の悪性細胞の証明が基本なので，硝子体混濁を認めるときに硝子体生検を行う．硝子体混濁に乏しく，網膜下浸潤病巣がみられる場合には網膜下生検を行うこともある．しかし，わが国での眼内悪性リンパ腫の多施設研究では，細胞診の陽性率（Class 4 以上）は 44.5% と高くなかった[3]．そのため，補助診断として硝子体中の IL-10/IL-6 濃度比（＞1）の検出，免疫グロブリン H 鎖遺伝子再構成の検出，フローサイトメトリー（FACS）も同時に行う．

現在のところ，眼内悪性リンパ腫の標準治療は確立されていないが，International Primary Central Nervous System Lymphoma Collaborative Group symposium で推奨された治療法を ❺ に示す[4]．メトトレキサートの硝子体注射を基本として，全身化学療法および放射線治療を行うかどうかを，両眼性・片眼性，年齢，全身状態，再発の既往，他臓器病変の有無などを考慮したうえで，症例ごとに血液内科医と相談して決める必要がある．

近年，脳播種の予防を目的とした全身化学療法の有効性が報告されている[5]．当院では，脳播種の予防を目的とし，臨床研究として

メトトレキサート硝子体注射，全身化学療法，予防的全脳放射線照射を組み合わせた治療プロトコールを行い，4年生存率86.3％と良好な治療成績となっている[6]．

（田中理恵）

〔文献〕
1) Cassoux N, et al：Ocular and central nervous system lymphoma: clinical features and diagnosis. Ocul Immunol Inflamm 2000；8：243-250.
2) Ohguro N, et al：The 2009 prospective multi-center epidemiologic survey of uveitis in Japan. Jpn J Ophthalmol 2012；56：432-435.
3) Kimura K, et al：Clinical features and diagnostic significance of the intraocular fluid of 217 patients with intraocular lymphoma. Jpn J Ophthalmol 2012；56：383-389.
4) Chan CC, et al：Primary vitreoretinal lymphoma: a report from an International Primary Central Nervous System Lymphoma Collaborative Group symposium. Oncologist 2011；16：1589-1599.
5) Ma WL, et al：Clinical outcomes of primary intraocular lymphoma patients treated with front-line systemic high-dose methotrexate and intravitreal methotrexate injection. Ann Hematol 2016；95：593-601.
6) Kaburaki T, et al：Combined intravitreal methotrexate and immunochemotherapy followed by reduced-dose whole-brain radiotherapy for newly diagnosed B-cell primary intraocular lymphoma. Br J Haematol 2017 Jul 12. doi: 10.1111/bjh.14848.

反復性の炎症／白血病眼内浸潤
急激な視力低下で中枢神経再発が発見された急性リンパ性白血病の症例

はじめに　白血病患者では，貧血，血小板減少，血液粘稠度亢進，腫瘍細胞の眼内浸潤，免疫力低下による日和見感染などにより，さまざまな眼病変を引き起こす[1]．患者は時として急激な視力障害を自覚するが，これが白血病発病時の初発症状，あるいは治療寛解後に再発した際の症状となる場合もある．眼所見が多彩であることや，病期によって全身状態・臨床検査データが変化することから，どのような病態によって眼病変が生じているか判断に苦慮することも多い．ここでは白血病細胞の視神経浸潤によって，急激な視力障害が生じた症例を紹介する．

症例　44歳，男性．1年半前に頸部リンパ節腫脹を自覚し，全身精査によりフィラデルフィア染色体陽性急性リンパ性白血病（acute lymphocytic leukemia；ALL）と診断された．イマチニブ併用化学療法の後，7か月前に非血縁者間骨髄移植が施行され，ALLに対しては分子学的寛解が得られていた．造血幹細胞の生着は得られていたが，移植後も汎血球減少が続いており，血液内科では輸血を行いながら経過観察されていた．2日前に左眼の急激な視力低下を自覚し，都立駒込病院眼科に紹介受診した．

主訴　急激な左眼視力低下．

初診時所見　視力：RV＝(1.5)，LV＝光覚なし．左眼は前眼部，中間透光体には異常ないが，眼底所見において著明な視神経乳頭の発赤・腫脹，乳頭周囲には神経線維に沿った網膜内出血を認めた．後極部網膜の色調は蒼白で，cherry-red spotを呈した．網膜静脈も多発性の途絶を認め，視神経腫脹による網膜中心動静脈閉塞症と考えられた（❶）．右眼には異常所見は認めなかった．

検査　血液データ：WBC 2,700/μL，RBC 268×10^4/μL，Hb 8.2 g/dL，Plt 2.3×10^4/μLで，汎血球減少の状態であるが，発熱や呼吸状態の悪化はなく，CRPは0.83 mg/dLで全身的な感染症は否定的であった．

頭部MRI：左眼視神経の腫脹がみられたが，脳実質に異常はなかった．

Subnote

WBC：white blood cells（白血球）
RBC：red blood cells（赤血球）
Hb：hemoglobin（ヘモグロビン）
Plt：platelet（血小板）
CRP：C-reactive protein

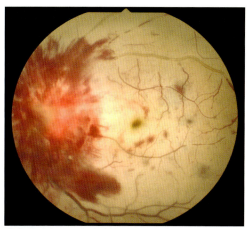 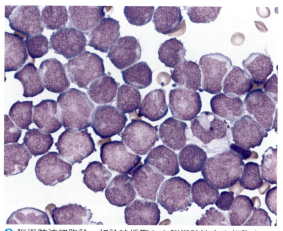

❶ 初診時左眼眼底．視神経乳頭は発赤・腫脹が著しく，周囲には網膜内出血がみられる．後極部網膜は蒼白で，cherry-red spot を呈し，網膜静脈も多発性に途絶を認める．視神経乳頭腫脹による網膜中心動静脈閉塞症が生じている．

❷ 脳脊髄液細胞診．初診時採取した脳脊髄液中の細胞を，May-Grünwald-Giemsa 染色で観察すると，リンパ芽球様の異型細胞が多数みられる．個々の細胞は N/C 比が高い類円形細胞で，核型の不整，細網状のクロマチンに核小体の増大増多を認める．
（写真提供：都立駒込病院病理科 比島恒和先生．）

治療，経過 急激に発症した左眼視神経乳頭腫脹の原因精査が必要と考え，血液内科担当医に脳脊髄液検査を依頼したところ，5,200/3μL と著明な細胞数増多を示した．また，同時に得られた検体の細胞診で，リンパ芽球様の異型細胞を多数認めた（❷）．これらの結果から，左眼の視神経病変は腫瘍細胞の浸潤，すなわち ALL の中枢神経再発と診断された．

同日，血液内科に入院し，メチルプレドニゾロン 1,000 mg 3 日間の点滴静注によるステロイドパルス療法に加え，メトトレキサート，シタラビン，デキサメタゾンの髄腔内投与を開始した．治療開始 4 日後に髄液細胞数は 7/3μL と著明に減少し，視神経病変は徐々に軽快したが，治療開始 3 か月後に呼吸不全で死亡した．

解説 白血病患者では腫瘍細胞の浸潤によって多彩な眼所見を呈することが知られており，前房蓄膿（❸）[2]，網膜出血斑，綿花様白斑，硝子体出血，漿液性網膜剥離[3]，視神経乳頭腫脹[4]などが報告されている．また，化学療法や造血幹細胞移植，その後に生じる GVHD（graft-versus-host disease；移植片対宿主病）予防のための免疫抑制療法は，患者の免疫力を著しく抑制するため，サイトメガロウイルス網膜炎に代表される日和見感染のリスクを伴う．白血病患者に眼病変がみられた場合，臨床所見や血液検査などの通常の臨床データのみでは診断に苦慮することも多い．眼病変が感染性か非感染性か判断に迷う場合，眼内液を用いた網羅的感染症 PCR から重要な情報が得られることがあり，診断および治療方針の決定に有用と考え

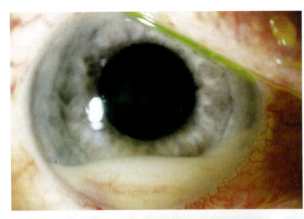

❸ ALL 患者にみられる前房蓄膿．白血病患者では腫瘍細胞が前房内に浸潤することがあり，眼内炎症性疾患に生じる前房蓄膿と同様の所見を呈する．確定診断には前房水の病理細胞診が必要である．
ALL：acute lymphocytic leukemia（急性リンパ性白血病）
(Yi DH, et al：Acute unilateral leukemic hypopyon in an adult with relapsing acute lymphoblastic leukemia. Am J Ophthalmol 2005；139：719-721.)

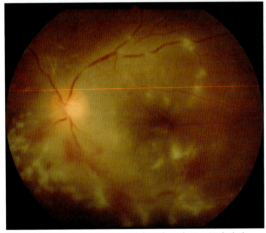

❹ 成人Ｔ細胞白血病リンパ腫（ATL）に生じた眼底病変．47 歳，男性．ATL に対する化学療法中に，発熱と視力低下が出現．サイトメガロウイルス（CMV）抗原血症が陽性で，CMV 網膜炎の疑いとして都立駒込病院眼科を受診．ガンシクロビルの全身投与を行うも，網膜病変は改善しなかった．前房水を採取し網羅的感染症 PCR を施行したところ，眼局所の感染となりうる病原体の DNA はすべて陰性だった．
(尾碕憲子ら：造血器悪性疾患に合併した眼底病変に対する包括的感染症 PCR の有用性．臨床眼科 2015；69：1323-1327.)

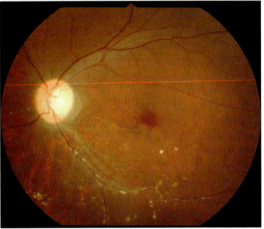

❺ ❹ の治療開始 6 か月後の眼底所見．CMV 網膜炎が否定されたため，ATL 腫瘍細胞の眼内浸潤と臨床診断し，メトトレキサート 400 μg の硝子体内投与を開始した．全身化学療法，髄腔内投与，造血幹細胞移植が施行され，初診時から 6 か月後に眼底病変は軽快した．
(尾碕憲子ら：造血器悪性疾患に合併した眼底病変に対する包括的感染症 PCR の有用性．臨床眼科 2015；69：1323-1327.)

られる（❹❺）[5]．

　本症例では強力な化学療法と造血幹細胞移植により，ALL に対しては分子学的に寛解が得られていた．したがって急激な左眼視力低下の原因，すなわち左眼視神経病変について，血液内科では ALL の再発は否定的と考えられていたが，髄液細胞数増多と病理学的細胞診により確定診断に至った．ALL 患者における中枢神経再発の所見として，腫瘍細胞の視神経浸潤による乳頭腫脹は以前から報告され[4]，眼科医には一般的に知られる臨床所見であるが，中枢神経再発は生命予後に直結する病態であり，迅速かつ正確な確定診断が求められる．

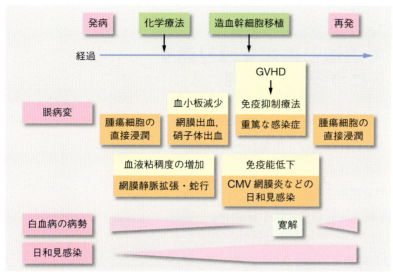

❻ 白血病の眼病変．眼病変の背景となる全身状態への理解が不可欠であり，血液内科との連携が重要である．

　本症例は，眼病変について血液内科担当医に連絡したところ，即時に脳脊髄液検査が施行され，速やかな確定診断と治療導入が行われた．日頃から，血液内科との良好な連携体制を築いておくことの重要性を再認識した．最後に，発病後の治療介入と全身状態の変化，各病期で起こりうる眼病変について，シェーマに示す（❻）．

（川口龍史）

〔文献〕
1) Rosenthal AR：Ocular manifestations of leukemia. A review. Ophthalmology 1983；90：899-905.
2) Yi DH, et al：Acute unilateral leukemic hypopyon in an adult with relapsing acute lymphoblastic leukemia. Am J Ophthalmol 2005；139：719-721.
3) Fackler TK, et al：Acute lymphoblastic leukemia presenting as bilateral serous macular detachments. Retina 2006；26：710-712.
4) Schwartz CL, et al：The optic nerve as the site of initial relapse in childhood acute lymphoblastic leukemia. Cancer 1989；63：1616-1620.
5) 尾碕憲子ら：造血器悪性疾患に合併した眼底病変に対する包括的感染症 PCR の有用性．臨床眼科 2015；69：1323-1327.

反復性の炎症／HTLV-1関連ぶどう膜炎
ステロイド治療で消退と再燃を繰り返すHTLV-1関連ぶどう膜炎の症例

症例 49歳，女性．数日前から左眼霧視が出現したため近医を受診．前房内炎症と豚脂様角膜後面沈着物を認め，ぶどう膜炎の診断でステロイド点眼による治療を開始された．以降も症状の増悪を認めたため，ステロイドTenon囊下注射とステロイド20 mgの内服による治療を追加され，2週間でいったん症状は軽快した．しかし2週間後，左眼の症状が再燃し硝子体混濁も新たに出現した．続いて右眼にも同様の前房内炎症と豚脂様角膜後面沈着物，硝子体混濁が出現したため，精査加療目的に九州大学病院眼科に紹介入院となった．

主訴 両眼視力低下，霧視．

既往歴 半年前から甲状腺機能亢進症に対してメルカゾール®内服中．

初診時所見 視力はRV：0.2p（0.5×S－1.00D◯C－0.50D Ax90°），LV：0.2（0.6×S－1.00D◯C－1.00D Ax60°）．眼圧は右眼14 mmHg，左眼13 mmHg．両眼に豚脂様角膜後面沈着物，前房内炎症細胞を認めた（❶）．また両眼ともにベール状の硝子体混濁を認め（❷），周辺部には白色顆粒状の滲出斑が散在していた．網膜血管炎の所見は

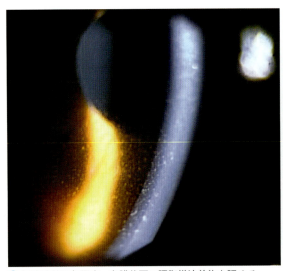

❶ 初診時前眼部写真．角膜後面に豚脂様沈着物を認める．

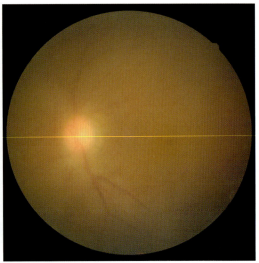

❷ 初診時眼底写真．ベール状の硝子体混濁を認める．

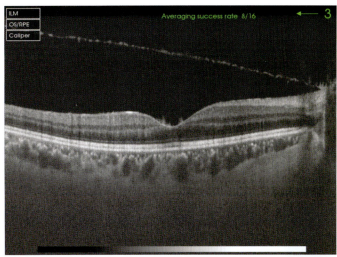

❸ 初診時 OCT 写真．右中心窩網膜上に顆粒状付着物を認める．網膜構造に変化はない．

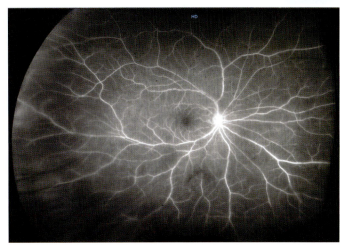

❹ 初診時蛍光眼底造影検査．腕網膜循環時間は 20 秒と軽度遅延していたが，蛍光漏出を認めず血管炎の所見はみられない．

認めなかった．

検査所見　血液生化学検査異常なし．ACE 正常，抗 sIL-2R 抗体正常，リゾチーム正常，抗核抗体陰性，ツベルクリン反応陰性，T-スポット®.TB 陰性，梅毒 TPHA 陰性，RPR 陰性，抗 HTLV-1 抗体陽性，そのほか感染症検査すべて陰性．光干渉断層計（optical coherence tomography；OCT）検査において右眼中心窩の網膜表面に顆粒状付着物を認めたが，両眼ともに網膜構造には異常を認めなかった（❸）．蛍光眼底造影検査は腕網膜循環時間は 20 秒と軽度遅延していたが，蛍光漏出を認めず明らかな血管炎の所見はみられなかった（❹）．

治療，経過　入院後行った各種検査で，その他のぶどう膜炎を示唆する有意な検査所見がないこと，血清中の抗 HTLV-1 抗体が陽性であり，硝子体混濁や白色顆粒など HTLV-1 関連ぶどう膜炎に特徴

> *Subnote*
>
> ACE：angiotensin converting enzyme（アンギオテンシン変換酵素）
> TPHA：*Treponema pallidum* hemagglutination test
> RPR：rapid plasma reagin

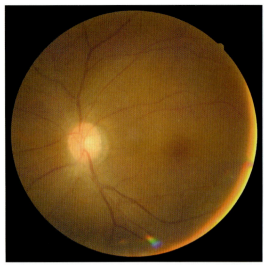

❺ 治療後眼底写真．ステロイドによる治療後，硝子体混濁は改善し透見良好となっている．

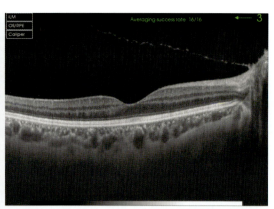

❻ 治療後 OCT 写真．ステロイドによる治療後，右中心窩網膜上の顆粒状付着物は消失している．

的な臨床所見に矛盾しないことから，HTLV-1 関連ぶどう膜炎と診断した．ステロイド Tenon 囊下注射，ステロイド内服（20 mg）とリンデロン®点眼1日4回の加療にて，前房内の炎症と硝子体混濁ともに徐々に消失し（❺❻），1週間後には霧視と視力の改善を認めた（矯正視力 1.0/1.5）ため，退院，外来にて経過観察となった．

解説　**HTLV-1 が起因となる疾患**：ヒト T 細胞白血病ウイルス（human T cell leukemia virus type 1；HTLV-1）はヒトの初めての病原性レトロウイルスとして報告され，現在では母乳を介する母子感染が主な感染経路と考えられている．感染者の多くは無症候（キャリア）であるが，CD4 陽性 T 細胞の悪性腫瘍である成人 T 細胞白血病（adult T cell leukemia；ATL）に加えて難治性進行性神経疾患である HTLV-1 関連脊髄症（HTLV-1 associated myelopathy；HAM），熱帯性痙性麻痺（tropical spastic paraparesis；TSP）や HTLV-1 関連ぶどう膜炎（HTLV-1 associated uveitis；HAU）の原因となる．HTLV-1 キャリアや関連疾患は，わが国では九州・沖縄地方を含む南西部に多く分布しており，HAU の頻度も全国では 0.8％ であるのに対し，九州南部では 17.1％ にものぼる[1]．

HAU の診断：臨床所見や各種検査で既知のぶどう膜炎である可能性を除外したうえで，血清中の抗 HTLV-1 抗体が陽性であった場合に HAU と診断する．本症例は臨床所見から両眼の肉芽腫性ぶどう膜炎と考えられ，サルコイドーシス，結核や梅毒などの肉芽腫性ぶどう膜炎を念頭に検査を行った．サルコイドーシスは，血清中のア

ンギオテンシン変換酵素（ACE），リゾチーム，可溶性インターロイキン2受容体（sIL-2R）がいずれも正常であり，胸部X線検査で両側肺門部リンパ節腫脹もみられず否定的であった．また，結核はツベルクリン反応陰性，T-スポット®.TB陰性から否定的，梅毒もTPHA陰性，RPR陰性で否定的であった．血清中の抗HTLV-1抗体のみ陽性で，そのほか既知のぶどう膜炎を示唆する検査結果がなかったことからHAUの可能性が考えられた．

HAUの臨床所見：多くは，中等度から重度の硝子体混濁を呈する中間部ぶどう膜炎である．虹彩炎や網膜血管炎を伴うこともあるが，通常，網膜脈絡膜に炎症所見はみられない．本症例でも前房内の炎症とベール状の硝子体混濁に加えて白色顆粒を認めたため，抗HTLV-1抗体陽性の結果と合わせてHAUと診断した．本症例は甲状腺機能亢進症に対して抗甲状腺薬を内服中であったこともポイントである．HAUでは全体で17％，女性患者では25％が甲状腺機能亢進症を合併する[2]とされ，HAUを疑った場合には甲状腺機能検査も行うべきである．

HAUの治療：HAUの発症機序は，HTLV-1が眼組織に感染するのではなく，HTLV-1感染T細胞が眼内に浸潤し種々の炎症性サイトカインを発現することに起因する過剰な免疫反応であると考えられている．そのため副腎皮質ステロイドによる治療によく反応し，数週間〜数か月で炎症所見は改善する．炎症が軽度の場合はステロイド点眼のみ，硝子体混濁が中等度以上みられる場合はステロイドのTenon囊下注射を行う．硝子体混濁が強く視力低下をきたしていたり，網膜血管炎も伴うような重症例の場合はステロイドの全身投与を行う．プレドニゾロン30mg程度から内服投与を開始し，症状に合わせて漸減していく．本症例では再発がみられたものの，ステロイド治療に良好な反応を示した．HAUでは反復性の炎症を繰り返す症例も多いが，一般的に視力予後は良好なことが多い．いったんHAUと診断してもHTLV-1キャリアに他のぶどう膜炎が合併している可能性を考慮し，ステロイド治療で症状の改善がみられない場合，もしくは増悪する場合には再度診断を見直し，他のぶどう膜炎の可能性を考える必要がある．

（長谷川英一）

（文献）
1) Takeda A, et al：Epidemiology of Uveitis, Caused by HTLV-1, Toxoplasmosis, and Tuberculosis；the Three Leading Causes of Endemic Infectious Uveitis in Japan. Ocul Immunol Inflamm 2016 Dec 7：1-5
2) 北市伸義ら：HTLV-1関連ぶどう膜炎．臨床眼科 2008；62：1232-1237．

反復性の炎症／結核
ぶどう膜炎症状が先行した結核性ぶどう膜炎の症例

はじめに 結核性ぶどう膜炎は感染性ぶどう膜炎の代表的な疾患であるが，必ずしも眼内に結核菌を見いだして診断するのでなく，臨床所見・検査所見を合わせて診断を行う必要がある．肺病変を伴わない症例も多いことに留意する．平成26（2014）年結核登録者情報調査年報集計結果（厚生労働省）によると，新規登録結核患者数は19,615人と初めて2万人を切り，平成28（2016）年の報告では，新規登録結核患者の数は17,625人で，前年（2015年）からさらに665人減少した．罹患率も減少傾向が続いているものの，わが国の結核罹患率は，欧米諸国と比較すると依然として高い．

症例 76歳，女性．左眼飛蚊症を自覚して近医受診．網膜血管炎を認め，精査加療目的にて大阪大学医学部附属病院眼科に紹介となった．

主訴 視力低下，飛蚊症（左眼）．

既往歴 糖尿病（－），高血圧（－）．

初診時所見 視力：RV＝0.6（1.2×S＋1.00D◯C－2.00D Ax110°），LV＝0.6（1.0×S＋2.00D◯C－2.50D Ax90°）．前房内に cell（2＋），左眼周辺網膜を中心として散在性に出血斑と静脈周囲炎を認めた（❶）．

検査 全身採血結果では，CRP（C-reactive protein；C反応性蛋白）が軽度上昇しているのみであった．胸部X線では両側肺門部リンパ節腫脹（bilateral hilar lymphadenopathy；BHL）も含めて特に異常所見は認めなかったが，胸部CTで上縦郭から右鎖骨上窩にリンパ節腫大を認め，サルコイドーシスではなく結核性リンパ節炎が疑われた．蛍光眼底造影検査では静脈血管炎があり，非灌流領域（non-perfusion area；NPA）を認めた（❷）．ツベルクリン反応は強陽性（4 cm，硬結・発赤あり）で，クォンティフェロン（QFT）陽性であった．

治療，経過 肺結核および結核性ぶどう膜炎と診断し，内科併診のもとイソニアジド（INH），リファンピシン（RFP），エタンブトール塩酸塩（EB），ピラジナミド（PZA）の4剤併用療法を開始した．NPAに網膜光凝固術（photocoagulation；PC）を順次施行予定で

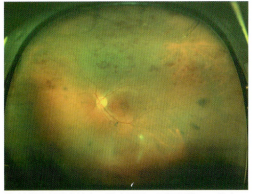

❶ 結核性網膜血管炎の眼底所見．周辺網膜に，散在性に静脈周囲炎と一部白鞘血管および，しみ状の網膜出血，硝子体混濁を認める．

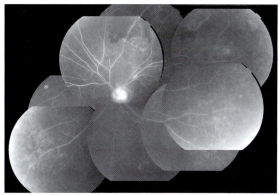

❷ 結核性網膜血管炎の蛍光眼底造影所見．閉塞性の網膜静脈血管炎と，その灌流域に無血管野を認める．

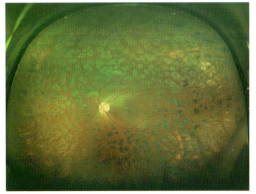

❸ 治療後（抗結核薬および硝子体手術）の結核性網膜血管炎の眼底所見．抗結核薬内服治療と硝子体出血に対する硝子体手術後の眼底所見．汎網膜光凝固がしっかりなされて，眼所見は安定している．

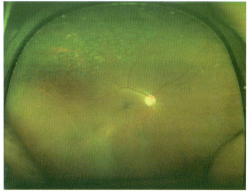

❹ 反対眼（右眼）治療後の眼底所見．蛍光眼底造影検査にて認められた無血管野に対して網膜光凝固術を施行した．

あったが，初診から1か月後に硝子体出血をきたし眼底透見不能となり，PCを完成するために硝子体手術を施行した．網膜全周にPCを施行し，術後右眼網膜に限局的に認められたNPAに対してもPCを施行した（❸❹）．抗結核薬内服を6か月継続して終了し，眼所見は安定している（❺❻）．

解説 **結核性ぶどう膜炎の臨床的特徴**：結核性ぶどう膜炎の前眼部病変として，角膜実質炎，フリクテン様角結膜炎，結膜炎，強膜炎がある．後眼部病変は，臨床像より網膜静脈血管炎，脈絡膜結核腫，脈絡膜粟粒結核に分類される．静脈血管炎は最も頻度が高く，びまん性・結節性の白鞘形成を伴う網膜静脈周囲炎が特徴である（❼）．血管周囲の白鞘は境界が不鮮明で，点状もしくは斑状の網膜出血がみられる．フルオレセイン蛍光眼底検査では白鞘化部分は過蛍光，血管閉塞部位では無血管野の存在が特徴である（❷）．結核性ぶどう膜炎眼は，症状としてさまざまな眼所見を呈するため，ぶどう

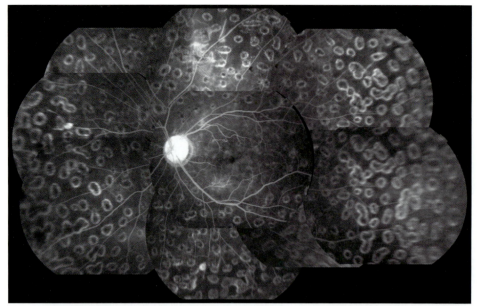

❺ 左眼の汎網膜光凝固術後の蛍光眼底造影検査所見. 網膜全周にわたって光凝固斑が認められ, 血管炎もなく眼所見は安定している.

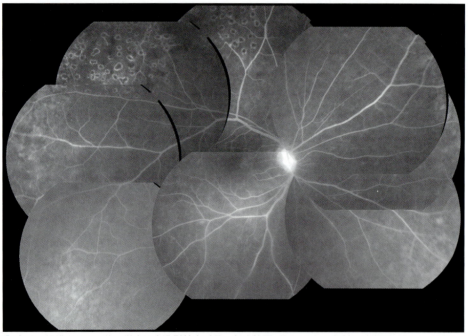

❻ 右眼の網膜光凝固術後の蛍光眼底造影検査所見. 無血管野が認められた領域に光凝固を行い, 血管炎もなく眼所見は安定している.

膜炎の鑑別診断として必ず結核性ぶどう膜炎を考えなければならない.

診断：臨床所見に加えて, 結核菌の感染を全身検査によって診断する必要がある. ツベルクリン反応（ツ反）を行いつつ, 胸部 X 線, 胸部 CT による肺病変の検索が重要である. 必ずしも肺病変がみつ

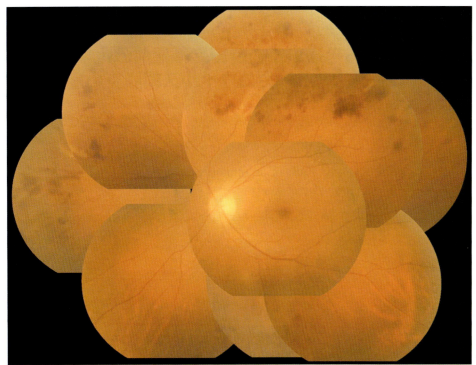

❼ 結核性網膜血管炎のパノラマ眼底所見．散在性に静脈周囲炎と白鞘血管および，しみ状の網膜出血を認める．

からないこともある．ツ反に加えて，近年ではクォンティフェロン®TB-2G が保険収載され汎用されている．T-スポット®.TB はより感度が高い検査として使われるようになっている．いずれにせよ，眼所見と血液所見を総合し，専門内科医と連携して最終的に診断をつけていく必要がある．

治療方針：抗結核薬の全身投与が基本であり，内科主導で治療を行う．INH, RFP, EB, PZA の 4 剤を基本として，3 剤以上の薬剤の内服を行い耐性菌の出現に留意しながら 6 か月以上の治療を行っていく．眼内炎症が強い場合にはステロイド薬の内服も考慮する必要がある．閉塞性血管炎による無血管野に生じた新生血管に対しては，PC を行う．硝子体出血に対して硝子体手術が必要になる場合がある．

（橋田德康）

(参考文献)
1) 後藤　浩：結核性ぶどう膜炎症．眼感染症の傾向と対策―完全マニュアル．疾患別診断・治療の進め方と処方例．ぶどう膜・網脈絡膜疾患．臨床眼科 2016；70：254-259．
2) 渡邊交世ら：結核性眼炎症疾患(解説/特集)．眼の細菌感染．眼科 2016；58：143-150．
3) 高瀬　博：結核(解説/特集)．全身疾患と眼：これがホットなトピックス！ あたらしい眼科 2016；33：957-961．
4) 川野庸平：結核．園田康平編．専門医のための眼科診療クオリファイ 13 ぶどう膜炎を斬る！　東京：中山書店；2012．p.162-166．
5) 毛塚剛司：結核性ぶどう膜炎．村田敏規編．専門医のための眼科診療クオリファイ 15 メディカルオフサルモロジー　眼薬物治療のすべて．東京：中山書店；2012．p.222-224．

薬物治療中にみられた炎症／サイトメガロウイルス網膜炎
悪性リンパ腫に対する自家末梢血幹細胞移植前の化学療法中に発症したHIV関連サイトメガロウイルス網膜炎の症例

症例 46歳，男性．前医にて左鼠径部の腫瘤より悪性リンパ腫と診断され，後にヒト免疫不全ウイルス（human immunodeficiency virus；HIV）陽性が判明した．HIVに対する多剤併用療法は順調に導入されたが，悪性リンパ腫治療目的で国立国際医療研究センターに紹介となり，精査のため眼科初診となった．

主訴 特になし（スクリーニング）．

初診時所見 視力は両眼（1.0）で，前眼部に炎症所見はみられず，網膜には微小循環障害に伴い生じる軟性白斑（HIV網膜症）がみられた以外，特記すべき所見はみられなかった．

既往歴 なし．

治療，経過 初診時すでに多剤併用療法は導入後で，CD4陽性T細胞数は184/μL，HIV-RNA量は160copiesであった．悪性リンパ腫の病型はびまん性大細胞型B細胞リンパ腫（diffuse large B-cell lymphoma；DLBCL）stage IV（節外病変：骨，胃，大腸）であることが判明し，化学療法（R-CHOP療法ほか）が開始となった．その後，髄液細胞数増多もみられたため，中枢神経リンパ腫として自家末梢血幹細胞移植を目的に大量化学療法を開始したところ，左眼にサイトメガロウイルス（cytomegalovirus；CMV）網膜炎が出現した．直近のCMV geniQは10,000copiesと上昇しており，ガンシクロビル5mg/kg×2回投与を開始し，骨髄抑制のためホスカルネットナトリウム水和物90mg/kg×2回に変更したところ病変は鎮静化に向かった（❶）．CMV抗原血症量は70から10まで低下し，腎機能障害のため抗CMV療法を中断したところ，著明な漿液性網膜剝離を伴う後極部の病変が再燃（❷〜❹），同時に中枢神経リンパ腫の再燃，心不全，急性呼吸不全を併発し死亡に至った．

解説 ヒトヘルペスウイルス（human herpesvirus；HHV）5，一般名CMVは2本鎖DNAをもつヘルペスウイルス科最大のウイルスである．ヒトの体内では広範な組織に親和性があり，眼科領域では近年CMV角膜内皮炎[1]やPosner-Schlossman症候群[2]の原因ウイルスとして，健常者における前眼部への感染が話題となったが，

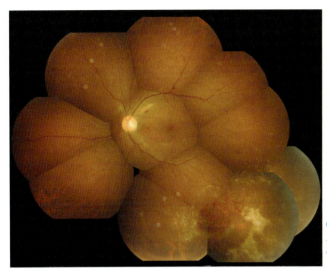

❶ 鎮静化しつつある眼底所見．視神経乳頭近傍の上耳側アーケード血管領域および下耳側周辺部網膜に，顆粒状白斑を伴い鎮静化しつつある白色滲出斑と出血がみられる．

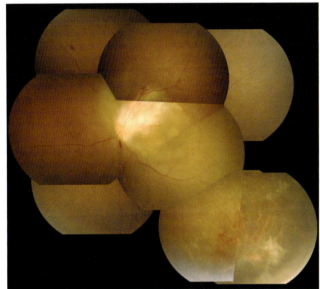

❷ 再燃時の眼底所見．上耳側アーケード血管領域の病変は再燃し，後極部を中心に漿液性網膜剝離がみられる．

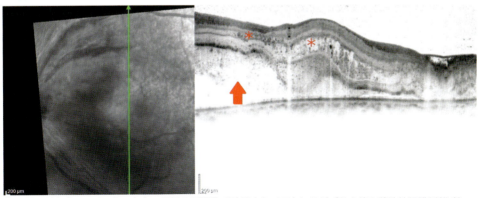

❸ 再燃時後極部の OCT 像．上方の網膜は層構造が破壊され，下方にはデブリを伴う漿液性網膜剝離（矢印）がみられる．内〜外網状層内にかけて細胞浸潤を疑わせる点状反射像（＊）がみられる．

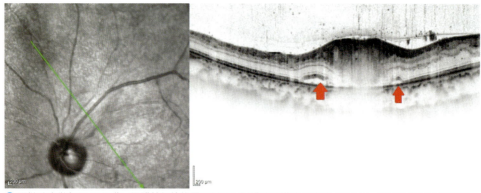

❹ 再燃時病巣部の OCT 像．網膜神経線維層は肥厚し網膜の層構造が確認できない．硝子体内には炎症細胞を示唆する点状反射像がみられ，わずかな漿液性網膜剥離（矢印）もみられる．

本来は日和見感染をきたすウイルスとして広く知られており，網膜への感染により網膜全層の壊死と浮腫を主体とする CMV 網膜炎を発症する．

CMV 抗体保有率は 70〜90％ 程度と高値で，ほとんどが乳幼児期に不顕性感染しているが，妊娠初期に母体が初感染または再活性化をきたすと，TORCH 症候群の病変の一つである CMV 網膜炎を発症する．CMV 網膜炎は先天性感染症としてはじめて報告され，その後ウイルスの再活性化に伴い生じる日和見感染として，臓器移植や化学療法後の免疫不全状態の患者において報告が散見された．1980 年代に入ると後天性免疫不全症候群（acquired immunodeficiency syndrome；AIDS）患者の 3 割が感染し，うち 3 割が失明に至る重篤な眼感染症として報告が相次いだ．1990 年から 2000 年代に入り AIDS 患者における多剤併用療法が先進国で標準治療となると，長期にわたり良好な細胞性免疫を維持できるようになり，HIV 関連 CMV 網膜炎患者数は激減した．AIDS 患者に合併した日和見感染症の制御が格段に容易となった一方，生命予後の改善とともに悪性腫瘍の合併は増加し，CMV 網膜炎も HIV 感染ではなく悪性腫瘍の治療に伴う免疫能の低下が要因となり発症するケースが増加している．本症例も自家末梢血幹細胞移植を目的とした大量化学療法中に CMV 網膜炎を発症した．

CMV 網膜炎は特徴的な眼所見から臨床的に診断が可能である．明確な診断基準はないが，米国 ACTG criteria[3] では ❺ のように病変を定義している．房水や硝子体液を採取し real-time PCR 法で CMV ゲノムを証明することにより，確定診断される．CMV 網膜炎は血中に CMV 抗原やゲノムが検出されにくいため，CMV 抗原血症

❺ 米国 ACTG criteria による CMV 網膜炎の診断

Confirmed CMV retinitis
① 白斑または灰白色の網膜壊死を含む典型的な病巣が存在する．出血の有無は問わない．
② 病巣部には不規則な硬い顆粒状ボーダーが存在する．
③ 硝子体の炎症はないか，あっても軽度．
④ 経験豊富な眼科医による間接鏡を用いた眼底検査がなされている．
⑤ 別の眼科医による眼底写真の読影がなされている．

Probable CMV retinitis
⑤ を除き ①〜④ を満たすもの

ACTG：the AIDS Clinical Trial Group

法(アンチゲネミア〈antigenemia〉法)や PCR 法は,補助診断として参考値程度の価値にとどまるとされてきたが,筆者らの施設では CD4 陽性 T 細胞数が $200/\mu L$ 未満では,血漿中の CMV-DNA 量が未検出の場合は 91.3% の感度で除外でき,10,086 IU/mL 以上では 94.1% の特異度で CMV 網膜炎がみられたことから[4],血漿中の CMV-DNA 検出の有無を診断の指標の一つとして早期発見に活用している[5].本症例では眼局所から CMV ゲノムを証明していないため眼内リンパ腫との鑑別が問題となるが,周辺部の顆粒状病変を含めた典型的な眼病変の存在や血漿中の CMV-DNA 量の上昇,加えて光干渉断層計(optical coherence tomography;OCT)による網膜内層から外層にかけての層構造の破壊所見は,病巣が網膜色素上皮から網膜外層にかけて存在する眼内リンパ腫による所見[6]とは異なる点などから診断ができた.

治療はガンシクロビルの点滴静注,または病変が周辺部に存在する場合はバルガンシクロビルの内服が第一選択となり,程度や副作用に応じてホスカルネットナトリウム水和物の点滴静注や,ガンシクロビルまたはホスカルネットナトリウム水和物の硝子体内注射を,どちらか単独あるいは併用して行う.本症例は自家末梢血幹細胞移植を目的としており全身の CMV に対する治療が必要であったため,眼局所単独治療という選択肢はなかった.再燃の際には硝子体内注射の併用も検討したが,全身状態の増悪により施行はできなかった.HIV 関連 CMV 網膜炎は減少したとはいえ,今もなお劇症例が散見される.発症に至る背景,診断と治療のストラテジはともにパラダイムシフトを遂げ,第二ステージに突入したといえよう.

(八代成子)

(文献)
1) Koizumi N, et al:Cytomegalovirus in aqueous humor from an eye with corneal endothelitis. Am J Ophthalmol 2006;141:564-565.
2) Chee SP, et al:Clinical Features of Cytomegalovirus Anterior Uveitis in Immunocompetent Patients. Am J Ophthalmol 2008;145:834-840.
3) Wohl DA, et al:Low rate of CMV end-organ disease in HIV-infected patients despite low CD4+ cell counts and CMV viremia:results of ACTG protocol A5030. HIV Clin Trials 2009;10:143-152.
4) Mizushima D, et al:Diagnostic utility of quantitative plasma cytomegalovirus DNA PCR for cytomegalovirus end-organ diseases in patients with HIV-1 infection. JAIDS 2015;68:140-146.
5) Nishijima T, et al:Routine eye screening by an ophthalmologist is clinically useful for HIV-1-infected patients with CD4 count less than $200/\mu L$. PLoS One 2015;10:e0136747.
6) Keino H, et al:Spectral-domain Optical Coherence Tomography Patterns in Intraocular Lymphoma. Ocular Immunol Inflamm 2016;24:268-273.

薬物治療中にみられた炎症／薬剤性ぶどう膜炎
抗 programmed cell death 1 抗体（ニボルマブ）投与中に生じた薬剤性ぶどう膜炎の症例

症例 左の足底に黒色斑がみられたため皮膚科を受診．精査の結果，末端黒子型の悪性黒色腫と診断された．その3年後に肺転移が発覚し，抗 PD-1 抗体であるニボルマブ（オプジーボ®）による治療が開始された．ニボルマブ投与2週間後に両眼の霧視を自覚したため，眼科受診となった．

主訴 両眼の霧視．

既往歴 特記すべきことはない．

初診時眼所見 視力は RV＝0.2（1.2×S−1.5D◯C−0.75D Ax 60°），LV＝0.2（1.2×S−1.25D◯C−1.0D Ax 135°）．両眼とも前眼部に微細な角膜後面沈着物と前房内炎症細胞，フィブリンの析出，虹彩後

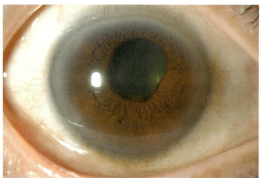 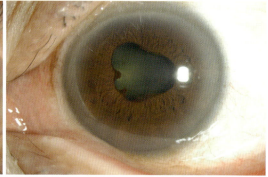

a. 細隙灯顕微鏡所見（左図：右眼，右図：左眼）

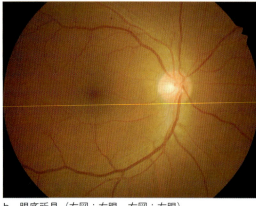 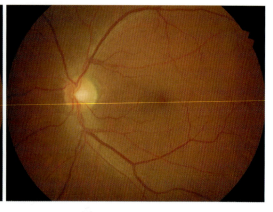

b. 眼底所見（左図：右眼，右図：左眼）
❶ 初診時の所見．両眼とも前眼部に微細な角膜後面沈着物，前房内炎症細胞および虹彩後癒着がみられる．眼底には異常所見はみられない．

癒着がみられた（❶a）．中間透光体，眼底には異常所見はみられなかった（❶b）．

[検査]　血液検査では，CRP（C-reactive protein；C反応性蛋白）の軽度上昇以外は白血球数，赤沈などは基準値内であった．各種自己抗体（抗核抗体，抗CCP抗体，抗ds-DNA抗体，抗RNP抗体，抗Sm抗体，抗SS-A/Ro抗体，抗SS-B/La抗体，抗Jo-1抗体，抗Scl-70抗体）もすべて陰性で，HLA抗原はB51とDR4が陽性だった．

[治療，経過]　前眼部炎症に対してベタメタゾンの点眼と結膜下注射による治療を開始したところ，2週間でかなり虹彩炎は改善した（❷）．副作用が出現した場合には，その時点で投薬は中止，あるいは一時的に休止されることも多いと考えられるが，本症例のような生命予後にかかわる疾患の治療では継続が望ましい．本症例では，ステロイドの局所投与により比較的速やかに炎症が消退したため，ニボルマブによる治療は継続された．また，ベタメタゾンの点眼を中止すると容易に虹彩炎が再発するため，ベタメタゾンの点眼は継続となった．脈絡膜における炎症，漿液性網膜剝離，視神経乳頭の発赤・腫脹などVogt-小柳-原田病の所見は呈さなかったが，ニボルマブを継続することで脱毛や白毛化，夕焼け状眼底（❸）が出現するようになった．

[解説]　薬剤に起因する眼科的副作用は多岐に及ぶ．薬剤に起因するぶどう膜炎も同様多岐にわたる（❹）が，薬剤性ぶどう膜炎を経験することはまれである．薬剤性ぶどう膜炎の診断には，まず既知のぶどう膜炎を鑑別し，詳細な病歴の聴取をもとに原因薬剤を特定していく．特に薬剤性ぶどう膜炎は両眼性で薬剤投与初期に発症することが多いことを念頭に置く．薬剤の種類としては，点眼などの

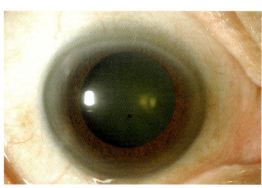 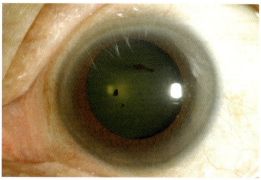

a．右眼　　　　　　　　　　　　　　　　　　　　b．左眼
❷ 治療開始後2週の前眼部写真．前房内炎症細胞の減少および虹彩後癒着が解除されている．

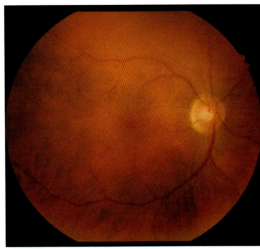 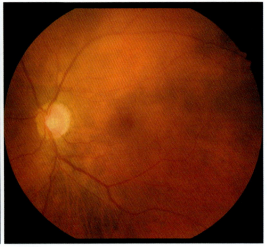

a. 右眼　　　　　　　　　　　　　　　　　　　b. 左眼

❸ ニボルマブ治療中に生じた夕焼け状眼底．Vogt-小柳-原田病のような夕焼け状眼底がみられる．

❹ 薬剤性ぶどう膜炎をきたしうる重要な薬剤

抗微生物薬	抗癌薬	自己免疫に対する治療薬	その他
リファブチン シドフォビル サルファ剤 ニューキノロン系薬 ジエチルカルバマジン	ベムラフェニブ エルロチニブ塩酸塩 ニボルマブ トレメリムマブ ペムブロリズマブ イピリムマブ	インフリキシマブ アダリムマブ エタネルセプト	ビスホスホネート製剤 メチプラノロール ブリモニジン酒石酸塩 プロスタグランジン製剤 クロミフェンクエン酸塩 キニジン硫酸塩水和物 トピラマート トリアムシノロンアセトニド 抗VEGF薬（ベバシズマブなど）

　局所投与や内服・点滴治療を代表とする全身投与などさまざまな投与方法および薬剤の種類で発症しうる．眼科領域で頻度の高い硝子体内注射でも起こりうるが，毒性の少ない薬剤であったとしても硝子体注射といった外科的手技のみでも炎症を惹起しうる[1]．

　特に近年では，分子標的薬による薬剤性ぶどう膜炎が注目されている．TNFα阻害薬は，インフリキシマブ（レミケード®）やアダリムマブ（ヒュミラ®）を代表とする難治性のぶどう膜炎の新規治療薬として著明な眼炎症抑制効果をもっている．しかし，TNFα受容体抗体のエタネルセプト（エンブレル®）では，治療中にサルコイドーシスによるぶどう膜炎を発症することも報告されている[2,3]．また，抗PD-1抗体であるニボルマブおよびペムブロリズマブ，抗CTLA-4抗体であるイピリムマブを代表とする免疫チェックポイント阻害薬は，悪性黒色腫，非小細胞肺癌，頭頸部癌，胃癌，腎細胞癌，Hodgkinリンパ腫などの癌治療に新たな光明をもたらした一方で，免疫関連有害事象（immune-related adverse events；irAE）と

いう独特の副作用をもたらす結果となった．ぶどう膜炎も例外ではなく，本症例のように，これら免疫チェックポイント阻害薬によるぶどう膜炎が多く報告されている[4]．

治療法としては，薬剤性ぶどう膜炎が出現した場合には，その時点で原因となった薬剤の投与は中止，あるいは一時的に休止されることも多いと考えられる．しかし，悪性腫瘍のように生命予後にかかわる疾患では，治療の中止についての判断は容易ではない．ステロイドの点眼や結膜下注射などで炎症をコントロールできるため，生命予後に関与し，ほかに代替薬がない場合は必ずしも中止しなくてよいと考える．また実際に，irAEの出現およびステロイド投与は，生存率や治療経過に有意な影響を及ぼさなかったとの報告もある[5]．このように，副腎皮質ステロイドを代表とする抗炎症薬が奏効しやすい薬剤性ぶどう膜炎の症例では，有害事象のグレードと原病の状態を鑑みながら方針を立てることも必要であろう．

近年，分子標的薬を代表とする新規治療薬が間断なく出現してきている．過去のぶどう膜炎における統計では，薬剤性ぶどう膜炎の占める割合が0.5％とまれだったが[6]，今後は分子標的薬の使用が増加することにより薬剤性ぶどう膜炎に遭遇する機会も増えるだろう．

〈臼井嘉彦〉

〈文献〉
1) Moorthy RS, et al：Drug-induced uveitis. Surv Ophthalmol 1998；42：557-570.
2) Suzuki J, et al：Uveitis associated with sarcoidosis exacerbated by etanercept therapy. Jpn J Ophthalmol 2009；53：433-444.
3) Hashkes PJ, et al：Sarcoid-related uveitis occurring during etanercept therapy. Clin Exp Rheumatol 2003；21：645-646.
4) 水井　徹ら：抗programmed cell death 1抗体ニボルマブ投与中にぶどう膜炎と脱色素を生じた1例．日本眼科学会雑誌 2017；121：712-718.
5) Horvat TZ, et al：Immune-related adverse events, need for systemic immunosuppression, and effects on survival and time to treatment failure in patients with melanoma treated with ipilimumab at Memorial Sloan Kettering Cancer Center. J Clin Oncol 2015；33：3193-3198.
6) Fraunfelder FW, et al：Drug induced uveitis. Incidence, prevention, and treatment. Drug Saf 1997；17：197-207.

術後にみられた炎症／急性術後眼内炎
白内障手術後 1 週間目にみられた眼内炎の症例

症例 78歳，男性．両眼の白内障手術目的にて近医から紹介．まず左眼の白内障手術を施行し，術後視力は（1.0）と良好．次に右眼の白内障手術を施行し，手術は後嚢破損などの合併症もなく終了した．翌日の右眼視力は（1.2）と良好であった．しかし，右眼の手術後 1 週間目の再診日に，2 日前からの飛蚊症の悪化と，前日からの急激な右眼視力低下の訴えがあった．

主訴 右眼の視力低下．

既往歴 特記すべきことはない．

家族歴 特記すべきことはない．

検査所見 視力：RV＝20 cm 手動弁（n.c.），LV＝0.4（1.0×S−1.00D ◯ C−0.50D Ax 100°）．眼圧：RT＝14 mmHg，LT＝12 mmHg．細隙灯顕微鏡検査では，前房内にフィブリンが析出，前房蓄膿を認めた（❶）．角膜は浮腫状に混濁しており，眼底は散瞳不良と硝子体混濁のため，観察困難であった．

治療，経過 前眼部所見，硝子体の超音波 B モードエコー所見（❷）から術後眼内炎を疑い，同日に硝子体手術を施行した．手術までの数時間に悪化することを防ぐため，外来にてセフタジジム水和物 2.0 mg/0.1 mL とバンコマイシン塩酸塩 1.0 mg/0.1 mL の硝子体

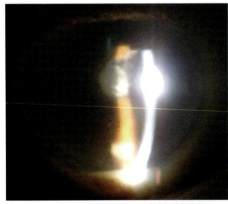

❶ 術後眼内炎発症時の前眼部写真．瞳孔領はフィブリンで覆われており，前房蓄膿が観察される．

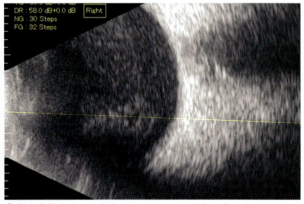

❷ 眼内炎発症時の超音波 B モードエコー写真．強い硝子体混濁を認める．

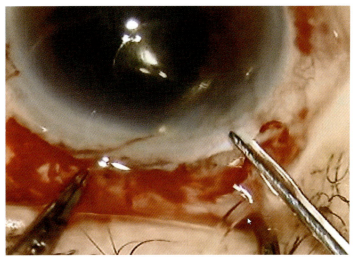

❸ 術中の所見．眼内レンズを摘出している．

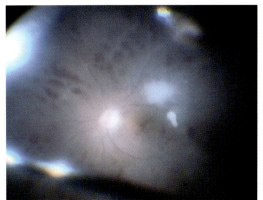

❹ 術中の所見．硝子体混濁を除去したあとの状態．広範囲に網膜出血と白鞘化血管が観察され，後極の網膜上には，フィブリン様の白色塊が観察される．

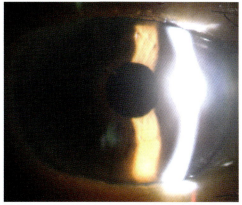

❺ 術後2週間経過時の前眼部写真．無水晶体眼となっている．炎症は鎮静化している．

内注射を施行した．なお，硝子体内注射前に前房水を採取して培養検査を行ったが，細菌は検出されなかった．手術中は，灌流液にセフタジジム水和物とバンコマイシン塩酸塩を添加したものを使用した．まず眼内レンズを水晶体嚢から分離して抜去し（❸），前房と嚢内を十分に洗浄した．続いて混濁した硝子体を切除した．途中，後嚢も円形に切開したが，周辺部の水晶体嚢は，のちの二次的な眼内レンズ挿入を想定して温存した．眼底は広範囲に網膜出血と網膜血管の白鞘化を認め，色調は不良であった（❹）．抗菌薬を添加した灌流液で十分に硝子体腔内を灌流し，手術終了時には抗菌薬の硝子体内注射を再度行った．抗菌薬の全身投与も併用したが，術後5日目で中止とした．右眼視力は徐々に改善し，術後3週間目に（0.9）まで回復した（❺）．術後3か月目に眼内レンズを嚢外に二次的に挿入

した．術後9か月目の最終視力は（1.2）であり，以降は近医眼科での経過観察となった．

解説

起炎菌：術後眼内炎は，術者ならだれしもが遭遇する可能性のある疾患である．6週間以内に発症した術後眼内炎の起炎菌としては，コアグラーゼ陰性ブドウ球菌（coagulase-negative staphylococci；CNS）あるいは *Staphylococcus epidermidis*，メチシリン耐性黄色ブドウ球菌（methicillin-resistant *Staphylococcus aureus*；MRSA），*Enterococcus faecalis* などが上位を占めており，*Enterococcus faecalis* や MRSA が起炎菌である場合には，最終視力が不良であることが報告されている[1]．ただ，前房水や硝子体液，あるいは摘出された眼内レンズから細菌培養検査を行っても起炎菌が検出されないケースをしばしば経験する．起炎菌の由来については，眼瞼，結膜から検出される細菌と，術後眼内炎の起炎菌の種類が類似していることから，手術器具の汚染などではなく，通常は患者自身の眼表面由来の細菌による感染と考えられている[2]．

診断：白内障手術において後嚢破損などの合併症がなく，糖尿病などの易感染性を示す全身疾患がなくとも，術後眼内炎は生じうる．なかには診断に非常に苦慮するケースも存在し，特に遅発性に生じた術後眼内炎の場合，ステロイドの点眼薬や内服薬により炎症がいったん軽減することがあり，確定診断に時間がかかることも少なくない．しかし，術後早期に生じた急性の術後眼内炎では，急激に増悪する強い前房内炎症や硝子体混濁などの臨床経過から，診断は比較的容易である．自覚症状として痛みを訴えることは多いが，違和感程度のこともある．急激な視力低下と眼内の強い炎症所見，手術から日数が経っていないこと，などの客観的評価を適切に行い，術後眼内炎の可能性がきわめて高いと判断した場合は，可及的速やかに治療を開始することが重要である[3]．

治療：米国での術後眼内炎の大規模なスタディである EVS（Endophthalmitis Vitrectomy Study）によると，抗菌薬の硝子体内注射は硝子体手術と同等の効果がある，とされているが[4]，わが国では早めに硝子体手術を行うことが多い．眼底が透見可能であれば硝子体内注射や頻回の抗菌薬点眼・点滴で経過をみることも選択肢としてはありうる．しかし，実際にはそのようなケースは比較的少なく，通常は，強い前房内炎症や高度の硝子体混濁のため，眼底は透見不能となっていることが多い．そのため，超音波Bモード検査で強い

硝子体混濁を認めたり，網膜電図で波形が減弱している症例では，硝子体手術を可及的速やかに施行するほうが，良好な視力予後が得られることが多い．実際，手術中に硝子体混濁を除去して眼底を観察した際に，予想以上に眼底所見が悪化しているケースにしばしば遭遇する．硝子体手術は，混濁した感染病巣を直接除去できるだけでなく，抗菌薬の眼内移行を良好にすることもできる．そのため，術終了時にガスを入れることはなるべく避けたほうがよく，医原性裂孔を形成しないよう細心の注意を払う．ただし，医原性裂孔が形成された場合や，網膜が壊死によって脆弱となっており術後に網膜剝離発症の可能性が高いと判断された場合には，ガスタンポナーデを行うことが多い．眼内レンズ周囲の水晶体囊内には，感染の原因となった細菌が増殖している可能性が高いことから，眼内レンズは摘出したほうが確実な消炎が得られる[5]．

なお，実際に外来で術後眼内炎の患者を診察した際には，硝子体手術を行うまでの時間，あるいは，手術可能な施設に搬送するまでの時間に病状が悪化することを防ぐため，セフタジジム水和物とバンコマイシン塩酸塩の硝子体内注射を行うことは，大きな意味がある．また，灌流液に添加する抗菌薬の濃度よりも，推奨されている硝子体内注射のほうが高濃度であることから，硝子体手術終了時には，再度抗菌薬の硝子体内注射を行うほうが効果が期待できる．

〔小林崇俊，池田恒彦〕

〔文献〕
1) 薄井紀夫ら：白内障に関連する術後眼内炎全国調査．眼科手術 2006；19：73-79．
2) 秦野 寛：術後眼内炎の病態と診断．日本の眼科 2011；82：438-444．
3) 薄井紀夫：治療戦略1―緊急対応プロトコール．あたらしい眼科 2005；22：909-911．
4) Endophthalmitis Vitrectomy Study Group：Results of the Endophthalmitis Vitrectomy Study. A randomized trial of immediate vitrectomy and of intravenous antibiotics for the treatment of postoperative bacterial endophthalmitis. Arch Ophthalmol 1995；113：1479-1496．
5) 中野有香ら：白内障術後眼内炎発症眼より摘出した眼内レンズの走査型電子顕微鏡所見．あたらしい眼科 2004；21：1253-1256．

術後にみられた炎症／遅発性術後眼内炎
線維柱帯切除術後に遅発性眼内炎が生じた症例

症例 63歳，男性．健診で両開放隅角緑内障を指摘され神戸大学医学部附属病院眼科を紹介となった．緑内障点眼薬（ラタノプロスト，ブリンゾラミド・チモロールマレイン酸塩配合薬，ブリモニジン酒石酸塩）で加療されていたが右眼の視野障害進行が認められたため右眼の線維柱帯切除術が施行された．手術の5か月後に右眼痛を自覚するようになり，その翌朝に著しい霧視を伴うようになったため，同日，当科を予約外受診された．

主訴 眼痛，霧視（右眼）．

既往歴 特記事項なし．

来院時所見 視力：RV＝40cmHM（n.c.）．強い結膜充血と白濁した濾過胞を認めた（❶）．前房内には前房蓄膿を伴った強い炎症所見があり，眼底の透見は困難であった（❷）．

検査 線維柱帯切除後の早期から無血管濾過胞であり（❸），眼痛の生じる2週間前の定期診察時に濾過胞漏出が確認されていた（❹）．臨床所見と急性発症であることをあわせて，濾過胞感染からの細菌性眼内炎が疑われた．

治療，経過 同日に手術が施行された．まず，培養提出用に濾過胞内を満たしていた膿と前房水を採取した後に超音波水晶体乳化吸

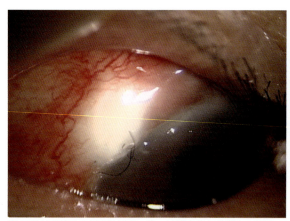
❶ 予約外受診時の濾過胞写真．強い結膜充血と白濁した濾過胞を認める．

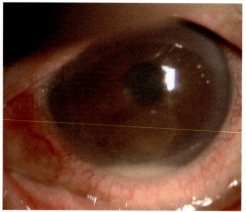
❷ 予約外受診時の前眼部写真．フィブリンと前房蓄膿を伴った強い前房内炎症が確認できる．

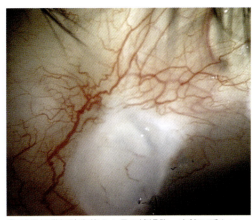
❸ 線維柱帯切除術後2か月の濾過胞. 血管に乏しい無血管濾過胞が形成されている.

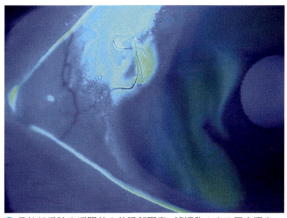
❹ 予約外受診2週間前の前眼部写真. 濾過胞からの房水漏出が認められる.

引を行った. この段階で強い硝子体混濁で眼底の詳細が不明であることが判明したため, 硝子体手術によって混濁した硝子体と水晶体囊を切除し, 網膜上の増殖組織を剥離して手術を終了した. なお, 灌流液中にはバンコマイシン塩酸塩（最終濃度 20 µg/mL）およびセフタジジム水和物（最終濃度 40 µg/mL）を添加して手術を行った. 術後は, 抗菌薬点滴およびバンコマイシン（1 mg/0.1 mL）/セフタジジム（2 mg/0.1 mL）硝子体内注射（3日間）と, モキシフロキサシン塩酸塩点眼, セフメノキシム塩酸塩点眼, ブロムフェナクナトリウム点眼, 散瞳薬点眼で加療を行った.

後日, 術中に採取した検体から *Staphylococcus epidermidis* と *Streptococcus mitis* が分離された. *Streptococcus mitis* についてはレボフロキサシン耐性であったが, セフメノキシムに感受性があり, モキシフロキサシン塩酸塩点眼とセフメノキシム塩酸塩点眼の組み合わせでカバーできていた. 治療経過が順調であったため, 6か月後に眼内レンズの縫着を行い, 右視力は（0.4）にまで回復した（❺）.

解説 **術後遅発性眼内炎発生の現状**：術後眼内炎は診断と治療の遅れが視機能予後に大きく影響する. 遅発性眼内炎では術後1か月以上が経過してから炎症所見が生じることから, 内眼手術後に眼内炎症所見が生じた際には常に術後感染を念頭におく必要がある. わが国における術後遅発性眼内炎では *Propionibacterium acnes* を主な起炎菌とする白内障手術後の遅発性慢性虹彩毛様体炎がよく知られているが, 周術期の予防対策が改善されたためか筆者の施設では白内障手術後の遅発性眼内炎はここ数年経験していない. また, 以前は急性の非感染性術後炎症と認識されていた toxic anterior segment

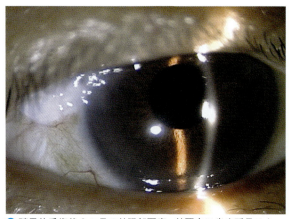

❺ 硝子体手術後 6 か月の前眼部写真．前房内に炎症所見はなく結膜充血も認めない．無血管濾過胞は残存している．

syndrome（TASS）が一部の種類の眼内レンズ挿入眼で亜急性に生じたとの報告もあるが，眼内レンズの製造工程の改良以降は頻度が減少しているようである．一方，わが国で行われた多施設前向きコホート試験（Collaborative Bleb-related Infection Incidence and Treatment Study；CBIITS）で，マイトマイシン C 併用線維柱帯切除術が施行された眼では 5 年間で 2.2％ の頻度で"濾過胞感染もしくは感染性眼内炎（眼内炎）"が生じていることが判明しており，その頻度の高さからマイトマイシン C 併用線維柱帯切除術後の遅発性眼内炎の臨床像と対応方法を知っておくことは重要である．

線維柱帯切除術後の遅発性眼内炎：臨床像と対応方法を以下にまとめる．

1. 危険因子：CBIITS では濾過胞漏出と若年であることが線維柱帯切除術の眼内炎の危険因子であったが，そのほかに，術中の代謝拮抗薬の使用，下方の濾過胞，無血管濾過胞，長眼軸，抗菌薬の長期使用，などが報告されている．
2. 眼内炎 Stage：眼内炎は炎症の波及部位によって以下の Stage に分類される．

Stage I：結膜充血と黄色濾過胞を呈するが，前房内に炎症所見が乏しい．

Stage II：Stage I の所見に加えて，前房内炎症所見（細胞，フレア，前房蓄膿）が認められる．

Stage IIIa：Stage II の所見に加えて軽度の硝子体混濁を伴う（眼底観察可能）．

Stage IIIb：Stage II の所見に加えて強い硝子体混濁を伴う（眼底

❻ 濾過胞関連感染の治療プロトコール

Stage I	0.5％レボフロキサシン点眼，0.5％セフメノキシム塩酸塩点眼（1時間ごと）
	オフロキサシン眼軟膏（眠前）
	バンコマイシン塩酸塩（25 mg）/セフタジジム水和物（100 mg）結膜下注射
Stage II	0.5％レボフロキサシン点眼，0.5％セフメノキシム塩酸塩点眼（1時間ごと）
	オフロキサシン眼軟膏（眠前）
	バンコマイシン塩酸塩（1 mg）/セフタジジム水和物（2.25 mg）前房内注射
	抗菌薬全身投与（必要に応じて）
Stage IIIa	0.5％レボフロキサシン点眼，0.5％セフメノキシム塩酸塩点眼（1時間ごと）
	オフロキサシン眼軟膏（眠前）
	バンコマイシン塩酸塩（1 mg）/セフタジジム水和物（2.25 mg）前房内注射
	抗菌薬全身投与
	コルチコステロイドの全身もしくは局所投与（十分な抗菌治療の後に）
Stage IIIb	0.5％レボフロキサシン点眼，0.5％セフメノキシム塩酸塩点眼（1時間ごと）
	オフロキサシン眼軟膏（眠前）
	速やかな硝子体手術およびバンコマイシン塩酸塩（100 mg/500 mL）およびセフタジジム水和物（200 mg/500 mL）の硝子体灌流
	抗菌薬全身投与
	コルチコステロイドの全身もしくは局所投与（十分な抗菌治療の後に）

観察不能）.
3. 起炎菌の検出方法：Stage I では結膜擦過物および眼脂を，Stage II では前房水を，Stage IIIa, b では硝子体をそれぞれ採取し培養に提出する．
4. 治療法：CBIITS では Stage ごとに治療プロトコールが設定されている（❻）．

本症例について：線維柱帯切除術後眼内炎の危険因子である無血管濾過胞と濾過胞漏出を有していた．予約外受診の際には検眼鏡所見から Stage II 以上の眼内炎であることは明らかであったが，前房炎症で眼底の観察が困難であったため Stage IIIb の可能性が否定できず，緊急での硝子体手術となった．起炎菌として *Staphylococcus* *epidermidis*（表皮ブドウ球菌）と *Streptococcus mitis*（溶血性レンサ球菌）が同定され，後者がニューキノロン耐性であったが，治療プロトコールに従って，モキシフロキサシン塩酸塩点眼とセフメノキシム塩酸塩点眼で治療したことによって感染をうまくコントロールできたと推測される．眼内炎の Stage 分類で迷った際にはより重篤な Stage として治療法を選択したほうがよい．線維柱帯切除術後眼内炎では弱毒菌が起炎菌であることが少なく，本症例のように急速に感染が悪化する．したがって，適切な治療法が選択されなければ著明な視機能障害に至る可能性がある．本症例のように感染がうまく治療できた後も無血管濾過胞は残り，引き続き感染の危険がある状態が続く．濾過胞漏出を伴った無血管濾過胞をどうとり扱うかは難しい問題であるが，筆者らの施設では，菲薄化した無血管濾過胞を裏打ちするように羊膜を用いて濾過胞再建を行い，濾過胞漏出が長期にわたり止まっている症例を経験している．

　遅発性術後眼内炎では，白内障・硝子体術後の感染性眼内炎や TASS が有名であるが，線維柱帯切除術後の感染性眼内炎の頻度も高いため注意が必要である．

（楠原仙太郎）

（参考文献）
 i ）秦野　寛：術後眼内炎の病態と診断．日本の眼科 2011；82：4-10．
 ii ）Oshika T, et al：Outbreak of subacute-onset toxic anterior segment syndrome associated with single-piece acrylic intraocular lenses. Ophthalmology 2017；124：519-523.
iii）Yamamoto T, et al：The 5-year incidence of bleb-related infection and its risk factors after filtering surgeries with adjunctive mitomycin C. Ophthalmology 2014；121：1001-1006.
iv）Yamamoto T, et al：Interim clinical outcomes in the collaborative bleb-related infection incidence and treatment study. Ophthalmology 2011；118：453-458.

術後にみられた炎症／水晶体起因性眼内炎
肉芽腫性の炎症像を呈した典型的な術後水晶体起因性眼内炎

症例 86歳，女性．6週間前に近医で両眼の水晶体超音波乳化吸引術を受けた．右眼の手術時，核吸引中に後嚢を破損し，皮質および核1/4程度が落下したため，前部硝子体切除を行い3ピース眼内レンズを囊外に固定した．術後，硝子体内に水晶体皮質は観察されず，視力経過も良好であった．術後3週目に右眼の眼圧が36mmHgに上昇したため，アセタゾラミド（ダイアモックス®）を内服し，眼圧は下降した．また，術後4週目に硝子体混濁が発生したため，プレドニン®錠10mg/日を6日間内服したところ，一時的に炎症所見は改善し，視力も回復した．しかし，術後6週目に再度視力低下と霧視を自覚し，コントロール不良の術後眼内炎として山口大学医学部附属病院眼科へ紹介となった．

主訴 右眼霧視．

既往歴 糖尿病（−），高血圧（−），アレルギー（−）．

初診時所見 視力：RV＝(0.01)，LV＝(1.5)．眼圧：RT＝21mmHg，LT＝13mmHg．右眼の角膜後面に大小不同の角膜後面沈着物（keratic precipitates；KPs）を認めた（❶）．前房にcell 2＋，結膜に軽度の充血がみられ，硝子体混濁3＋のため，網膜血管の透見は不良であった（❷）．Bモードエコーでは硝子体混濁と下方の硝子体に高反射の構造物を認めた．なお，左眼には明らかな炎症所見を認

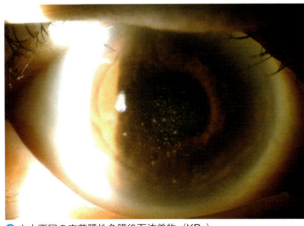

❶ 大小不同の肉芽腫性角膜後面沈着物（KPs）

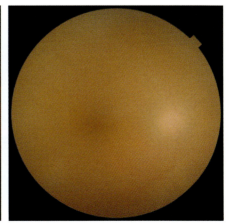

❷ 硝子体混濁により網膜血管は透見不良．

めなかった.

治療,経過 片眼性肉芽腫性汎ぶどう膜炎で,後嚢破損を伴う白内障術後に生じた眼内炎であり,前医の白内障術中所見およびBモードエコー結果からは周辺部硝子体腔への水晶体残存が予想された.ステロイド治療に一時的に反応した病歴,遅発性の経過から水晶体起因性眼内炎が疑われ,即日硝子体手術を行った.術中,網膜下方周辺部に水晶体皮質が残存しており,硝子体カッターを用いて除去した(❸).眼内レンズに感染徴候はなく,フィブリンの付着や破損がなかったため,摘出せず温存した.硝子体切除術後,右眼の炎症所見は改善し,術後5日目には視力はRV=(1.5)まで回復し,経過良好のため退院した.術中に採取した硝子体液の感染症網羅的DNA-PCR(polymerase chain reaction)は陰性であった.術後半年間の外来での経過観察中に,炎症の再燃はみられなかった(❹).

解説 概念と発症機序:水晶体起因性眼内炎は,自身の水晶体蛋白を抗原とした自己免疫性ぶどう膜炎である.水晶体蛋白に対して抗体が産生され,免疫複合体によるIII型アレルギー反応により惹起されるものと考えられている.白内障手術時の後嚢破損・水晶体落下症例にしばしばみられ,病像は片眼性肉芽腫性汎ぶどう膜炎を呈し,残存水晶体の局在部位により炎症の主座は異なる.白内障術後以外にも,外傷や過熟白内障の嚢破損による皮質の散布などによっても発症することがある.発症機序として,水晶体蛋白の嚢外曝露だけでなく,細菌感染を契機とした水晶体に対する自己免疫誘導の可能性が示唆されている[1].

鑑別診断:眼内の水晶体残存が検眼鏡的に認められれば本症を容易

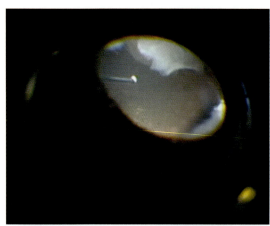

❸ 原因となった網膜下方の水晶体皮質を硝子体カッターで除去.

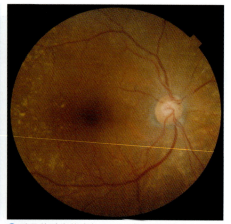

❹ 硝子体手術後半年までに炎症の再燃なし.

に疑えるが，残存水晶体の局在部位や硝子体混濁により同定しにくいこともある．自院で手術施行された症例はまだしも，他院で施行された白内障手術の術中所見は正確に伝達されないこともあり，慎重に診察する必要がある．

　鑑別として重要なものが術後感染性眼内炎である．白内障術後6週間〜1年の間に起きる遅発性で穏やかな症状を呈する眼内炎は，水晶体起因性眼内炎または *Propionibacterium acnes*（*P. acnes*）による感染性眼内炎の可能性が高い[2]．両者とも肉芽腫性のぶどう膜炎に分類され，いずれも豚脂様のKPs，眼内レンズへの白色プラーク沈着，また前房蓄膿などを伴うことがあり，所見のみでの鑑別は困難である．一般的に前房蓄膿やフィブリン析出は非肉芽腫性ぶどう膜炎でみられる所見であるが，この両疾患にもしばしば出現する点には留意する必要がある．さらに鑑別診断を困難にする要因として，*P. acnes* による感染性眼内炎は，ステロイド点眼により一時的な改善傾向を示すことである．このため，ステロイド治療への反応性のみでも感染性眼内炎を否定することはできない．所見・経過などを総合的に判断する必要がある．

　その他の鑑別として，交感性眼炎，内因性眼内炎，また，眼内レンズや眼内のステロイド懸濁剤使用による無菌性眼内炎（toxic anterior segment syndrome；TASS）などが挙げられる．

検査：診断のための検査としては前房穿刺や硝子体生検による細胞病理像が参考になり，水晶体蛋白を貪食したマクロファージや多核白血球，類上皮細胞や多核巨細胞などがみられ，肉芽腫性の病理像を呈する[3]．術中採取できるサンプル量にもよるが，感染性眼内炎の鑑別診断のため，眼内液を用いた塗抹・細菌培養やPCR検査などを行う．なお，近年研究されている網羅的DNA-PCRにおいては前房水や硝子体から *P. acnes* の同定も可能であり，臨床現場への応用が期待されている[4]．

治療：治療はステロイドの点眼・内服による保存加療，または保存加療で炎症のコントロールが難しい症例では抗原となる水晶体の外科的除去を行う．残存水晶体皮質が少量であれば，数日から数か月で吸収除去されるため，保存加療のみで炎症がコントロール可能である．感染性眼内炎との鑑別がつかない場合は，感染を増悪する危険性のあるステロイドの使用は避け，まず感染性眼内炎に準じた抗菌薬を投与して治療効果を判定することが望ましい．硝子体手術が診断的治療となることも少なくないが，硝子体手術により水晶体を

除去した後も炎症が遷延化する場合は，改めて感染性眼内炎を疑い，原因微生物の同定および感染症に対する治療を速やかに行う必要がある．

まとめ：本症例は後嚢破損の病歴，肉芽腫性炎症，亜急性経過，ステロイド治療への反応性，水晶体皮質残存と鑑別のポイントがそろった典型例であった．肉芽腫性術後眼内炎＝水晶体起因性と断定はできないが，水晶体起因性を疑い眼内を検索する十分なきっかけになると考えられる．

（内　翔平）

〔文献〕
1) 中井　慶：水晶体起因性ぶどう膜炎．園田康平編．専門医のための眼科診療クオリファイ 13 ぶどう膜炎を斬る！ 東京：中山書店；2012. p.261-263.
2) 肱岡邦明：水晶体起因性眼内炎．園田康平ら編．眼科臨床エキスパート 所見から考えるぶどう膜炎．東京：医学書院；2013. p.172-174.
3) 小幡博人ら：眼科医のための病理学 水晶体過敏性眼内炎の病理．眼科 2006；48：1045-1049.
4) Nakano S, et al：Establishment of Multiplex Solid-Phase Strip PCR Test for Detection of 24 Ocular Infectious Disease Pathogens. Invest Ophthalmol Vis Sci 2017；58：1553-1559.

索引

あ行

アーケード血管領域	225
アカントアメーバ角膜炎	44
悪性リンパ腫	44, 52, 92, 209, 224
アクテムラ®	33
アクネ菌	93
アシクロビル	187, 190
アジスロマイシン水和物	192, 194
アスピリン	31, 187
アセタゾラミド	241
アセメタシン	31
アダリムマブ	33, 174, 175, 203, 230
アバタセプト	33
アフタ性潰瘍	121
アミロイドーシス	155
アラキドン酸カスケード	28
アンフェナク	31
アンギオテンシン変換酵素	137, 163, 196, 197, 204, 217
アンチゲネミア法	227
暗点	184, 194
医原性裂孔	235
石橋分類	180
移植片対宿主病	213
イソニアジド	220
イピリムマブ	230
イブプロフェン	31
イマチニブ	212
インターフェロン	152
インターフェロンγ	196
インターフェロン網膜症	152
インドシアニングリーン蛍光眼底造影検査	198
インドメタシン	31
インドメロール®	31
インフリキシマブ	33, 161, 172, 174, 175, 230
インフルエンザ菌	93
ウイルス性虹彩毛様体炎	79
ウイルス性慢性肝炎	152
栄養型	98
エタネルセプト	33, 230
エタンブトール塩酸塩	220
エトドラク	31
エンドトキシン	149
エンブレル®	33, 230
黄色ブドウ球菌	93
黄白色顆粒状病変	86
黄白色滲出斑	86, 97
黄白色点状混濁	91
黄白色の滲出性病変	88
黄斑円孔	67
黄斑上膜	64
黄斑浮腫	108, 125, 135, 195
オーロラ状	209
オプジーボ®	228
オフロキサシン	239
オレンシア®	33
温流	42

か行

（外）陰部潰瘍	127, 176
外顆粒層	14
外境界膜	14
外膠原線維層	14
塊状硝子体混濁	50
外傷性眼内炎	156
外傷性白内障	156
外側血液網膜関門	22
外直筋	17
開放隅角緑内障	128, 153, 236
海綿静脈洞血栓症	164
外網状層	14
潰瘍性大腸炎	36, 40, 44, 45, 132
角強膜網	4
核小体	213
角膜後面沈着物	36, 37, 80, 82, 86, 96, 128, 130, 136, 140, 143, 147, 148, 150, 155, 182, 188, 195, 202, 204, 205, 207, 209, 216, 228, 241
角膜実質炎	221
角膜ヘルペス	29
渦静脈	17
渦静脈膨大部	17
ガスタンポナーデ	235
結核性ぶどう膜炎	94
過熟白内障	147
カベオラ	23
仮面症候群	52, 77, 141, 207, 209
可溶性インターロイキン2受容体	196, 204, 219
ガリウムシンチグラフィ	196
加齢黄斑変性	65
眼圧上昇	156
感音難聴	55, 110, 116
眼窩炎症性疾患	162
眼窩炎性偽腫瘍	162, 166
眼窩蜂窩織炎	162
眼窩蜂巣炎	162, 164-166
眼球突出	162
眼瞼腫脹	147, 162
ガンシクロビル	190, 214, 227
カンジダ	52, 62, 97
間質性肺炎	179
カンジテック®	181
関節痛	172
関節リウマチ	40, 161
乾癬	44, 57
完全左脚ブロック	196
感染性眼内炎	149
杆体錐体層	14
眼中枢神経リンパ腫	39
眼痛	79, 147, 156, 236
眼トキソカラ症	39, 44, 52, 58, 60, 62
眼トキソプラズマ症	40, 52, 58, 59, 63, 98, 137
眼内悪性リンパ腫	141, 143, 208, 209
眼内リンパ腫	141, 143-146
眼内レンズ	149
眼内レンズ挿入術	147
肝膿瘍	93, 180
間葉	24
消えゆく腫瘍	145
気管支肺胞洗浄	196
偽前房蓄膿	141
木村氏病	162
急性虹彩毛様体炎	46
急性後部多発性斑状色素上皮症	22, 52
急性骨髄性白血病	84
急性術後眼内炎	232
急性進行性外層壊死	67
急性前部ぶどう膜炎	36, 41, 44, 45, 92, 132, 176
急性網膜壊死	7, 51, 52, 58, 61, 62, 79, 81, 86-90, 186
急性緑内障発作	36
急性リンパ性白血病	212, 214
強直性脊椎炎	176
強膜	16, 141
強膜炎	77, 95, 160, 221
強膜岬	3, 9, 27, 112
偽落屑症候群	36
桐沢型ぶどう膜炎	62, 86
桐沢長徳	188
隅角	3, 18, 24, 26
隅角鏡	48
隅角結節	40, 41, 46-48, 102, 104, 153
隅角色素	184
隅角色素脱失	129
隅角蓄膿	43, 121
隅角底	3
隅角閉塞	153
隅角癒着解離術	155
クォンティフェロン® TB-2G	223
グラム陰性桿菌	92
グラム陰性菌	151
グラム陽性球菌	93
クリンダマイシン	165
クレブシエラ	93
クロマチン	213
形質細胞	162
経線状筋	10
経中心静脈高カロリー輸液	97
頸動脈海綿静脈洞瘻	70, 71
頸部リンパ節腫脹	212
劇症型発作	126, 127

血液眼関門	22
血液粘稠度	212
血液房水関門	22
血液網膜関門	22
結核	161, 162, 206, 218, 220
結核性ぶどう膜炎	58, 59, 220
血管炎	40
血管新生緑内障	145, 153
血管内皮細胞	22
血小板	212
血小板減少	152, 212
結節性紅斑	121
結節性紅斑様皮疹	172
結節性動脈周囲炎	163
結膜炎	221
結膜充血	36, 92, 132, 147
結膜動静脈	17
結膜浮腫	162
ケナコルト-A®	30, 43, 109, 151
限界フリッカ値	54
原発開放隅角緑内障	154
原発性眼内リンパ腫	52, 63
コアグラーゼ陰性ブドウ球菌	147, 234
交感性眼炎	7, 52, 71, 110, 157
後極部型発作	125, 126
口腔口唇のアフタ性潰瘍	121
口腔内アフタ	176
口腔内アフタ性潰瘍	121
高血圧症	152
高血圧（性）網膜症	65, 193
膠原病	40, 152
抗好中球細胞質抗体	161
虹彩	3, 5, 18, 24
虹彩萎縮	49, 81, 131, 204
虹彩異色	130
虹彩結節	40, 41, 46, 82, 102, 103, 130, 197
虹彩巻縮輪	5
虹彩後癒着	41, 45, 105, 124, 130, 132, 133, 136, 138, 153, 154, 174, 176-178, 205, 229
虹彩コロボーマ	7
虹彩細小動脈	18
虹彩色素上皮	5
虹彩色素の脱出	130
虹彩実質	5
虹彩上皮	5
虹彩動静脈	17
虹彩毛様炎	130, 136, 139, 147, 183, 188
虹彩毛様体部	11
虹彩紋理	204
虹視	183
甲状腺眼症	155
甲状腺機能亢進症	216, 219
後上皮細胞層	5
好中球	37, 40
後天性免疫不全症候群	83, 226
後天梅毒ぶどう膜炎	95
後嚢下白内障	130, 204, 205
後嚢白内障	29
後嚢破損	244
後発白内障	147
後部強膜炎	52, 65, 160
後部硝子体剥離	89
後部線維柱帯	4
後房	3
硬膜動静脈管	17
抗CTLA-4抗体	230
抗PD-1抗体	228
抗programmed cell death 1抗体	228
黒色腫	44
ゴリムマブ	33
コルヒチン	172, 174
棍棒状の出血	87

さ行

細菌性眼内炎	92, 135, 180, 236
細菌性内因性眼内炎	43
サイトメガロウイルス	39, 79, 80, 83, 185
サイトメガロウイルス虹彩毛様体炎	7
サイトメガロウイルス症	137
サイトメガロウイルス網膜炎	52, 58, 59, 83, 84, 189, 213, 224
再発性アフタ性潰瘍	172
再発性角膜上皮びらん	44
サルコイドーシス	7, 30, 37, 40-42, 45-47, 50-52, 54, 58, 64, 65, 69, 78, 100, 104, 105, 108, 109, 137, 155, 161, 178, 193, 195, 218
サルコイド肉芽腫	162
三角症候群	21
散瞳	5
散瞳不良	232
自家末梢血幹細胞移植	227
色素上皮下	146
色素上皮層	12
色素性角膜後面沈着物	79
シクロオキシゲナーゼ	28
ジクロード®	31
シクロスポリン	32, 174
シクロスポリンA	202
ジクロフェナクナトリウム	31
シクロホスファミド	32
視神経萎縮	55
視神経炎	106
視神経乳頭腫脹	55, 56, 95, 213
視神経乳頭ドルーゼン	65
視神経乳頭浮腫	54, 57
視神経網膜炎	191
脂腺癌	141
シダ状蛍光漏出	122
シタラビン	213
弛張熱	138
シプロフロキサシン	194
若年性特発性関節炎	44, 136, 138, 139
若年性慢性虹彩毛様体炎	137
斜走筋	9
充血	79, 95, 128, 147, 156, 176
縦走筋	9
周皮細胞	22
周辺虹彩切除術	155
周辺虹彩前癒着	41, 47, 48, 102, 153, 195
周細胞	16
周辺部型網膜発作	125
羞明	79, 100, 156
樹枝状角膜潰瘍	80
腫脹	162
術後眼内炎	147
漿液性網膜剥離	55, 66, 69, 74, 111, 116, 119, 152, 191, 198, 213, 224, 225
上強膜動静脈	17
硝子体出血	213
硝子体混濁	40, 50-53, 59, 62, 63, 86, 89, 92, 96, 99, 102, 105, 130, 143-147, 195, 204, 209, 216, 232, 241
硝子体混濁型発作	126
硝子体出血	127, 156
上斜筋	17
上直筋	17
上脈絡膜	16
上脈絡膜腔	70
女児慢性虹彩毛様体炎	139
視力低下	100, 116, 130, 147, 176, 183
白いぶどう膜炎	139
真菌性眼内炎	39, 52, 58, 62, 96, 180
神経外胚葉	24
神経節細胞層	14
神経線維腫	141
神経線維層	14
神経堤細胞	24
精神発達遅滞	98
進行性網膜外層壊死	90, 91, 189
滲出性網膜剥離	50, 55, 65, 68, 73, 74, 113, 115, 116, 160
滲出斑	58, 107
新生血管	48
新生血管緑内障	153
腎性網膜症	65
心内膜炎	180
シンポニー®	33
水晶体亜脱臼	156
水晶体過敏性眼内炎	147, 148
水晶体起因性眼内炎	241, 242
水晶体起因性ぶどう膜炎	44, 147, 148
水晶体前面	3
水晶体脱臼	156
水晶体毒性ぶどう膜炎	147
水痘・帯状疱疹ウイルス	79, 80, 86
杉浦徴候	110
頭痛	55, 110, 116, 147
ステロイド	28, 136, 174
ステロイド抵抗性	79
ステロイドパルス療法	213
ステロイド離脱症候群	29

索引		
ステロイド緑内障	153, 155, 178, 206	
ステロイドレスポンダー	30	
スルピリン	31	
成人T細胞白血病	218	
成人T細胞白血病リンパ腫	214	
生物学的製剤	33	
星芒状の硬性白斑	57, 61	
星芒状白斑	55, 192, 193	
セフタジジム水和物	232, 235, 237, 239	
セフメノキシム塩酸塩	237, 239, 240	
セラチア菌	93	
線維芽細胞	16	
線維素	124	
線維素析出	41, 45, 124, 132, 133, 136, 147, 176	
線維柱帯	3, 4	
線維柱帯切開術	151, 155	
線維柱帯切除術	151, 155, 236	
前境界層	5	
前上皮細胞層	5	
全身性エリテマトーデス	137, 161	
浅前房	153	
前部線維柱帯	4	
前房	3	
前房炎症細胞	130	
前房細胞	42	
前房出血	156	
前房蓄膿	40-45, 92, 96, 124, 132, 136, 141, 147, 148, 174, 176, 177, 213, 214, 232, 243	
前房内炎症細胞	216, 228	
前房内細胞	41, 147	
前房（内）フレア	41, 42, 155, 177	
早期眼内炎	147	
窓形成	15	
窓構造	5, 22	
相対的瞳孔求心路障害	54	
層流	19	
続発開放隅角緑内障	155	
続発性眼内悪性リンパ腫	209	
続発閉塞隅角緑内障	153	
続発緑内障	153, 178, 206	
組織酸素分圧	23	
ゾビラックス®	190	

た行

ダイアモックス®	183, 241	
大虹彩動脈	5	
大虹彩動脈輪	9, 17	
帯状角膜変性	136, 138, 139	
帯状ヘルペス虹彩毛様体炎	49	
帯状疱疹	81	
大腸菌	92, 93	
大動脈瘤	179	
体表外胚葉	24	
第1次硝子体過形成遺残	50	
多巣性脈絡膜炎	65	
脱色素斑	157	
脱毛	117, 229	

多発縦隔リンパ節腫脹	197	
多発消失性白点症候群	52	
多発性硬化症	54	
多発性後極部網膜色素上皮症	29, 65	
多発裂孔	90	
短後毛様体動脈	17	
単純ヘルペスウイルス	86, 137	
単純ヘルペスウイルス1型	79	
単純ヘルペス虹彩毛様体炎	49	
弾性線維板	14	
チアラミド	31	
遅発性眼内炎	147	
遅発性術後眼内炎	236	
遅発性慢性虹彩毛様体炎	237	
中心静脈内高カロリー輸液	180	
中心性漿液性脈絡網膜症	29, 65, 70	
中枢神経眼リンパ腫	145	
長眼軸	238	
腸球菌	93	
長後毛様体動脈	17	
低蛍光斑	198	
低出生体重児	98	
低用量アスピリン	190	
デカドロン®	30, 133	
デキサート®	134	
デキサメタゾン	134, 173, 178, 213	
デスモソーム	12	
デノシン®	190	
転移性真菌性眼内炎	180	
転移性脈絡膜腫瘍	141, 142	
点状脈絡膜内層症	52, 65	
テント状周辺虹彩前癒着	41, 47, 102, 104, 195	
瞳孔括約筋	5, 6, 24	
瞳孔散大筋	5, 6, 24	
瞳孔ブロック	153	
疼痛	162	
糖尿病	152	
糖尿病虹彩炎	40, 46, 135	
糖尿病ぶどう膜炎	44	
糖尿病網膜症	65, 151, 152	
ドキシサイクリン塩酸塩水和物	194	
トキソカラ症	78	
トキソプラズマ	193	
トキソプラズマ原虫	98	
トキソプラズマ虹彩毛様体炎	49	
トキソプラズマ症	63, 137	
特発性外眼筋炎	166	
特発性眼窩炎症	162, 166, 167	
特発性眼窩筋炎	166	
特発性視神経炎	54	
特発性脈絡膜新生血管	65	
特発性脈絡膜剥離	72, 73	
トシリズマブ	33	
トリアムシノロン Tenon 嚢下注射	203, 207	
トリアムシノロンアセトニド	65, 109, 173	
トリグリセリド	152	
ドルーゼン	27	
トロピカミド	176, 178, 186, 187, 200	

豚脂様角膜後面沈着物	37, 86, 102, 103, 148, 186, 188, 197, 216	

な行

内因性細菌性眼内炎	92	
内顆粒層	14	
内眼炎	2	
内境界膜	14	
内膠原線維層	14	
内側血液網膜関門	22	
内直筋	17	
内皮型拒絶反応	38	
内網状層	14	
ナブメトン	31	
ナプロキセン	31	
軟性白斑	152, 224	
軟膜動静脈	17	
肉芽腫前部ぶどう膜炎	197	
肉芽腫性汎ぶどう膜炎	186, 242	
肉芽腫性ぶどう膜炎	7, 37, 40, 153	
ニフラン®	31	
ニボルマブ	228, 230	
乳癌	142	
乳頭コロボーマ	65	
乳頭腫脹	55	
乳頭小窩黄斑症候群	65	
尿細管間質性腎炎・ぶどう膜炎	136	
尿路感染症	180	
ネオーラル®	174	
猫ひっかき病	52, 57, 61, 191	
熱帯性痙性麻痺	218	
ネバナック®	31	
ネパフェナク	31	
嚢子	98	
脳水腫	98	
脳内石灰化	98	
嚢胞体	98	
嚢胞様黄斑浮腫	30, 50, 64-66, 108, 122	

は行

バイアスピリン錠	190	
肺炎桿菌	180	
肺炎球菌	93, 166	
肺癌	142	
梅毒	44, 52, 58, 95, 161, 162, 193, 218	
梅毒性強膜炎	95, 160	
梅毒性視神経症	55	
梅毒性網膜視神経炎	56, 95	
肺門部リンパ節腫脹	137	
白鞘	94	
白鞘形成	58	
白色混濁	148	
白色滲出斑	84, 94, 122	
白内障	130, 136, 138, 198, 204	
白内障手術	147-150, 232	
白髪	117	
白毛化	229	

播種性血管内凝固症候群 180	閉塞隅角緑内障 153	毛嚢炎様皮疹 121
白血球 212	ベタメタゾン 42, 174, 176, 186,	網膜 14
白血病 38, 44, 212	187, 200, 205	網膜壊死 96, 180
発熱 192	ペムブロリズマブ 230	網膜外層 90
バラシクロビル塩酸塩 190	ヘモグロビン 212	網膜下結節 67
原田病 52, 55, 198	ヘルペスウイルス科の潜伏部位 80	網膜芽細胞腫 44, 141
バルガンシクロビル塩酸塩 185, 227	ヘルペスウイルス虹彩毛様体炎 135	網膜下滲出斑 145
バルトレックス® 190	ヘルペス性角膜ぶどう膜炎 38	網膜血管炎 50, 58−61
バンコマイシン塩酸塩 180, 232,	ヘルペス性虹彩炎 79, 153	網膜血管腫 65
235, 237, 239	ヘルペス性虹彩毛様体炎発作 36	網膜色素上皮 159
ハンセン病 162	ヘルペス性ぶどう膜炎 44	網膜色素上皮下 144, 145
反応性リンパ過形成 162, 163, 169	辺縁血管係蹄網 17	網膜色素上皮層 14
汎ぶどう膜炎 79, 86, 110	ベンザルコニウム塩化 149	網膜視神経炎 50, 54−57
非乾酪性類上皮細胞肉芽腫 100	傍 Schlemm 管結合組織 4	網膜出血 58−61, 88
非灌流領域 220	放射状筋 10	網膜出血斑 213
皮疹 195	胞状網膜剝離 68	網膜静脈周囲炎 196
非ステロイド性抗炎症薬 28, 31	傍乳頭萎縮 118	網膜静脈閉塞症 94
非穿孔性線維柱帯切除術 155	膨隆虹彩 37, 138, 153, 154	網膜滲出斑 40, 50, 51, 61−63, 125
ヒト T 細胞白血病ウイルス 218	ホスカルネットナトリウム水和物	網膜線状出血 152
ヒト免疫不全ウイルス 224	227	網膜中心静脈閉塞症 65
非肉芽腫性ぶどう膜炎 7, 37, 40, 45	発作時の眼症状 124−127	網膜中心動静脈 17
皮膚膿瘍 93	発赤 162	網膜中心動脈閉塞症 213
皮膚の白斑 117		網膜電図 149, 179
飛蚊症 83, 100, 130, 206, 220, 232	**ま行**	網膜動静脈白線化 127
非発作時の眼症状 121−123		網膜動脈瘤 65
びまん性黄斑浮腫 66	マイトマイシン C 238	網膜剝離 68, 69, 86, 96, 160, 179
びまん性大細胞型 B 細胞リンパ腫	マクロファージ 37, 40	網膜光凝固術 220
224	ミオパチー 29	網膜浮腫 152
ヒュミラ® 33, 175, 230	ミコフェノール酸モフェチル 32	網膜裂孔 156
表皮ブドウ球菌 240	ミコブティン® 44	網脈絡膜炎 98
ピラジナミド 220	ミドリン M® 190	網脈絡膜破裂 159
ピロキシカム 31	ミドリン P® 133, 134, 190	毛様溝 8
貧血 152, 212	耳鳴り 110	毛様充血 36, 96, 132, 133, 147
ファンギテック® G テスト 181	脈絡膜厚 13, 27	毛様小帯 9, 10
フィブリン 124, 150	脈絡膜皺襞 116, 119	毛様体 8, 9, 11, 24, 112
フィブリン析出 40, 41, 45, 50, 92,	脈絡膜内層 16	毛様体筋 9, 26, 27
132, 133, 136, 147, 148, 232, 243	脈絡膜剝離 70−72, 116	毛様体厚 9
フェナゾックス 31	脈絡膜破裂 158	毛様体上皮 5, 12
副腎皮質ステロイド 30	脈絡膜肥厚 70, 74, 75, 118, 198	毛様体帯 3
腹部大動脈瘤 179	脈絡膜毛細血管板 14−16, 19, 22, 159	毛様体長 9
ぶどう膜炎における眼圧上昇機序	脈絡膜血管腫 65	毛様体突起 3, 9, 11
153	無血管濾過胞 238	毛様体剝離 71, 72, 112
ぶどう膜網 4	霧視 79, 100, 130, 147, 156, 179,	毛様体浮腫 112, 153
プラノプロフェン 31	182, 183, 195, 216, 228, 236, 241	毛様体扁平部 10, 11
フリクテン様角結膜炎 221	無色素上皮層 12	毛様体脈絡膜剝離 70, 72
プリドール® 57	ムチランス関節症 29	網羅的 DNA-PCR 242
ブリモニジン酒石酸塩 236	メチシリン耐性黄色ブドウ球菌	モキシフロキサシン塩酸塩 237, 240
フルオレセイン蛍光眼底造影検査	147, 234	モベンゾシン® 180
198	メチルプレドニゾロン 213	モラクセラ菌 93
フルオロメトロン 205	メトトレキサート 32, 33, 208, 213	
フルフェナム酸 31	メフェナム酸 31	**や行**
フルメトロン® 30	めまい 110	
フレア 130	メラニン顆粒 12	野牛肩 29
プレドニゾロン 176, 177, 179, 187,	メラノサイト 16, 110, 157	薬剤性ぶどう膜炎 228
190, 192, 219	メルカゾール® 216	夕焼け（状）眼底 74, 75, 110, 111,
プレドニン® 57, 190, 192, 241	免疫寛容 149	117, 157, 198, 229, 230
プロスタグランジン 28	免疫関連有害事象 230	雪玉状混濁 51
プロナック® 31	免疫グロブリン G4 162	雪玉状硝子体混濁 195
ブロムフェナクナトリウム 31, 237	免疫グロブリン H 鎖遺伝子再構成	溶血（性）レンサ球菌 93, 240
プロラノン® 31	208	腰痛 176
分水嶺 20	綿花様白斑 152, 213	

ら行

落屑緑内障	155
ラタノプロスト	236
リソソーム値	137
リゾチーム	217
リファブチン	44
リファンピシン	194, 220
両側肺門縦隔リンパ節腫脹	197
両側肺門（部）リンパ節腫脹	100, 101, 219, 220
緑内障	29, 206, 236
緑内障手術	151
緑膿菌感染症	29
輪状筋	9, 10
輪状締結術	187
リンデロン®	30, 172, 190
リンパ節腫脹	192, 212
類上皮細胞肉芽腫	15
レーザー虹彩切開術	155, 178
裂孔原性網膜剥離	181
レプトスピラ症	44
レボフロキサシン	186, 187, 237, 239
レミケード®	33, 175, 230
濾胞性結膜炎	192
ろう様網脈絡膜滲出斑	102, 197
濾過胞	151
濾過胞感染	236
濾過胞漏出	236
ロキソプロフェン	31

数字

2 次間葉細胞	24
Ⅲ型アレルギー反応	242

ギリシャ文字

β_2-MG	136
β_2-ミクログロブリン	78, 136, 140
β-D-グルカン	181
β-N-アセチルグルコサミニダーゼ	140

A

AAU	41, 45, 132, 176
ACAID	149
ACE	78, 137, 163, 196, 197, 204, 217
acquired immunodeficiency syndrome	83, 226
acute anterior uveitis	41, 132, 176
acute lymphocytic leukemia	212, 214
acute posterior multifocal placoid pigment epitheliopathy	22, 52
acute retinal necrosis	86, 186
adult T cell leukemia	218
adult T-cell leukemia antibody	78
AIDS	83, 91, 226
ALL	212, 214
Amsler sign	131
ANCA	161
ANCA 関連血管炎	161
angiolymphoid hyperplasia with eosinophilia	162
angiotensin-1-converting enzyme	204
angiotensin converting enzyme	78, 137, 217
ankylosing spondylitis	176
anterior chamber associated immune deviation	149
antigenemia 法	227
anti-neutrophil cytoplasmic antibody	161
APMPPE	22, 52
ARN	86, 186
AS	176
Aspergillus fumigatus	181
ATL	214, 218
ATLA	78

B

B 細胞悪性リンパ腫	146
BAB	22
Barkitt リンパ腫	80
Bartonella hen selae	57
Bartonella henselae	192
Behçet 病	7, 30, 40－42, 44, 45, 50－52, 60, 64, 65, 76, 92, 120, 126, 127, 135, 172
BHL	100, 101, 197, 220
bilateral hilar lymphadenopathy	100, 101, 220
blood-aqueous barrier	22
blood-ocular barrier	22
blood-retinal barrier	22
BOB	22
BRB	22
Bruch 膜	9, 14, 15, 22, 27, 159
Brücke 筋	9
Busacca 結節	41, 46
Busacca nodule	103

C

C 型肝炎	152
C 反応性蛋白	220, 229
c-ANCA	163
Candida albicans	97, 181
cat-scratch disease	192
CBIITS	238
CCC	150
CD4 陽性 T 細胞	218, 224
CD4/CD8 比	197
central serous chorioretinopathy	70
CFF	54
Chandler 症候群	7
cherry-red spot	212, 213
choroidal detachment	70
choroidal effusion	70
chronic iridocyclitis in young girls	139
ciliochoroidal detachment	70
CME	50
CMV	79, 83, 185
CMV 虹彩炎	39
CMV 網膜炎	189, 224
CNS	147, 234
coagulase-negative staphylococci	147, 234
Coats 病	65
Cogan-Reese 症候群	7
Collaborative Bleb-related Infection Incidence and Treatment Study	238
continuous curvilinear capsulorrhexis	150
COST	13
COX	28
C-reactive protein	212, 220, 229
critical flicker fusion frequency	54
Crohn 病	44
CRP	212, 220, 229
CSC	70
CSD	192
CYA	202
cyclooxygenase	28
cyst	98
cystoid macular edema	50
cystoid space	68
cytomegalovirus	79, 83, 185, 224

D

D-マンニトール	183
Descemet 膜	3
Descemet 膜皺襞	177, 188
DIC	180
diffuse large B-cell lymphoma	224
diffuse macular edema	66
disseminated intravascular coagulation	180
DLBCL	224
DME	66

E

EB	220
EDI	13
electroretinogram	149
ellipsoid zone	13
Endophthalmitis Vitrectomy Study	234
enhanced depth imaging	13
Enterococcus 属	93
Enterococcus faecalis	234
Epstein-Barr ウイルス	80
ERG	149
Escherichia 属	93
EVS	234
exudative retinal detachment	50

F

FA	198
FACS	208
fenestra	5
¹⁸F-FDG/PET	197
fluffy ball	150
fluorescein angiography	198
fluorescence activated cell sorting	208
Fuchs 虹彩異色性虹彩毛様体炎	7, 38, 41, 49, 130, 183, 204
Fusarium solani	181

G

⁶⁷Ga シンチグラフィ	197
gap junction	5
graft-versus-host disease	213
granulomatous uveitis	37
GVHD	213

H

HAART	85
HAM	218
Hansen 病	44
HAU	82, 218
Hb	212
HDDs	198
Helmholtz の弛緩学説	10
hemoglobin	212
herpes simplex virus	86, 186
herpes simplex virus-type 1	79
HFA 静的視野検査	184
HHV	224
highly active anti-retroviral therapy	85
HIV	224
HIV 網膜症	224
HIV-RNA	224
HLA-B27	132, 135, 176
HLA-B27 関連ぶどう膜炎	133, 137
HLA-B27 陽性ぶどう膜炎	67
holding fiber	10
Horner 症候群	7
HSV	86, 186
HSV 虹彩炎	38, 80
HSV 虹彩毛様体炎	7
HSV-1	79
HSV-2	79
HTLV-1	218
HTLV-1 関連脊髄症	218
HTLV-1 関連ぶどう膜炎	44, 51, 82, 137, 206, 216, 218
HTLV-1 associated myelopathy	218
HTLV-1 associated uveitis	82, 218
human herpesvirus	224
human immunodeficiency virus	224
human T cell leukemia virus type 1	218
hypofluorescent dark dots	198
hypopyon	41, 141

I

IA	198
idiopathic nongranulomatous orbital inflammation	166
idiopathic orbital inflammation	166
idiopathic uveal effusion syndrome	71, 72
IFN	152
IgG4	162
IgG4-related ophthalmic disease	168
IgG4-related orbital disease	163
IgG4-RO	163
IgG4 関連眼窩疾患	163
IgG4 関連眼疾患	162, 167, 168
IL-10/IL-6 濃度比	210
immune recovery uveitis	85
immune-related adverse events	230
indocyanine green angiography	198
INH	220
inner BRB	22, 65
interdigitation zone	13
interferon	152
International Primary Central Nervous System Lymphoma Collaborative Group symposium	210
intraocular lens	149
intravenous hyperalimentation	97, 180
IOL	149
irAE	230
iridocorneal endothelial syndrome	7
iris bombé	37, 41, 138, 153, 154, 178
iris nodule	41
IS/OS	13
IVH	97, 180

J

JIA	136
juvenile idiopathic arthritis	136

K

Kaposi 肉腫	29, 80
keratic precipitates	36, 79, 182, 241
Klebsiella 属	93
Klebsiella pneumoniae	180
Koeppe 結節	41, 46, 117
Koeppe nodule	45, 103, 105
KPs	36, 79, 182, 241

L

La Hey らによる診断基準	205
laminar flow	19
Leber 細胞	40
LEL	169
lens-induced uveitis	147
leopard spot	73
Lisch 結節	7
lymphoepithelial lesion	169

M

macular star	192
macular telangiectasia	65
MALT リンパ腫	169
masquerade syndrome	141
MCP	52
mesoderm	24
methicillin-resistant *Staphylococcus aureus*	93, 147, 234
methicillin-resistant *Staphylococcus epidermidis*	93
methotrexate	33
MEWDS	52
MRSA	93, 147, 234
MRSE	93
MTX	33
multifocal choroiditis with panuveitis	52
multiple evanescent white dot syndrome	52
mutton-fat KPs	37
Müller 筋	9

N

NAG	140
neural crest cells	24
neuroectoderm	24
noncaseating epithelioid granuloma	100
nongranulomatous uveitis	37
non-perfusion area	220
nonspecific orbital inflammation	166
nonsteroidal anti-inflammatory drugs	28
NPA	220
NSAIDs	28

O

OCT	114, 117, 118, 122, 123, 134
oocyst	98
outer BRB	22, 65

P

PAN	163
p-ANCA	163
Parinaud 眼腺症候群	192
PAS	41, 104, 153
PC	220
PCR	181, 185
peripapillary atrophy	118
peripheral anterior synechia	41, 102, 104, 153
PG	28
phacoanaphylactic endophthalmitis	147
phacotoxic uveitis	147

photocoagulation	220
PIC	52
pit-macular syndrome	65
platelet	212
Plt	212
POAG	154
polyarteritis nodosa	162, 163
polymerase chain reaction	185
PORN	90, 189
Posner-Schlossman 症候群	7, 36, 38, 39, 49, 128, 153, 182, 224
posterior synechia	41, 153
posterior vitreous detachment	89
PPA	118
primary open-angle glaucoma	154
programmed cell death 1	228
progressive outer retinal necrosis	90, 189
Propionibacterium acnes	93, 148, 237, 243
prostaglandin	28
pseudoexfoliation syndrome	36
pseudohypopyon	141
punctate inner choroidopathy	52
PVD	89
PZA	220

R

RAPD	54
rapid plasma reagin	217
RBC	212
R-CHOP 療法	224
reactive lymphoid hyperplasia	163
red blood cells	212
Reiter 病	44
relative afferent pupillary defect	54
RFP	220
RLH	163
R-MPV 療法	208
RPR	217

S

Sabin-Feldman の四徴	98
Schlemm 管	3, 4, 9, 24, 26
Schwalbe 線	3
Schwartz 症候群	155
Seidel test	70
serous retinal detachment	66, 198
sIL-2R	196, 217
Sjögren 症候群	80, 137
SLE	85, 137, 161
SRD	66, 198
Staphylococcus 属	93
Staphylococcus epidermidis	234, 237, 239
Streptococcus	179
Streptococcus 属	93
Streptococcus mitis	237, 240
STTA	203
sub-Tenon injection of triamcinolone acetonide	203
suprachoroidal space	70
surface ectoderm	24
sympathetic ophthalmia	157
systemic lupus erythematosus	137, 161

T

T-スポット®.TB	217, 223
TASS	44, 147, 149, 238, 243
TBGL	94
tension fiber	10
tight junction	5, 22
TINU 症候群	136, 140
TNF 阻害薬	33, 203
TNFα	136
TNFα 阻害薬	174, 230
TORCH 症候群	226
toxic anterior segment syndrome	44, 147, 149, 238, 243
Toxoplasma gondii	98
TPHA	217
trabecular meshwork nodule	41
trabeculectomy	151
trabeculotomy	151
trace flare and occasional cells	198
Treponema pallidum hemagglutination test	217
trophozoite	98
tropical spastic paraparesis	218
TSP	218
tuberculous glycolipid	94
tubulointerstitial nephritis and uveitis syndrome	136

U

uveal effusion	70, 72
uveal effusion syndrome	65

V

vanishing tumor	145
varicella-zoster virus	79, 86, 186
Vogt-小柳-原田病	7, 37, 40, 41, 46, 50, 55, 65, 68, 70-72, 74, 75, 110, 112, 114-116, 119, 153, 157, 160, 178, 198
von Recklinghausen 病	7
VZV	61, 79, 86, 186
VZV 虹彩炎	49, 81
VZV 虹彩毛様体炎	7

W

Waardenburg 症候群	7
WBC	212
Wegener 肉芽腫症	162, 163
white blood cells	212
white uveitis	139

Z

Zinn 小帯	10

中山書店の出版物に関する情報は，小社サポートページをご覧ください．
https://www.nakayamashoten.jp/support.html

眼科診療ビジュアルラーニング
2. 眼炎症

2018年2月5日　初版第1刷発行ⓒ　　〔検印省略〕

シリーズ総編集	大鹿哲郎
	大橋裕一
編集	園田康平
発行者	平田　直
発行所	株式会社中山書店　〒112-0006 東京都文京区小日向4-2-6
	TEL 03-3813-1100（代表）　振替 00130-5-196565
	https://www.nakayamashoten.jp/
本文デザイン・装丁	花本浩一／永山浩司（株式会社麒麟三隻館）
印刷・製本	中央印刷株式会社

ISBN978-4-521-74511-4
Published by Nakayama Shoten Co., Ltd. Printed in Japan

落丁・乱丁の場合はお取り替えいたします

・本書の複製権・上映権・譲渡権・公衆送信権（送信可能化権を含む）は株式会社中山書店が保有します．

・JCOPY ＜(社)出版者著作権管理機構　委託出版物＞
本書の無断複写は著作権法上での例外を除き禁じられています．複写される場合は，そのつど事前に，(社)出版者著作権管理機構
（電話 03-3513-6969，FAX 03-3513-6979，e-mail: info@jcopy.or.jp）の許諾を得てください．

本書をスキャン・デジタルデータ化するなどの複製を無許諾で行う行為は，著作権法上での限られた例外（「私的使用のための複製」など）を除き著作権法違反となります．なお，大学・病院・企業などにおいて，内部的に業務上使用する目的で上記の行為を行うことは，私的使用には該当せず違法です．
また私的使用のためであっても，代行業者等の第三者に依頼して使用する本人以外の者が上記の行為を行うことは違法です．

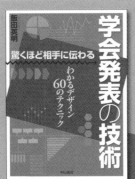

学会発表の技術

驚くほど相手に伝わる わかるデザイン60のテクニック

プレゼン技術のプロが教える，60の技！ 全く新しい

著●**飯田英明**（メディアハウスA&S）

なぜあなたの学会発表は退屈でわかりにくいのか!? 学会などの発表の際のスライドを相手に"伝わる"スライドにするにはどうしたらいいのか？ 大学や企業で，発表用資料を魅力的につくるための技を教え続けているプレゼン技術のプロがスライド作成の基本から，ちょっと気のきいたテクニックまでを豊富な実例で解説．

本書の構成と主な内容

フォーマットと構成

Ⅰ 資料作成の基礎
- シーンから考える文字サイズ
- 書体と文字の大きさ
- 行間隔と視覚的なまとまり　など

Ⅱ 資料作成の応用
- スライドとメッセージ
- タイトルの工夫
- 目次で予告
- 紐付けスライド
- 箇条書きをビジュアル化　など

ひと目見てわかるビジュアル表現

Ⅲ 効果的な色の使い方
- 背景の色
- 色の数は増やさない
- 既存デザインを手本に
- 世代別の配色サンプル　など

Ⅳ 表とグラフ
- 表は罫線を減らす
- グラフの見た目とメッセージ
- グラフの種類や表現の工夫
- 凡例と注釈をつける　など

Ⅴ 写真とチャート
- 引き出し線と使い方
- 写真の色を使う
- チャートの活用と種類
- チャートを生かすテクニック　など

学会以外の発表：構成を練る

Ⅵ
- 論文と発表用資料の違い
- 説明の設計図を描く
- 説明の流れと理解の階段　など

資料を仕上げる、発表する

Ⅶ 仕上げる
- 空白を生かした構図
- 統一性を感じさせる
- スライドの表現をチェックする
- 構成をチェックする　など

Ⅷ 発表する
- 相手に語りかける
- スライド切り替えの間
- あがり症対策　など

B5判／160頁／4色刷
定価（本体3,000円＋税）
ISBN978-4-521-74094-2

中山書店　〒112-0006 東京都文京区小日向4-2-6　TEL 03-3813-1100　FAX 03-3816-1015
http://www.nakayamashoten.co.jp/

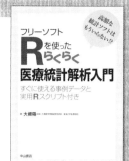

フリーソフトRを使った らくらく医療統計解析入門

高額な統計ソフトはもういらない!?

すぐに使える事例データと実用Rスクリプト付き

著●大櫛陽一（東海大学名誉教授／大櫛医学情報研究所所長）　B5判／並製／2色刷／192頁／定価（本体4,000円＋税）

ISBN978-4-521-74364-6

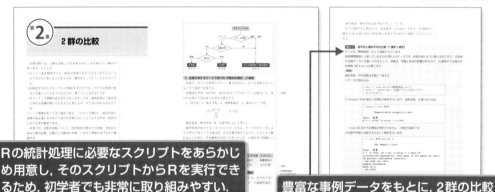

Rの統計処理に必要なスクリプトをあらかじめ用意し，そのスクリプトからRを実行できるため，初学者でも非常に取り組みやすい．（R，事例データ，Rスクリプトは中山書店のサイトよりダウンロードできます）

豊富な事例データをもとに，2群の比較から分散分析，多変量解析など医療統計で使われる検定を具体的に学習できる．

CONTENTS

序章　統計ソフトRのインストールと使い方
- A　Rの特徴と動作環境
- B　Rのインストール
- C　Rの使い方

第1章　統計の基礎
- A　Rによる統計処理の基礎的知識
- B　記述統計
- C　データの収集
- D　統計的判断とは

第2章　2群の比較
- A　母集団と標本との比較
- B　対応のある2群の比較
- C　独立した標本の比較

第3章　関係を調べる
- A　2変量の統計
- B　順序およびスケール尺度データの統計図表と相関係数および回帰式
- C　名義尺度データの統計表と検定
- D　ROC曲線

第4章　生存率と危険度
- A　生存率
- B　危険度

第5章　多変量解析
- A　多変量解析とは
- B　重回帰分析
- C　多重ロジスティック回帰分析
- D　Cox比例ハザード解析
- E　判別分析
- F　主成分分析
- G　因子分析

第6章　多群の比較
- A　同時推測
- B　独立した多群の比較
- C　対応のある標本の比較

第7章　研究計画法
- A　研究の目的について
- B　研究方法について
- C　研究計画の不備で起こる諸問題
- D　統計的判断に必要なデータ数について
- E　論文の書き方について

付録
1. 統計処理のガイダンス
2. 正規分布の例
3. 算数的判断と統計学的判断
4. 退院患者と入院患者の疾患統計の違い

略解
本書で取りあげたRスクリプト一覧

中山書店

〒112-0006　東京都文京区小日向4-2-6　TEL 03-3813-1100　FAX 03-3816-1015
https://www.nakayamashoten.jp/

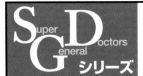

超高齢社会を支える地域の開業医のためのまったく新しいシリーズ!

スーパー総合医

全10冊

- B5判, 上製, オールカラー, 各巻 280～350ページ
- 各本体予価9,500円

特色
- かかりつけ医・家庭医・総合医として第一線で活躍するエキスパートが編集・執筆!
- 従来の診療科目別に拘泥せず, 現場の医療活動をテーマ別・横断的にとらえ, 新しい視点で巻を構成
- 地域の開業医が日常診療で直面する身近なテーマが中心
- 地域総合診療という大きいテーマから必要な実践のポイントを厳選して, 簡潔にまとめた診療の指針を収載
- 視覚的にわかりやすいよう, 図表, イラスト, フローチャートを多用
- 在宅医療への目配りとして, 高度な機器がなくても可能な検査, 処置, 小手術などに重点を置く
- トピックスや新しい概念, 診療こぼれ話など, お役立ち情報も満載

●全10冊の構成と専門編集

在宅医療のすべて 定価 (本体 9,500 円+税)
平原佐斗司(東京ふれあい医療生協)

認知症医療 定価 (本体 9,500 円+税)
木之下徹(のぞみメモリークリニック)

高齢者外来診療 定価 (本体 9,500 円+税)
和田忠志(いらはら診療所)

地域医療連携・多職種連携 定価 (本体 9,500 円+税)
岡田晋吾(北美原クリニック), 田城孝雄(放送大学)

大規模災害時医療 定価 (本体 9,500 円+税)
長 純一(石巻市立病院開成仮診療所), 永井康徳(たんぽぽクリニック)

コモンディジーズ診療指針 定価 (本体 9,500 円+税)
草場鉄周(北海道家庭医療学センター)

地域包括ケアシステム 定価 (本体 9,500 円+税)
太田秀樹(医療法人アスムス)

緩和医療・終末期ケア 定価 (本体 9,500 円+税)
長尾和宏(長尾クリニック)

予防医学 〈近刊〉
岡田唯男(亀田ファミリークリニック館山)

スーパー総合医の果たす役割 〈近刊〉
名郷直樹(武蔵国分寺公園クリニック)

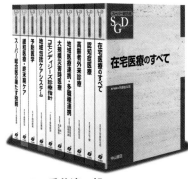

監　　修●垂井清一郎(大阪大学名誉教授)
総 編 集●長尾　和宏(長尾クリニック)
編集委員　太田　秀樹(医療法人アスムス)
　　　　　名郷　直樹(武蔵国分寺公園クリニック)
　　　　　和田　忠志(いらはら診療所)

お得なセット価格のご案内

全10冊予価合計
~~95,000円~~ +税

5,000円おトク!!

セット価格
→ **90,000円** +税

※お支払は前金制です. ※送料サービスです.
※お申し込みはお出入りの書店または直接中山書店までお願いします.

※配本順, タイトルなど諸事情により変更する場合がございます.

中山書店 〒112-0006 東京都文京区小日向4-2-6　TEL 03-3813-1100　FAX 03-3816-1015
https://www.nakayamashoten.jp/

専門医認定をめざす，専門医の資格を更新する眼科医必携！
変化の速い眼科領域の知見をプラクティカルに解説

専門医のための 眼科診療クオリファイ

シリーズ全30冊完結!!

●シリーズ総編集
大鹿哲郎（筑波大学）
大橋裕一（愛媛大学）

▶ わかりやすく，アトラクティブな誌面は臨床に直結
▶ 練達の臨床家を執筆陣に迎え，洗練された知見を網羅
▶ テーマに関連した専門医試験の過去問題を"カコモン読解"として収載

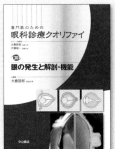

B5判／4色刷／各巻250～500頁

●全30冊の構成と編集

第Ⅰ期
1. 屈折異常と眼鏡矯正　大鹿哲郎　定価（本体14,500円＋税）
2. 結膜炎オールラウンド　大橋裕一　定価（本体14,000円＋税）
3. 緑内障診断ガイド　相原一　定価（本体14,000円＋税）
4. 加齢性黄斑変性：診断と治療の最先端　瓶井資弘　定価（本体13,500円＋税）
5. 全身疾患と眼　村田敏規　定価（本体13,500円＋税）
6. コンタクトレンズ自由自在　大橋裕一　定価（本体13,500円＋税）
7. 視神経疾患のすべて　中馬秀樹　定価（本体13,500円＋税）
8. 網膜血管障害　白神史雄　定価（本体13,500円＋税）
9. 子どもの眼と疾患　仁科幸子　定価（本体13,500円＋税）
10. 眼付属器疾患とその病理　野田実香　定価（本体14,500円＋税）

第Ⅱ期
11. 緑内障薬物治療ガイド　相原一　定価（本体14,000円＋税）
12. 角膜内皮障害 to the Rescue　大橋裕一　定価（本体14,500円＋税）
13. ぶどう膜炎を斬る！　園田康平　定価（本体14,500円＋税）
14. 網膜機能検査 A to Z　近藤峰生　定価（本体14,500円＋税）
15. メディカルオフサルモロジー 眼薬物治療のすべて　村田敏規　定価（本体21,000円＋税）
16. 糖尿病眼合併症の新展開　白神史雄　定価（本体14,000円＋税）
17. 裂孔原性網膜剥離—How to treat　瓶井資弘　定価（本体14,500円＋税）
18. 眼底OCTのすべて　飯田知弘　定価（本体14,000円＋税）
19. ドライアイ―スペシャリストへの道　横井則彦　定価（本体14,500円＋税）
20. 眼内レンズの使いかた　大鹿哲郎　定価（本体14,500円＋税）

第Ⅲ期
21. 眼救急疾患スクランブル　坂本泰二　定価（本体14,500円＋税）
22. 弱視・斜視診療のスタンダード　不二門尚　定価（本体14,000円＋税）
23. 眼科診療と関連法規　鳥山佑一，村田敏規　定価（本体14,000円＋税）
24. 前眼部の画像診断　前田直之　定価（本体15,000円＋税）
25. 角膜混濁のすべて　井上幸次　定価（本体14,000円＋税）
26. ロービジョンケアの実際　山本修一　定価（本体14,000円＋税）
27. 視野検査とその評価　松本長太　定価（本体15,000円＋税）
28. 近視の病態とマネジメント　大野京子　定価（本体15,000円＋税）
29. 眼形成手術　嘉鳥信忠，渡辺彰英　定価（本体19,500円＋税）
30. 眼の発生と解剖・機能　大鹿哲郎　定価（本体20,000円＋税）

セットでお買い求めいただくとお得です！
（前金制，送料サービス）

第Ⅰ期（全10冊） 本体合計 138,000円 ➡ 定価 **120,000円＋税** 　**18,000円 OFF!!**

第Ⅱ期（全10冊） 本体合計 150,000円 ➡ 定価 **120,000円＋税** 　**30,000円 OFF!!**

第Ⅲ期（全10冊） 本体合計 155,000円 ➡ 定価 **120,000円＋税** 　**35,000円 OFF!!**

中山書店　〒112-0006 東京都文京区小日向4-2-6　TEL 03-3813-1100　FAX 03-3816-1015
https://nakayamashoten.jp/

起きてからでは間に合わない！
"万一"のための戦略集！

動画DVD付

白内障
術中トラブルとリカバリーの基本

編集 ● **常岡　寛**（東京慈恵会医科大学眼科学講座）
　　　永本敏之（杏林大学医学部眼科学）
　　　徳田芳浩（井上眼科病院）

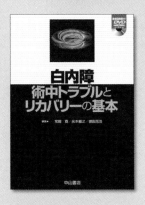

白内障手術に関わる医師必携．もしも！が起こる前に必読の一冊．白内障手術でのトラブルや合併症などのリカバリー法を図，写真，動画などで分かりやすく解説．各項の座談会では，現場での対応法や手技についての率直な意見も収載．

B5判／並製／200頁／DVD（約130分）／定価12,600円（本体12,000円+税）　ISBN978-4-521-73120-9

CONTENTS

- 疼痛制御でのトラブル
- 切開時のトラブル
- CCC作製時のトラブル
- チン小帯脆弱例でのトラブル
- hydrodissection時のトラブル
- 核処理時のトラブル
- 後嚢のトラブル
- 核落下のトラブル
- IOLのトラブル
- IOL縫着時のトラブル

付属DVD収録項目（74症例より抜粋）

- 一面目の強角膜半層切開で早期穿孔をした場合の対処法
- 虹彩スピンクデトミー
- CCCが周辺に流れてしまったとき
- CTRを挿入しても水晶体偏位がなおせない症例
- インジェクターを使用したCTRの挿入
- 縫着リングによる対処法
- ICCEへのコンバートによる対処法
- CCCに亀裂が発生したとき
- hydrodissectionで後嚢破損が疑われたとき
- 後嚢破損時の破嚢処理
- エピヌクレウス処理中に後嚢破損した症例
- 核片除去後に後嚢破損に気づいた症例
- 皮質吸引中に小さく後嚢破損した症例
- 後嚢上の皮質を除去しているときに小さく後嚢破損した症例
- アクリソフシングルピースのロケット発射で後嚢破損した症例
- 核落下したら─水晶体摘出法

中山書店　〒112-0006　東京都文京区小日向4-2-6　TEL 03-3813-1100　FAX 03-3816-1015
https://www.nakayamashoten.jp/

著者40年の歩みのまさに『集大成』!
白内障手術が完璧にマスターできる!

[動画＋本文PDF] DVD付

連続写真と動画で学ぶ
白内障手術パーフェクトマスター
基本から難症例への対処法まで

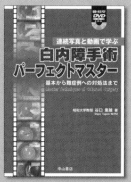

著●谷口重雄
（昭和大学教授）

B5版／上製／4色刷／344頁
定価（本体23,000円＋税）
ISBN978-4-521-73910-6

好評発売中!

入局以来40年を白内障手術とともに歩んできた著者が，12年間1万5千件の手術に基づき，白内障手術の基本から難症例への対処法までを，多数の連続写真と動画によって詳細に解説．

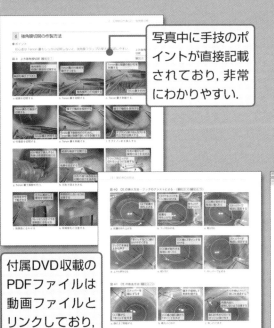
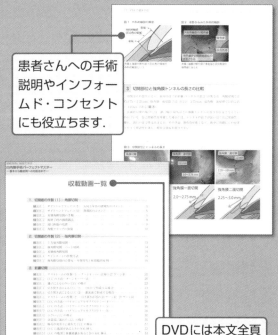

写真中に手技のポイントが直接記載されており，非常にわかりやすい．

患者さんへの手術説明やインフォームド・コンセントにも役立ちます．

付属DVD収載のPDFファイルは動画ファイルとリンクしており，本文中の動画の番号をクリックするとその動画が再生されます．

DVDには本文全頁のPDFファイルと4時間40分に及ぶ動画188本を収載．

中山書店 〒112-0006 東京都文京区小日向4-2-6　TEL 03-3813-1100　FAX 03-3816-1015
https://www.nakayamashoten.jp/

多忙な眼科医のために基礎から臨床までをサポート

眼科診療ビジュアルラーニング

シリーズ総編集◉大鹿哲郎（筑波大学）
大橋裕一（愛媛大学）

B5判／並製／4色刷／平均250頁／本体予価10,000〜11,000円

シリーズ特徴

▶好評を博した「専門医のための眼科診療クオリファイ」（全30巻）などを中心に，小社既刊の書籍から写真，イラストなどをテーマに沿って収集し掲載．解剖生理から疾患ごとの代表所見までを一覧できる誌面構成．

▶"Chapter 1 基礎編"，"Chapter 2 診断編"では，編集者による"Editor's note"を随所に付記．臨床上，重要な解剖知識，診断・鑑別でのポイントなど，〈編集者目線の豆知識〉を開陳．

▶"Chapter 3 診療編"は眼科医がよく診る疾患に絞った診療モデル．患者を前にした練達の臨床家が，手と頭をどう使うのかを綴った臨場感あふれるケースレポート．

①角膜，結膜
編集　井上幸次（鳥取大学）
B5判／並製／272頁／4色刷／定価（本体10,000円＋税）／ISBN978-4-521-74510-7
角膜，結膜には，非常にバラエティに富む疾患像がある．この部位に関する基礎知識と病像を，写真を中心にした誌面でまとめた．

②眼炎症
編集　園田康平（九州大学）
B5判／並製／272頁／4色刷／定価（本体10,000円＋税）／ISBN978-4-521-74511-4
眼に起こった炎症では，視機能温存を主眼に置いた対応が必要になる．診断の鍵となる所見，症状をまとめた．

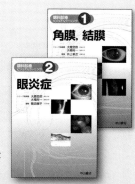

●シリーズの構成と各巻の編集

❶ 角膜，結膜	井上幸次（鳥取大学）	定価（本体10,000円＋税）	
❷ 眼炎症	園田康平（九州大学）	定価（本体10,000円＋税）	
❸ 緑内障	相原　一（東京大学）	予価10,000円＋税（2018年）	
❹ 水晶体と屈折	大鹿哲郎（筑波大学）	予価10,000円＋税（2018年）	
❺ 網膜，硝子体	近藤峰生（三重大学）	予価11,000円＋税（2018年）	
❻ 黄斑部	飯田知弘（東京女子医科大学）	予価11,000円＋税（2018年）	

※配本順，タイトルなど諸事情などにより変更する場合がございます．（　）は刊行予定．

お得＆確実な セット価格のご案内

全6冊予価合計
~~62,000円~~＋税
↓
セット価格
57,000円＋税
5,000円お得!!

※送料サービス
※お支払は前金制
※お申し込みはお出入りの書店または直接中山書店までお願いします

中山書店　〒112-0006　東京都文京区小日向4-2-6　TEL 03-3813-1100　FAX 03-3816-1015
https://nakayamashoten.jp/

眼科診療
ビジュアルラーニング ②

眼炎症

シリーズ総編集 大鹿哲郎 筑波大学
　　　　　　　　大橋裕一 愛媛大学
　　　　編集　園田康平 九州大学

中山書店